MICHAEL LEWIS

THE PREMONITION

A PANDEMIC STORY

預兆

疫情失控紀事

麥可・路易士 著

卓妙容 譯

每一位外科醫師心中都有一處墓園，
那裡滿是苦澀與懊悔。
他三不五時會去禱告，
並為自己的失敗尋求答案。

荷內・勒里胥《外科的哲思》
René Leriche, *The Philosophy of Surgery*, 1951

目次

序　消失的美國人　011

第1部

序幕　蘿拉眼中的紅與綠　017

孩子，我們一起研究吧！／一夜情，不包括在模型裡／最有效的方法，是將人從社交網絡中移除

第1章　噴火龍　025

遠古至今的謎樣殺手／當醫師一定很有錢，誰說的？／若你懷疑有病毒，就必須

有所行動／膽小驗屍官：要驗你自己驗，我怕！／要克服恐懼，就要先對恐懼做好準備／森林中最高的橡樹，曾經也只是一顆小堅果

第2章　嗅出危機的人　041

自從狄恩醫師來這裡，奇怪的事件接連發生……／你以為醫師在跟你閒聊？不，他是在挖掘資訊／重要的不是病史，是社交史／老醫師說，三十年來我都是這樣做的，有問題嗎？／如果你的判斷錯了，就會被開除／要講錢！要用「投資報酬率」打動他們！／相信你的直覺，還是相信檢測報告？／每四年才出現一個案例，要去哪找研究數據？／官場上，不做不錯，多做多錯／當時天空一片蔚藍，但，大難就要降臨了／要撞死五個人，還是撞死一個人？

第3章　傳染病與思想家　073

誰他媽的會想討論雞？／一本價值七十億元的書，一部為總統而寫的十二頁劇本／為什麼不去當詩人，反而去念醫學院？／萬一，購物中心發現天花病毒……／加護病房裡，看見生活的複雜和神聖／你到底要什麼？我要喝啤酒／我們遇到了危機，需要有人出面解決／醫院裡沒有居心不良的人，只有運作不良的系統／仔細觀察，他發現了致命的失誤……／好點子，不必宣傳推廣就會大受歡迎／要讓一個人學習，必須先讓他們「想要」學習／身上穿著西裝，腳上搭配戰鬥靴／起司上有洞，補起來就可以了

第4章　社交生活可不可以中斷？　109

一篇高中生論文，引起白宮關注／在現實世界裡，該如何阻斷疫情？／又慢又笨拙的傳染病模型，帶來了希望／孩子們的社交模式，跟大人非常不一樣／將五級颶風，降低成二級或一級／每一個策略，就像一片瑞士乳酪／ＣＤＣ裡，那討厭的女人是誰？／白宮官員找我？最好是啦！／天底下沒有能一舉擊退傳染病的方法／模型雖好，可惜仍缺來自現實世界的數據／重建一九一八年現場，「鄉巴佬」發現……／如何說服世界，社交距離很重要？／隱藏在表面下、不能說的祕密是……／ＣＤＣ態度大逆轉！／一個小女孩的報告，影響了全世界

第5章　一場未發生的浩劫　149

沒有人要讀的報告，要不要寫？／複雜的問題，複雜的答案／一封瓶中信、一個預兆、一種警告／能掌握的訊息這麼少，怎麼辦？／聰明的專家，愚蠢的假想／在天堂或地獄之間，二選一

第2部

第6章　紅色電話　173

病毒樣本，其實是一塊死人的肺／神祕「傑森們」的邀約／遠赴中國，抓各種動

物來實驗／如果病毒來自火星……／飯店走廊上，竟是病毒散播的溫床／染上怪病，大量死亡的蛇／蛇不見了，怎麼辦？你他媽的趕快逃啊！／實驗室像極了科學界的奇幻糖果店／有快樂結局，也有無解的謎／醫學的「最後一哩路難題」／那一年，人人臉色凝重的廣東機場裡……

第7章　神祕的「狼獾隊」　205

我是國家首席風險官，我……被波頓掃地出門／每當生化威脅出現時，他們都是幕後英雄／中國疫情，比你想像中嚴重……／沒事，不過是一個從中國回來的人，一切都在我們掌握之中……／統計數據背後，似乎另有文章／為什麼美國政府缺乏危機意識？／你無法跑贏流行病：當你開始跑時，它已經在你身上了／行動的速度越快，挽救的人命越多／顯然，武漢的篩檢仍有漏網之魚／原來，他是莫德納、ＡＺ的幕後大金主／川普切斷了病毒從中國入境美國的管道，Really？／pan 就是 all，demic 就是 people

第8章　曼恩峽谷內　233

深夜裡，把好幾十個家庭趕下車／很明顯，他正在做一件會讓我們惹上麻煩的事／他們想要的，是一位有色人種／一道宛如巨浪般的曲線：海嘯即將來臨／媽的不是我危言聳聽，是真的危險！／屈辱過後，你仍得面對戰爭／紅潮入侵！我們不能再袖手旁觀！／從中國歸來，卻連地址也沒留下

第9章　L6 ———— 255

美國政府如果不是無法聞到煙味，就是根本不願聞到煙味／一份被忽略的日本國立感染症研究所報告／所謂的溫和爆發，以及對政府的誤判／從他們身上，我感覺到一種傲慢／股市暴跌一千一百點，川普怒吼連連／群體免疫，要付出多少代價？／在組織結構圖上，從領導人往下數六層／寫一份「邱吉爾計畫」吧！／最重要的關鍵是，不由ＣＤＣ主導

第3部

第10章　失控與失能 ———— 283

一所改寫新冠篩檢歷史的實驗室／來自美國、台灣、中國的熱心科學家志工／有一天你去上班，發現他們辦公室的百葉窗放了下來……／免費篩檢！你們為什麼不送樣本過來？／有棉花棒、睫毛刷，就是沒有篩檢用的鼻咽拭子／抱歉，辦公室裡老舊的傳真機，最多只能接收六頁／醫生跑去度假了，Ｘ光片還在桌上／隔離旅館，最好不要靠近脫衣舞廳／他們窮到……別人幫不上忙／病毒是怎麼進入家庭的？／病毒來自家人，家人的病毒來自毒販／早就發明了坦克，將軍們卻不會用

第11章　陽台上的塑膠花　315

擊退入侵地球的外星人／這些假花中，哪一種看起來最像真的？／明明不知道，硬要裝出知道的樣子／太棒了，我們明天就對外宣布！結果……／被川普政府利用，引導美國走上錯誤的方向／能搞砸的，全搞砸了／希望我有勇氣，做出和他一樣的決定／站著說話不腰疼／CDC是哪個黨的？／爸爸，這看起來像是真的！／政府決策，應該超越總統任期／每個人心中，一個埋葬失敗的小小墓園

後記　想救國？創業吧！　343

致謝　349

|序|

消失的美國人

一個關於「名聲」與「實力」之間，差距越來越大的故事

川普總統任內，我寫了《第五風暴》（*The Fifth Risk*），指出美國聯邦政府是各種風險的最高管理機構，這些風險包括天然災害、核武危機、金融風暴、恐怖攻擊、能源安全、糧食安全等。

而所謂「聯邦政府」，不只是一群面目模糊無名公僕的代稱，也不是什麼組織周密的暗黑勢力集團。他們是一群專家——其中包括許多真正的英雄，卻長期被我們輕忽與糟蹋。尤其在川普任內，這種現象更是變本加厲。

《第五風暴》關心的是：當負責管理風險的人、了解風險的專家，不再願意肩負起解決問題的責任，怎麼辦？

回到當時，我也沒答案，只是覺得一定會出大事。結果？沒有。至少在川普執政的頭三年，很幸運地沒發生什麼嚴重的大事。

直到二〇一九年底，一種源自中國的新型變種病

毒潛入美國，才應驗了我在《第五風暴》中所憂心的危機。我開始深入研究，接觸了許多非常優秀的專家，告訴我許多關於疫情的故事。我才發現，川普只是問題之一，甚至可能不是最重要的部分，正如書中一位主角所說：「川普只是一種共病症。」

其實早在二〇一九年十月——當時川普執政即將滿三年，也沒人聽說什麼新型冠狀病毒，就有一群非常頂尖的專家聚集起來，將全球所有國家依據大流行病的因應準備完善度進行排名。那是一個名叫「核子威脅倡議」（Nuclear Threat Initiative）的組織，與美國約翰霍普金斯大學（Johns Hopkins）、英國經濟學人智庫（The Economist Intelligence Unit）合作，評估一百九十五個國家，製作了一份類似美式足球大學季前排行榜的報告。

這份報告取名為「全球衛生安全指數」（The Global Health Security Index）。這是一項涉及數百萬美元和數百名研究人員的龐大工程，他們創造了許多統計數據，並請各方專家進行投票。在這份報告中，美國名列第一，高居榜首。第二名則是英國。

這份排名引來許多質疑——就像每年大學美式足球賽開打前的質疑一樣。多年來，德州大學（University of Texas）隊憑著龐大資源和影響力，在賽季前的排名總是高於賽季末排名很多。在大流行病防治領域，美國就是德州大學隊，既有錢，又有接觸人才的管道，而且早就和決定排名的專家建立了良好關係。

你的戰績如何，別人就如何看你

然而一旦球賽開始，季前排名高低已無關緊要了，所有質疑與爭議也不再有意義。正如美式足球傳奇教練比爾．帕塞爾斯（Bill Parcells）曾說的：「你的戰績如何，別人就如何看你。」

根據最新統計，美國人口約占世界人口的百分之四，但美國新冠肺炎死亡人數卻占了全球死亡人數的百分之二十。醫學期刊《刺胳針》（*The Lancet*）在二〇二一年二月發表一篇批判美國大流行病表現的長文，截至當時已有四十五萬名美國人死亡。《刺胳針》指出，如果美國新冠肺炎死亡率能和七大工業國組織（G7）的其他六國的平均一樣，那麼就應該有十八萬美國人還活著才對——文章裡說這是一群被「消失的美國人」。

但是，我們的標準應該設得這麼低嗎？在大流行病開始之前，公共衛生專家不是認為美國比七大工業國組織中其他國家準備得更加完善嗎？在和病毒的戰爭中，我們不僅想要表現得和其他富裕國家一樣好，我們還期望自己要贏過別的國家。

我的工作是在素材中找尋好故事，一直希望故事最後能帶給讀者比我原本想像的更多，能讓讀者在閱讀中發現我原本沒留意到的意涵。這本書講述的，是一個關於我們社會上深具追根究柢精神的人才，以及他們如何被埋沒的故事。這也是一個關於「名聲」與「實力」之間，差距越來越大的故事。

通常當一支球隊在賽季中灰頭土臉之後，球隊高層會在賽季結束時檢討需要改變之處。如果有「高層」看到這本書所講的故事，我希望他們明白：我們仍有值得驕傲的地方，問題不在球員，而是實際的戰績。

第1部

｜序幕｜

蘿拉眼中的紅與綠

將人從社交網絡中移除，是最有效的方法

十三歲的蘿拉．格拉斯（Laura Glass）在爸爸身後伸長脖子，想看看他在做什麼。

蘿拉就讀新墨西哥州阿布奎基（Albuquerque）傑佛遜中學（Jefferson Middle School）八年級，她爸爸鮑伯．格拉斯（Bob Glass）是桑迪亞國家實驗室（Sandia National Laboratories）的科學家。

創建於一九四〇年代中期的桑迪亞國家實驗室，成立目的是協助解決核武器相關問題，其中，核武原料鈽和鈾的生產是研究重點之一。例如當年算出「如何從飛機上投擲氫彈而不會連飛行員也一併炸死」的，就是桑迪亞的工程師。鮑伯．格拉斯在一九八〇年代中期加入桑迪亞時，這裡已經是大家公認的科學家殿堂：當你有任何國家安全部門專家都解決不了的最高機密問題，桑迪亞就是你該去的地方。桑迪亞吸引了一群全心全意投入研究的人，他們心無旁騖，割捨了生活中幾乎所有的享受。

鮑伯・格拉斯人緣很好。每次蘿拉在爸爸身邊，看著爸爸正在工作中的電腦螢幕，她未必能明白她所看到的東西，但不管看到的是什麼，那一定是有趣的工作。

二〇〇三年那天，她看到的是一個布滿綠點的螢幕。仔細看，這些綠點似乎到處移動，然後她注意到：裡頭有少數幾個紅點，當紅點撞擊到綠點時，綠點就會變成紅色。

爸爸向她解釋，「這叫做『代理人基模型』（agent-based model）。你可以將這些『點』想像成人類，例如地球上有一大堆人，每個人都是獨立的，你是其中之一，所有人都各有不同的行程安排，而且人與人之間的互動也有一定的規則。我為每個人設定了一個行程表，然後設定他們隨機移動，看看會發生什麼事……」

鮑伯・格拉斯喜歡這類模型，原因之一是它很淺白易懂：每一個點可以是一個人、一個訊息或任何其他事物。當綠點變成紅點時，所代表的可以是謠言傳播、大塞車、發生暴動，也可能是某個物種滅絕的方式。「用這種方式解釋，大家都很容易懂。」他說。

這個模型算是簡化版的現實世界縮影，能讓我們看到現實世界裡可能因為過多細節而被掩蓋的真相，也能協助解答許多複雜問題。例如當時的紐約聯邦準備銀行，正委託他研究「如果美國金融體系出了差錯，會如何波及其他地方？」能源部也要他評估供電網「若發生某個小故障，會不會引發全國輪流停電？」

他發現，當綠點所代表的不是人，而是別的東西（比如現金流之類的），一般人往往不容易將螢幕上的小點與現實世界連結起來。

但對鮑伯而言，完全不是問題。「這是科學的關鍵，」他說：「所有科學都是在建造模型，所有科學都是在歸納大自然現象。重點是：歸納的結果有用嗎？」

所謂「有用」，在鮑伯．格拉斯看來，就是：有助於解決問題嗎？

孩子，我們一起研究吧！

當時的蘿拉正在為「科學展」煩惱。她不可能不參加，因為「科學」一直在她和父親生活中扮演非常重要的角色，她和兩個姊妹每年也都會參加科學展——算是格拉斯家多年來的傳統。

事實上，蘿拉很喜歡參加科學展。「我在學校的自然成績不太好。」她說：「但是和爸爸一起做的科學，和在學校做的科學很不一樣。」和爸爸在一起，她可以利用科學，探索問題、找尋答案。探索什麼問題其實不重要，爸爸認為所有科學都是一體的，學科之間根本不該細分。

她看著父親的電腦螢幕，覺得這些綠點就像是被紅點傳染。她的歷史課正好在介紹黑死病。「我對黑死病太好奇了，」她說：「我以前從來不知道，原來歐洲有三分之一的人口因為感染了黑死病而死亡。」

她問父親：「你可以用這個模型來研究疾病是怎麼傳播的嗎？」

鮑伯倒是沒想過利用模型來研究疾病。「我心想，ㄟ，該怎麼做呢？」他說。

於是他們開始投入科展作品。第一年，她做出的模型很簡陋，主題是黑死病，但放在「二〇〇四年新墨西哥州阿布奎基市」的時空背景下，這個題目根本說不通。蘿拉所設定的小鎮人口，大約只有一萬人，而且在這個所謂的「感染世界」裡，人們只要擦肩而過就會傳染瘟疫。站在釘滿表格和圖片的珍珠板旁回答評審委員提問的蘿拉，很快便意識到自己作品的不足。「評審們會問：你假設的情況，貼近真實世界嗎？你的作品，適用於現實世界嗎？」她回憶。不過，她是整場科展裡唯一以流行病學為主題的學生，最後也贏得州級錦標賽的晉級資格。

她回去找爸爸，說：「來吧，我們把這個模型套用到現實世界！」

為了更貼近真實世界，她需要找一種更合理的傳染病。「我告訴爸爸，不要黑死病，應該是更現代的東西，類似流感之類。」不管傳染原是什麼，她都需要對它有更進一步的了解。

「她跟我說，」鮑伯回憶：「爸爸，真實世界裡應該不會只是擦肩而過，就會被傳染，這不太合理。還有，一般人不會沒事隨機亂走，而是有各自的社交網絡，我們應該把不同的社交網絡放進模型裡。」

二〇〇四年，鮑伯看著他十四歲的女兒設計問卷，接著把問卷發給學區裡數百個人——工人、教師、父母、祖父母、高中生、初中生、幼稚園學生。「一開始，我先問我身邊的同學，請他們回答問題。」蘿拉說：「我問他們多久會擁抱和親吻一次？擁抱和親吻多少人？他們身旁，有幾種不同的人？這些人在他們旁邊坐了幾分鐘？然後，我再去問他們的父母。」

接著，她繪製了他們的社交網絡和他們移動的方式，然後畫出不同社交網絡之間的互動。她計算出要和染病的人距離多近，才會受到感染，並算出透過空氣傳播，一個染病者平均會感染多少人。

她非常投入，鮑伯看了很開心。她越研究越深入，他也跟著更加投入。「我以帶領研究生的方式帶領她，」鮑伯說：「我會要她先讓我看看目前的進度，然後再問她問題。」

一夜情，不包括在模型裡

為了幫助女兒，鮑伯發現自己原先設計的電腦模型已經不夠用了，但要改進模型，他卻力有未逮。桑迪亞國家實驗室的瓦特・貝耶勒（Walt Beyeler），是鮑伯見過最厲害的電腦工程師。「桑迪亞真是個奇怪的地方，」鮑伯說。「洛斯阿拉莫斯國家實驗室（Los Alamos）全都是血統純正的學者，但桑迪亞要的是最厲害的高手，完全不在乎對方的學歷與出身背景。」

在大多數人眼中，鮑伯就屬於最厲害的高手，但他自己卻認為瓦特才是真正的天才，如果能請到瓦特來幫忙孩子的科展作品，感覺就像請到ＮＢＡ球星詹皇（LeBron James）來和你「鬥牛」。

不過，瓦特爽快的答應了。

這個模型要將真正的社交活動考慮在內，要設定一個人已經被感染但不具傳染力的潛伏期，要估算有傳染力但無症狀的感染者，要將死亡或免疫的人從社交網中移除，要針對病人的社交行為以及當兩人接觸時一個人被另一個人傳染的機率做出合理假設。鮑伯與女兒依據自己平日社交互動的習慣，設定兒童在社交活動中互相傳染的機率是成年人的兩倍。為了避免過於複雜，他們將部分特殊狀況排除在外。舉例來說，「我們的調查對象不包括大學生，」鮑伯說：「例如一夜情之類的，並不包括在我們的模型裡。」

這時，連鮑伯自己都對這個主題產生了濃厚的興趣。對他而言，這已經不是科展作品，而是演變為一項正式的研究計畫了。一旦你了解疾病在社區中傳播的方式，就有可能找到減緩甚至阻止它的方法。

但該怎麼做呢？於是，他開始大量閱讀關於疾病和流行病史的書籍。他拿起了歷史學家約翰・巴瑞（John Barry）描述一九一八年流感大流行的作品《大流感：致命的瘟疫史》（*The Great Influenza*），「我的天啊！居然死了五千萬人！」鮑伯說：「我以前完全不知道！我開始想，天哪，這真是一個很重要的問題。」

最有效的方法，是將人從社交網絡中移除

這下子，父女倆開始關注真實世界的疾病。二〇〇四年秋天，他們讀到一則英國利物浦（Liverpool）疫苗製造廠受到汙染的新聞，導致美國的流感疫苗供應減半，兩人心中警鈴大響：假如沒有足夠的疫苗可以給全部的人，那麼哪些人可以優先施打疫苗？

美國政府當時的政策，是將疫苗分給了最有可能死亡的族群：老人，但蘿拉認為不對。「她說，有活躍社交生活，傳播機率較高的是年輕人才對。」鮑伯回憶：「如果把疫苗讓給年輕人，對疫情會有什麼影響？」

根據他們創造出的模型，假設讓年輕人接種了疫苗，降低年輕人傳播疾病的能力，老人就不容易得到流感了。鮑伯搜尋傳染病與流行病學家的文獻，「結果只找到一篇相關的論文。」他說。

最後，就讀阿布奎基高中高一的蘿拉，贏得「新墨西哥州科學展覽會」首獎，並獲得和來自世界各地二千位孩子一起前往鳳凰城（Phoenix）參加國際科展的門票。

這一次，她的白色珍珠板緊扣著一個問題：「流感病毒一直在變異，如果我們沒有及時取得疫苗，該怎麼辦？」

鮑伯大量閱讀關於流行病，以及如何阻止流行病的書籍。一九一八年，導致五千萬人死亡的疾病起源於幾隻禽鳥體內的病毒突變。二〇〇五年，每年都上演的季節性流感也發生類似突變。「我們面臨一個可能造成人口大量死亡的生死攸關問題，」他寫道。然而所有專家基本上都認為，在致命突變發生後的頭幾個月，除了隔離病人並祈禱疫苗趕快問世之外，幾乎沒有方法可以挽救生命。

在鮑伯和女兒一起創造的模型裡，為一個人注射疫苗，和將他從社交網絡中移除，兩者之間並無差別。不管是哪一種，都能讓這個人失去感染他人的能力。

然而在現實世界中，專家們往往將重點放在如何加快疫苗的生產和分發，似乎沒有人想探索最有效、破壞力最低的方法，也就是將人從社交網絡中移除。

「我突然覺得背脊發涼，」鮑伯說：「居然沒有人知道，原來可以有更好的選擇。」

第1章

噴火龍

勇氣沒有捷徑可走，勇氣是鍛鍊出來的

雀樂蒂聽說那名年輕女人的事時，已經太遲了。

那女人躺在加州聖塔巴巴拉郡（Santa Barbara）的醫院，醫師剛在她的腦子裡發現結核桿菌，但醫師還沒來得及進一步檢查，她就死了。

雀樂蒂．狄恩（Charity Dean）醫師是聖塔巴巴拉郡新上任的首席衛生醫療官，她最重要的任務，就是阻止人們將疾病傳染給身邊的人。結核桿菌會透過感染者呼吸的飛沫移動，並且能在空氣中停留一段滿長的時間。「雖然最危險的階段是接觸後的第一個小時，但病毒也可能持續停留二、三、四個小時，」雀樂蒂說：「沒人知道會怎樣。」

遠古至今的謎樣殺手

關於結核病，人類還有很多未解謎團：有的結核病患者不會傳染給任何人，有的卻會大量傳染，沒人

知道為什麼。也沒人知道，為什麼有些人是超級傳播者——是因為他們的行為？他們的身體結構？還是他們得到的結核病的生物特性？這種疾病基本上從遠古時代就有，直到二十世紀初，它仍是人類頭號殺手，在許多方面，也是個謎。

「它是最耐人尋味的傳染病，」雀樂蒂說：「也是我最感興趣的一種傳染病，它可以感染身體任何部位，子宮會得結核病，眼睛也會，手指也會。」她曾經在西非的尼日（Niger）治療過一名男子，他的結核病從肺部開始，通過胸壁緩緩移動，最後穿透軀幹側面滲出膿液。

然而，結核病要從一個人轉移到另一個人身上，一定要先侵入肺部。聖塔巴巴拉郡醫院的這個女人被診斷出有腦結核，如果細菌只存在於大腦，不會對任何人造成威脅。但如果進入了她的肺部，就具有致死的力量。百分之三十大腦有結核病的人，肺部也會有結核病。

多年來，聖塔巴巴拉郡以結核病病例數量和恐怖程度聞名，初次聽說的人往往不敢置信。這個隨處可見米色巨石、金色草地和加州橡樹的郡，簡直像個寧靜的伊甸園。脫口秀女王歐普拉（Oprah）住在這裡，喜劇天后艾倫（Ellen）也住在這裡。山丘上一個接著一個大莊園，俯瞰大海，形成美國富裕生活的最佳象徵，就連這裡的海洋看起來都感覺很高級。

但是實際上，聖塔巴巴拉郡不僅面積更大，也更複雜。這裡的兒童貧窮比率全州最高，有五萬名生活在骯髒環境中的非法移民。除此之外，還有許多不定時會引爆的各種天災人禍——森林大火、土石流、石油溢漏和大規模槍擊事件等等。彷彿天堂似的表面之下，是《舊約聖經・約伯記》

裡的災難現場。

聖塔巴巴拉郡的首席衛生醫療官，不知道下一次結核病會在何時、何地、以何種方式發生。這位在郡立醫院去世的女人就是個典型例子：直到她臨終前，沒人知道她得了結核病。她有丈夫和孩子，住在一個擁擠的社區，曾在巨大的開放式辦公室裡和其他三百位同事一起工作。如果結核病已經侵入她的肺部，那麼曾經與她接觸過的每一個人都有致命的危險。

當醫師一定很有錢，誰說的？

這正是雀樂蒂．狄恩馬上要面對的棘手難題：盡快弄清楚哪些人（如果有的話）可能被感染。

首先，她得檢驗這位死者的肺部組織，接下來如果檢驗結果呈陽性，她就得打電話給雇用這位年輕女性的公司，並關閉辦公室一段時間，篩檢其他三百多名員工，以及所有可能被他們傳染、所有再被那些人傳染的人——一層又一層，一直追查下去。

也就是說，她可能必須做出一個重大決定：對聖塔巴巴拉郡大部分地區發出警報。然而，她完全不是什麼大人物。相反的，聖塔巴巴拉郡幾乎沒人知道她是誰，也不知道她的工作內容。在外界眼中，她就像個透明人。

三年前，也就是二〇一一年，雀樂蒂是一名三十二歲的內科住院醫師。在她五年內第三次懷孕時，聖塔巴巴拉郡醫療處長問她，願不願意擔任副首席衛生醫療官。根據該郡規定，衛生醫療官必須同時擁有醫學學位和公共衛生碩士學位，而她兩項資格全都符合。他還說，她有一位有錢的外科醫師老公，所以應該不介意接下這份低薪的工作。

衛生醫療官這份工作，實在沒有吸引力，至少對一個正常的年輕醫師來說。有一家私人診所也邀請她加入，開出來的薪水是這份工作的三倍之多。聖塔巴巴拉醫師的收入之低，已經讓他們自嘲為「工作窮人」。「每個人都勸我不要接受。」雀樂蒂說：「大家都不相信，都問我：你真要去當郡政府公務員？你不是認真的吧？他們誤以為，那意味著我得去那間位於破爛地下室的郡立診所替人看病。」郡立診所是給那些沒有醫療保險的窮人看病的地方，位於聖塔巴巴拉郊區一棟一百多年前建造的結核病療養院裡，如今已十分破舊。

儘管如此，雀樂蒂還是被這份工作吸引了。「我也說不上來，為什麼我還是動心了。」她說。醫療處長遞給她一個厚厚的活頁夾，裡頭詳細描述了這份工作的內容。她仔細閱讀這份寫著「加州醫療保健管理局」（The Health Officers Authority in California）的資料。在美國，衛生醫療官肩負著許多責任，加州也不例外。出生和死亡登記、餐館檢查、海水與游泳池水的細菌測量、慢性病管理——但這些工作她都不感興趣。

接著，她看到了「傳染病控管機關」——那是州政府等級的任務，不過由郡政府的衛生醫療官負責執行。她的眼睛一亮，「我對於肥胖症或糖尿病興趣不高，」她說：「我對慢性病一點興趣都沒有，我喜歡的是危機處理。」

這類可能由傳染病引起的危機，是她最感興趣的。她知道聽起來很奇怪，可是她從小就這樣。疾病寫歷史，疾病重創社會，但這不是七歲的她感興趣的原因。「引起我好奇的是成千上萬可怕的死亡。」她說：「是人類的束手無策。讓我感興趣的，是這種奪取無數性命的可怕疾病，這麼多人因此而死亡，但人類對它完全無計可施。」

中學時，她用保麗龍製作了一些病毒模型，掛在臥室天花板上，「這麼一來，我就可以一邊看著它們一邊思考。」她自學法語，因為她認為自己有朝一日會到曾經是法屬殖民地的西非研究傳染病，到時候她就能用法語和當地人交談。她在大學裡主修微生物學，總是熬夜閱讀有關黃熱病、結核病和西班牙流感的文獻。「我在大學裡最喜歡的微生物，是導致可怕疾病的人類病原體。」她回憶。在杜蘭大學（Tulane University）醫學院裡，她無視於其他醫師的嘲笑，同時攻讀公共衛生碩士學位，因為杜蘭大學提供了一個極罕見的熱帶疾病學位。在那之後，她去了西非的加彭共和國（Gabon）和尼日行醫，部分動機是因為她認為，不管下一次瘟疫如何降臨，來自非洲的可能性非常大。

她知道她對流行病的痴迷很另類，甚至可能令人倒胃。「我學會了不跟別人討論這件事。」她說：「因為每次我提起這件事，大家都覺得我瘋了。」從很小開始，當她情緒低落時，就會閱讀關於黑死病的書來轉換心情，尤其是那幾本她最喜歡的、有恐怖圖片的書。

她翻閱了活頁夾裡關於公共衛生醫療官角色的說明，其中一段話深深打動了她：

每一位衛生醫療官知道、或有理由相信，在他或她管轄的範圍內存在或最近存在任何根據部門規定應報告的疾病病例，或任何其他傳染性的、感染性的或可傳播的疾病，必須謹慎評估後採取必要措施，以防止疾病傳播或其他病例發生。

為了盡量減少可怕的死亡，及時掌握疾病傳染情形，加州賦予在地政府公共衛生醫療官極大的權限。

若你懷疑有病毒，就必須有所行動

雀樂蒂接受了這份工作。她把這段話列印出來，貼在新辦公室的牆上。

她的新辦公室，以前曾經是結核病檢疫室，用來將新鮮海風送入患者肺部的格窗如今仍嵌在牆上。坐在第四棟建築的辦公桌前，她能聽到中庭對面第三棟建築裡頭精神科病人的慘叫。大廳裡，和建築年紀一樣老的櫃子裡，存放著早該放進博物館的醫療器材，樓梯通向建築物下方，一條連接舊太平間的潮濕隧道。這，正是她喜歡的那種建築。

理論上，她依法在預防傳染病上擁有極大的權限。但她很快發現，在現實世界裡知道這條法律的人少之又少。聖塔巴巴拉郡的大多數公民，甚至連其他所有公職人員，都不了解公共衛生醫療官到底該做些什麼。不知怎的，公共衛生醫療官變成了一種隱而不宣的角色，官員和民眾都希望她低調行事，就像舞台劇裡的道具，或有錢外科醫師的妻子那樣，沒人點名你就沒你的事，偶爾在典禮儀式上短暫露個臉就好。儘管法條明文規定賦予她極大權限，實際上沒人在乎這法條的精神。上任的第二年，她乾脆請她助理將法條護貝起來，以便她可以放在公事包裡隨身攜帶。「我在開會時試圖向人們解釋，我確實有權做我認為需要做的事情。」她說。

每一位衛生醫療官知道、或有理由相信……

「這句話是什麼意思？」她一邊說，一邊伸出食指比畫著。「**懷疑**！你要保持高度懷疑！」

……在他或她管轄的範圍內存在或最近存在任何根據部門規定應報告的疾病病例，或任何其他傳染性的、感染性的或可傳播的疾病……

「**任何**疾病！」她解釋：「『傳染性的』（contagious）並不是醫學上的術語，所以我們可以不用理它，但你**必須**理解『感染性的』（infectious）和『可傳播的』（communicable）的區別。」

所有可傳播的疾病，都是感染性的，但有些感染性的疾病卻未必可傳播。**可傳播**意味著一個人可以把它傳給另一個人，例如，你可能會患上萊姆病（Lyme disease），但你不會將它傳染給其他人。可傳播的疾病，才是會造成危機的病。在這幾個形容詞之間，她找到了自己的人生目標。

……必須謹慎評估後採取必要措施，以防止疾病傳播或其他病例發生。

「『必須』！」她說：「不是『可』，而是『必須』！不是『考慮』，不是『再想想』，不是等哪天你想到了再去處理。這是你的**職責**，如果你懷疑有病毒存在，你就必須有所行動。」

膽小驗屍官：要驗你自己驗，我怕！

此刻，正有一具罹患結核病的屍體，在車程約一小時的一所醫院等著她。她請對方將屍體運到聖塔巴巴拉驗屍處，然後打電話給驗屍官，請驗屍官寄一份肺部組織樣本給她。

沒想到，麻煩才要開始：這位驗屍官不肯接電話！後來受不了她一直打，驗屍官才勉強接了電話，並且直接表明拒絕驗屍。

法條寫得很清楚，依法驗屍官必須按照她的要求處理屍體。但是，此刻驗屍官卻反過來告訴她為什麼不願意驗屍。

她不敢相信，這位和郡政府合作多年的七十多歲驗屍官，顯然只懂一點皮毛，卻大放厥詞的教她什麼是結核病。他說摘掉屍體上的肺，既危險又沒有必要。他引用了一份研究報告，宣稱屍體裡的結核桿菌在解剖時，可能會形成氣溶膠，並傳染給執刀的醫師。

雀樂蒂．狄恩該年稍早被拔擢，現在已是聖塔巴巴拉郡首席衛生醫療官，也是加州史上最年輕的首席衛生醫療官。她花了三年時間主持該郡的結核病診所，負責監控當地每一例結核病。她以前擔任住院醫師時指導過她的那些優秀醫師，現在都會打電話給她，諮詢結核病的建議。此時的她，即將被提名接掌全加州結核病控制協會的主席。她試圖禮貌的說服老驗屍官，但兩人話不投機。

「我知道他說的那份研究報告，」雀樂蒂說：「那份報告根本鬼扯，但那傢伙不但說他絕不肯自己驗屍，也不許其他人去他那裡驗屍。」

她掛上電話，改撥給郡警察局局長。她禮貌的向局長解釋了整個狀況，請局長要求驗屍官解剖屍體取出她的肺。但局長似乎也不了解法律如何規定，就只說他不會干涉驗屍官的決定。

這時，雀樂蒂失去耐心。「我不敢相信，他竟然不遵照我的指令。」她說。於是，她發出了一道行政命令，親自交給局長。

這下子，局長不能裝沒事了，他趕緊打電話給郡政委員會的首席法律顧問，詢問可否不理會這道來自公共衛生醫療官的行政命令。但是聽了聖塔巴巴拉郡政府首席法律顧問的說明，警長很驚訝的發現自己錯了：在涉及疾病的情況下，唯一可以否決衛生醫療官決定的人，只有加州州長，而且是只有在宣布全州進入緊急狀態時，州長才可以否決。

聽到這個消息，雀樂蒂原以為問題已經解決了，沒想到，第二天驗屍官辦公室打電話給她，她才知道自己想得太簡單了。

「他們說，『好吧，我們會驗屍，』」她回憶。「『但我們不會在這棟大樓裡驗，因為這棟樓太舊，通風不好。』我回答，『好，那你們能在戶外做嗎？』他們說，『好，但附帶條件是你也必須在場！』」

她心想，如果傳染病真的大爆發了，怎麼辦？「他們竟然因為擔心結核病菌形成氣溶膠而不願意驗屍。」她說：「如果現在遇到的，是真正會形成氣溶膠的伊波拉（Ebola）病毒，他們要怎麼辦？」

要克服恐懼，就要先對恐懼做好準備

更糟的是，這一切全發生在聖誕假期前後。她剛滿三十七歲，剛和一位富有的外科醫師離婚，成了帶著三個小男孩的單親媽媽。

十二月二十六日，當她開著車子前往郡立停屍所時，她完全無法想像自己將會遇到什麼狀況。她可以感覺得出來，驗屍官和警察局長（也許還有其他人）都討厭她、覺得她在找麻煩，至於他們討厭她到什麼程度，當她把車子駛入驗屍處旁的小停車場時，答案就很清楚了。

停屍所外有七個人在等她，清一色是男的。驗屍官、局長，還有幾個郡警，顯然是來看好戲的。她先前在家中清理完聖誕樹，沒來得及換洗就直接開了車出門，所以她當時身上穿著一套俗氣的聖誕毛衣、藍色牛仔褲，而不是她平日上班時穿的職業婦女套裝。

但在場的所有男人，都穿著全套防護衣。「他們一副要登陸月球的樣子，」雀樂蒂說：「看到他們的裝扮，你會以為我們要面對的是伊波拉病毒。」

郡立停屍所的環境，比公共衛生辦公室還可怕。藏身一片矮橡樹之間，它不像正式的郡立辦公室，反而像高速公路休息站的廁所。她心想，萬一短時間內發生大量死亡，他們要把屍體放哪？

裝著屍體的屍袋，正放在一張戶外的野餐桌上。驗屍官火氣很大，再次強調手術不安全，他不會冒險在室內切開屍體。他再次引用了那篇垃圾研究報告——這次是為了解釋為什麼他沒把骨鋸帶來，因為論文中寫過有個外科醫師用骨鋸切開屍體，結果感染了結核病。

於是他沒帶骨鋸，而是帶了一把園藝剪刀。他把剪刀遞給她，那是一把全新的、閃閃發光的園藝剪刀，紅色把手上印著五金行的自有品牌ＡＣＥ字樣。他的意思很明顯：你想切開屍體，剪下一片肺，就自己動手吧！

「我以為我只是到現場監督。」雀樂蒂說：「沒想到他竟然想玩『看誰膽子小』，想看看我會不會因為害怕，不再堅持驗屍。」

對她來說，醫學一直是男人的世界，尤其是在某些跟政府有關的地方，例如眼前這裡。但此時雀樂蒂發現：其實眼前這個男人嚇壞了，這渾蛋驗屍官簡直怕死了。

成年後大部分的時間裡，她都在和可怕的疾病打交道，早就習以為常，不再害怕。「如果你是個卡車司機，你就該知道自己遲早會出車禍，所以你該做的不是害怕，而是準備好如果出了車禍該怎麼處理。」她說：「這就是克服恐懼的方式。」

森林中最高的橡樹，曾經也只是一顆小堅果

然而，要男人接受這個想法並不容易，尤其是那些高大、自認應該表現得很勇敢的男人。念醫學院時，有一回在紐奧良（New Orleans）的創傷中心，她就親眼目睹一位警衛眼裡的恐懼。「當時醫院來了一名身上有槍傷的人，後來發現那人可能患有C型肝炎或愛滋病，警衛竟然大聲尖叫，衝進浴室用漂白水從頭洗到腳。」她發現，即便是那種能夠奮不顧身衝入火場救小狗的猛男，面對疾病時，往往卻顯得極度不安，尤其是可經由空氣傳播的疾病，他們更是恐懼。「這是我無法讓結核病患者前來就醫的最大原因。」她說：「那些警察會像小女生似的尖叫，坐在車裡，不肯出來，

讓公衛護士自己去接病人。」

雀樂蒂當然也會恐懼，不管是在真實的世界，還是想像的世界。她在辦公室和家裡臥室的牆上貼滿了便利貼，一張又一張，潦草的寫下她希望的生活態度，大部分和勇氣有關。

勇氣沒有捷徑可走。

勇氣是鍛鍊出來的。

森林中最高的橡樹，曾經也只是一顆小堅果。

和其他大多數人一樣，她也需要被鼓舞。但和其他大多數人不一樣的是，她會自我鼓舞。

她發現，驗屍官和那幾個男人認為她做不到，認為她不敢這麼做，因為她看起來不像一個會這麼做的人。即使穿著高跟鞋，她也只有一百六十八公分，而且身材嬌小。她不覺得自己特別好看，但男人似乎認為她長得不錯，她早已習慣那些性騷擾式的搭訕。男人只以外表來評判她，往往會被嚴重誤導。「我的內在和外在截然不同。」她有時這樣評價自己。

她拉開屍袋拉鍊，看著屍體。骨鋸可以讓她直接從胸骨中間切下年輕女子的肋骨，但用園藝剪刀，她必須從剪斷末端的肋骨開始。她摸到了第一根肋骨的邊緣，用力剪下去。喀擦！那是一種尖而細的聲音，像壓破螃蟹殼一樣。喀擦！她一邊剪，一邊感覺到防護衣裡的那幾個男人別開目光。

通常，外科醫師只會看到正在動手術的那一小塊皮膚，但這回驗屍官沒有用布蓋住年輕女子的頭部，看到年輕女子的臉，讓她心裡不安。

她感到一陣暈眩，噁心想吐。「我在腦子裡一遍又一遍告訴自己，不要暈倒、不要暈倒。」她說：「我很氣，沒蓋住死者頭部是對死者和她家人的不尊重，但他們一副『你想看，就讓你看個夠！』的態度。」

喀擦！螃蟹殼終於裂開了。她將園藝剪刀放到屍體旁，拿起女人的肋骨架。「那一刻我有一種感覺，」雀樂蒂說：「我為她的丈夫感到悲傷。」但是對於身旁這幾個男人，她一點感覺都沒有。她不想讓這幾個渾蛋得逞，她需要帶一片肺組織回實驗室進行檢驗。

沒想到就在此時，驗屍官也把手伸進屍體，他想……幫忙！「我們應該看看她的腹腔嗎？」他輕聲問。沒錯，她心想，如果她的腹腔裡有結核桿菌，那麼血液裡就有，而如果血液裡有，她的肺裡大概也有。她四處尋找結核病的症狀，但她的內臟完全正常。「如果肺部有斑點和疙瘩，我們會知道。」她說：「可是沒有。」後來的檢驗結果也證實了她的觸覺：結核桿菌未離開大腦。最後，驗屍官直接用手協助她剪下一小片肺，她的勇敢無懼，改變了驗屍官。

她雙手捧著年輕女子果凍狀的肺。離開人體後，肺組織無法維持原先的形態。她這下發現，很顯然驗屍官原本非常篤定這一切都不會發生：他根本沒準備盛裝肺組織的器皿！放眼望去，唯一能用的容器是一個廉價塑膠桶。她把肺放進桶裡，然後把水桶放進車廂，開車離去。

對於她身後的那幾位男人來說，整件事將成為永不褪色的鮮明記憶。但是對她來說，這只是她身為衛生醫療官的另一個尋常日子罷了。他們不知道她做過什麼，也不知道她能做什麼。那位驗屍官顯然完全不知道，她曾經受過專業的外科醫師訓練。「那種男人總是低估我。」她說：「他們以為我不過是一隻柔弱的小白兔。其實，我是一隻噴火龍。」

第2章

嗅出危機的人

你和誰一起住？有沒有性行為？對象是誰？

在雀樂蒂．狄恩醫師被任命為新的副首席衛生醫療官時，佩奇．巴特森（Paige Batson）已經在聖塔巴巴拉郡衛生局當了十多年的護士。

佩奇很意外。一般來說，聖塔巴巴拉的年輕醫師在完成住院醫師訓練和郡立診所的強制服務期後，通常會以最快的速度逃離，從此遠離這裡的窮人、越遠越好。只有那些職業生涯走到盡頭、想過半退休平靜生活的銀髮醫師，才會願意來這裡擔任衛生醫療官。

「在她來之前，」佩奇說：「如果你在聖塔巴巴拉郡隨便找一百個人，或是一百個醫護人員，問他們衛生醫療官是幹嘛的？現任的衛生醫療官是誰？我相信沒人能告訴你。」

狄恩醫師一上任，就做了許多其他衛生醫療官從沒做過的事。例如，她花大量時間和公共衛生護士相處，不把護士們當下屬，而是當成老師般對待。她堅持繼續親自看診——這點實在太特別了，過去大多數的衛生醫療官整天不是在寫報告，就是去郡政委員會，或是穿著正式套裝參加會議。

但狄恩醫師——佩奇向來很正式的稱呼她「狄恩醫師」——持續在看診，而且除了郡立診所，她還會每週去聖塔巴巴拉市中心的遊民收容所，在那裡待上半天，坐在一個小房間裡，為每個走進來求助的人看診。有時候，她會在幫遊民的傷口清掉蛆之後，直奔（有電視實況轉播）郡政委員會開會。曾有護士問她，為什麼還要辛苦地繼續看診，她說：「醫師一旦停止看診，便會漸漸遺忘看診的感覺。直接與病患接觸，是培養第六感的最佳方式。」也就是說，她不僅是在做好事，她也在收集情報。

自從狄恩醫師來這裡，奇怪的事件接連發生……

然而最令人覺得不可思議的，莫過於任何事情只要有雀樂蒂參與，就會大量發生各種奇怪的事件。

「從她來這裡之後，怪事就特別多。」佩奇說。二〇一四年初雀樂蒂從副首席升任首席之後，這種現象更加明顯。

有一次，佩奇終於忍不住跟雀樂蒂說：「你知道嗎，自從你來上任，我們這裡便開始遇到各種超奇怪的案子，而且怪案一件接著一件發生。」

一開始，佩奇以為是巧合，但她後來意識到，並不是奇怪的案子常發生在雀樂蒂身上，而是因為有雀樂蒂才會發生奇怪的案子。以那起C型肝炎的案子為例，一般衛生醫療官很可能根本不會察覺有什麼異狀。事情是這樣的：

有一名到醫院捐血的婦女，被檢測出得了C型肝炎，醫院依法通報衛生局。然而，收到報告的護士不知道該怎麼辦。根據美國疾病控制與預防中心（Centers for Disease Control and Prevention，簡稱CDC），二〇一六年美國C肝死亡人數超過所有其他傳染病的總和，但是聖塔巴巴拉郡的衛生醫療官從未把它視為必須緊急處理的疾病。C肝是一種血體液傳染病，所以較沒那麼容易傳染，也因此很容易被忽視。罹患C肝的病例出現，不會讓人立刻警覺到有緊急狀況。事實上，在公共衛生部門看到的C肝病例中，幾乎所有患者都是很久以前感染的，而且都已經過了會眼睛發黃、尿液變深和胃痛的急性發病期。「通常你會看到的都是慢性C肝，根本無法弄清楚病患是如何被傳染的。」佩奇說。「他們就只是照常生活，直到最後得到肝癌。」

然而，這名感染C肝女病患的情況很特殊：她平常就有定期捐血的習慣，上一次捐血還是兩個月前。換句話說，直到兩個月前，她還沒有感染C型肝炎。雀樂蒂請佩奇打電話給那位女病患，了解她兩個月來去過哪些地方。結果發現，在短短的兩個月間，這位女病患所做過可能感染的事情還真是不少——例如次數驚人的美甲護理、肉毒桿菌注射、牙科手術、某種幹細胞手術等等。佩奇掛斷電話時，桌上的單子上列出了十個病毒可能進入血液的地方。

雀樂蒂請佩奇到這十個地方查一查，再回來報告。

你以為醫師在跟你閒聊？不，他是在挖掘資訊

史蒂芬．霍西（Stephen Hosea）是雀樂蒂在聖塔巴巴拉鄉間醫院（Santa Barbara Cottage Hospital）當住院醫師第一年的指導教授。

霍西醫師是來自肯塔基州的窮孩子，於一九六〇年代在哈佛醫學院接受培訓後，花了十年的時間在美國國家衛生研究院（National Institutes of Health）做研究（和後來成為世界公認一流的傳染病學家安東尼．佛奇〔Anthony Fauci〕一起），然後才來加州從事傳染病治療。他身材高大，個性隨和，學富五車卻不露鋒芒，而且在找出病人問題和培訓年輕醫師方面有過人的天賦。

每天早上，他會帶著畢業不久的年輕醫師，去看還不確定自己得了什麼病的病人。那是「霍西醫師脫口秀時間」，年輕醫師們都這麼說。「他說你應該把手放在病人身上，」雀樂蒂說：「他會和病人靠得很近，有些人會覺得有點太近了，但他就是那種人。」然後病人會很自然的聊起他們的旅行、他們的愛情生活、他們的工作場所、他們的家族。

外人看起來，似乎就只是很一般的閒聊，其實對霍西醫師而言，這才不是閒聊那麼簡單。「病人會以為，醫師想聽我的故事，」雀樂蒂說：「不，他是在挖掘任何可以幫助他診斷的資訊。」在

診斷時，霍西醫師會先在腦海中列出幾種可能導致這些症狀的傳染病，以及他對每種疾病的預估機率。多年下來，雀樂蒂看著老醫師從病患的談話中得到重要資訊，找出常被年輕醫師遺漏的關鍵訊號。

套句霍西醫師常說的：「你做了什麼我沒做過的事情，才會讓你得病？」有一天，一位大學生來醫院，四肢長滿了奇怪的紅疹，年輕醫師們研究了好一會兒，還是不知道怎麼回事。這時霍西醫師出現了，他跟大學生聊起他的校園生活。

「你上次泡按摩大浴缸是什麼時候？」醫師最後看似隨口問，但雀樂蒂注意到，他並不是問「你有沒有泡過按摩大浴缸」。

「幾天前。」大學生回答。

「有人和你一起嗎？」醫師問。

「有。」孩子說：「幾個朋友。」

「他們當中有人長疹子嗎？」

「有。」大學生說：「我的室友，只是沒我這麼嚴重。」

「那是典型的綠膿桿菌（Pseudomonas）。」雀樂蒂說：「是一種可以透過熱水浴感染的細菌。但霍西醫師不會直接說出來，他不會直接告訴你得了什麼病，他只會透過他問病人的問題，引導你自己去發現。」

重要的不是病史，是社交史

但一般在醫學院，教授們不是這樣教的。身為醫科學生，她學到的是拿著列表，一項一項詢問新病人，了解他的生活史。她會花四十五分鐘問各種問題，但很少涉及病人的社交關係。

診斷傳染病，需要不同的方法。「這是一個人傳播給另一個人的疾病。」雀樂蒂說：「不是你吃了什麼東西、吸什麼牌子的菸或對自己做了什麼。傳染病關乎的是『你和誰一起住？』『你有沒有性行為？對象是誰？頻率如何？』霍西醫師在我腦海裡深深烙了印，讓我明白：面對傳染病，最重要的不是病史，而是社交史。」

雀樂蒂還從霍西醫師那兒學到了別的經驗。

「最簡單的解釋，通常就是最好的解釋。」當患者出現兩種不同的症狀，例如「發燒」和「起疹子」，那麼原因很可能是某種潛在疾病。

「只要有發生災難性疾病的可能，即使機率微乎其微，你都必須嚴陣以待。」舉例來說，如果你在為病人診斷時列出了十種可能疾病，而第十個、也是最不可能的一個病因是被伊波拉病毒感染，那麼你應該以治療伊波拉病毒患者一樣的態度，來對待眼前的這位病人。因為倘若你不這麼做，後果可能是場大災難。

「當你覺得自己的診斷似乎不大對勁時，請尊重這種感覺，就算你不知道自己為什麼有這種感覺。」很多時候，病人之所以失去寶貴的性命，就只因為他們的醫師失去應有的警覺心。

醫師必須化身為病人的偵探——這是霍西醫師教給她最重要的一課。在衛生醫療官的工作上，雀樂蒂將這句話實踐得淋漓盡致。聖塔巴巴拉郡就是她的病人，為了讓病人保持健康，她要學習霍西醫師如何思考，要把手放在病人身上，成為病人的偵探。

佩奇調查了那位C肝患者的生活概況後回到辦公室，雀樂蒂可以感覺到她有點不大對勁——就像她自己偶爾碰到無法解釋的狀況時，所感覺到的那種不對勁。佩奇平常是個很健談的人，此刻卻變得好沉默。「我不知道怎麼回事，狄恩醫師。」她說：「我只是感覺有點不對勁。」

她去了單子上所列出的所有地方，讓她感到不安的只有一處：一家幹細胞診所。這家「湯瑪斯夫斯基診所」（Thomashefsky clinic）提供高濃度血小板血漿療法（platelet-rich plasma therapy），來治療關節和背痛，所採用的方法是抽取患者的血液，經過離心機萃取高濃度血小板血漿，再重新注入患者體內。因為實際效果仍有爭議，這種治療並不在醫療保險給付範圍，湯瑪斯夫斯基醫師每次收取的費用，高達四千五百美元。湯瑪斯夫斯基年紀很大，開業很久了。他的病人中有很多政商名流，其中還有特地從洛杉磯開車來的職業運動員。

佩奇「非正式」（像一個沒有搜查令的警察）造訪了這家診所。湯瑪斯夫斯基醫師很親切的歡迎她，還帶她四處參觀。雖然他看起來很以自己的工作為傲，但是在佩奇短暫的參觀中，就看到了幾件令她不安的事。

例如，患者的血液瓶沒有貼上姓名標籤。多劑裝的止痛注射劑瓶子上沒有註明日期。佩奇猶豫不決，不敢出聲。湯瑪斯夫斯基已經執業超過三十年，他的客戶名單就是一本聖塔巴巴拉名人錄。而佩奇在衛生局工作了十五年，也從來沒人要她出去調查過任何C肝案例。「我原本以為，狄恩醫師會說什麼『我們要幫他們上幾堂課，協助他們改進』之類的話。」佩奇說，沒想到狄恩醫師聽完，立刻抓起皮包說：「走，我們再去一趟這家診所！」

老醫師說，三十年來我都是這樣做的，有問題嗎？

湯瑪斯夫斯基診所位於一幢矮矮的米色建築內，就在聖塔巴巴拉鄉間醫院後面。推開大門，迎接她們的是櫃檯後那名年輕女子的冰冷目光，以及坐滿了病人的候診室。

醫師擠出不自然的笑容說，歡迎歡迎，歡迎衛生醫療官前來視察。但是，佩奇可以明顯感覺到空氣中瀰漫著一股她先前造訪時沒有的緊張氣氛。

雀樂蒂．狄恩對於現有的法令規定一直很有意見。「你可以從某人的肚子裡吸出脂肪，再將它注射回病人的膝蓋，沒人管得著你。」當然，加州醫務委員會（The Medical Board of California）有權吊銷醫師執照，可是到目前為止，沒有任何主管機關注意到這位醫師。

這位醫師的診所以前是一棟公寓，連手術室都給人一種居家的感覺。雀樂蒂四處走動，將一切看在眼裡。

他的名片上寫著「骨科醫學專家」，通常沒有實際接受過骨科專科訓練的醫生，就是這樣自稱的。

接下來，她查看放在櫥櫃和抽屜裡的東西，發現湯瑪斯夫斯基用來將血漿注入人體關節的四英寸大針頭，還發現他並非只靠止痛藥，有時也會對病人施行全身麻醉，卻未依規定持續觀察病人的生命徵象。在他進行手術的房間裡，她看到水槽上還放著醫師的牙膏和牙刷。冰箱裡除了放病人的血液，同時還冷藏著醫師的午餐。

雀樂蒂詢問接待她的櫃檯小姐，診所是否還有其他員工？她回答，沒有，只有她和醫師兩人，她除了當櫃檯接待，還得負責其他的事情。

雀樂蒂請她實際示範一下，所謂「其他的事情」是什麼。於是，櫃檯小姐向雀樂蒂解釋，她如何使用離心機旋轉患者的血液。「做給我看。」雀樂蒂說。只見小姐從冰箱取出一小瓶血液，放入離心機，開始操作。雀樂蒂注意到，湯瑪斯夫斯基會同時治療兩名患者，這意味著他這位助理小姐可能需要從冰箱中，同時取出兩個小瓶子。

「你怎麼知道哪個瓶子是哪個病人的？」她問。

「喔，我拿出來後，會將它們放在水槽的左右兩側，這樣我就不會搞混了。」櫃檯小姐回答。

然而雀樂蒂發現，她從冰箱取出的血液瓶上沒有貼日期，拿出瓶子時也沒戴手套。她請櫃檯小姐說明自己的學經歷，小姐承認自己沒有醫療執照，只是位美容師。

接下來，雀樂蒂問湯瑪斯夫斯基醫師，他治療病人時可否讓她在場。她知道，老醫師會盡力讓她有好印象，但她也知道，醫師——尤其是老醫師——很難把真正的自己隱藏起來。

「醫師都有自己的慣用手法，他們的手腕肌肉已經有了記憶，例如怎麼轉動手腕、如何把東西放在桌上等等。」

她發現這位醫師沒有洗手，也沒戴手套。工作時，他沒有把器材放置在定點，卻把用過的注射劑瓶子、注射器，和乾淨的器材混放在同一張桌子上。「在手術室，向來會有一個區域放乾淨的東西，另一個區域放用過的東西。」她說：「但是他直接把全部東西混在一起。」

她問老醫師為什麼混著放？他還是笑咪咪的說，三十年來他都是這麼做的。

預防感染的唯一方法，就是創造出種種「障礙」：患者和患者之間、用過的針和乾淨的針之間、工作空間和生活空間之間。這正是為什麼會訂下這麼多規則，可是這位老醫師完全沒遵守。

「他根本沒有意識到預防感染的重要性。」雀樂蒂說。她認為最可能的感染源，是被汙染的瓶子。當然，問題也可能出在其他任何地方。雀樂蒂知道怎麼操作離心機，所以她知道操作其實需要一點技巧，如果美容師沒有平衡液體，離心機就有可能被汙染。

「我心想，天哪！三十年來，他不知道感染了多少病人！」雀樂蒂說：「我在想，他們已經事先知道我要來，所以這應該是他們認為可以讓我看到的東西，那麼我沒看到的東西又有哪些？在那一刻，我已經不擔心C肝了，C肝真的不算什麼了，我擔心的是愛滋病。」

如果你的判斷錯了，就會被開除

佩奇驚訝地目睹這整個過程，因為她從未見過這樣的事。她看著雀樂蒂當場告訴這位老醫師，她必須勒令診所立即停業。而且令她更震驚的，是雀樂蒂說話時的語調，既沒有猶豫，也沒有絲毫抱歉。

「你知道的，有些人在遇到這種不愉快的情況時，會將目光移開。」她說：「她沒有，而是直直盯著他看，不閃不躲。『立即生效，你們關門了』。」

回辦公室後，雀樂蒂打電話給聖塔巴巴拉郡的首席法律顧問，告訴他剛剛發生的事，請他有心理準備，可能得應付來自老醫師大咖病人的施壓。然後，她請佩奇依照她們從醫師辦公室拿回、過去十八個月來數千位病患的名單，一一寄信給對方，通知他們有感染C型肝炎的風險，請他們盡快去醫療機構檢驗，費用由郡政府支付。

與此同時，雀樂蒂也必須通知加州公共衛生署和位於亞特蘭大的美國CDC。就在那一刻，她才深切感覺到自己是多麼的孤立無援。

「CDC很震驚。」她說：「因為我居然沒有事先徵求他們的意見。他們說，從來沒有任何衛生醫療官只憑自己的懷疑，就直接下令關閉診所。」他們告訴雀樂蒂，身為小小的郡政府衛生醫療官，她無權關閉診所。

雀樂蒂覺得不可思議。第一，CDC居然不知道她的權限範圍。不過她也是到了這時才知道，原來美國大部分地區的權力是掌握在州政府衛生醫療官手中，而非郡政府衛生醫療官手中。例如在德州和密西西比州，這屬於州政府衛生醫療官的權限，倒是加州較罕見地把權限下放給郡政府衛生醫療官。

「他們告訴我，如果我的判斷是錯的，我就會被開除。」她說。

不過，這種威脅也不算什麼新聞。加州衛生醫療官協會（Health Officers Association of California）執行主任凱特．迪博爾（Kat DeBurgh）表示：「擔任郡政府公共衛生醫療官，基本上你必須抱著一種隨時可能捲舖蓋走路的準備。」你必須有所覺悟，因為你會出現在當地報紙頭版的唯一理由，是你犯了什麼錯。只有在你捅了樓子，才會有人抬起頭來注意到你，接著他們會把你炒魷魚。

除了郡立診所和遊民收容所那些沒保險的窮病患，外界很少人聽說過雀樂蒂這個人。「當我向外界說明我的角色時，那些有錢白人往往會以看到骨董的眼神看著我。」她說：「彷彿看到鐵達尼號上找到的蠟燭台，他們會說，哇這好漂亮，但現在生活中已經不需要這種燭台了。」

也就是說，你為國家預防的疾病、你所挽救的生命，這些社會菁英完全不知道。這也正是為什麼，她所獲得的預算一年不如一年。傳真機已經算是她辦公室裡的新科技，文件尚未電子化，全以紙本保存，還得人工分類，放入紅色文件夾歸檔。「如果我想寄一封信，我得先填一份表格，在得到批准之後，才能使用郡政府購買的郵票。」雀樂蒂說：「沒關係！我已經學會了如何在體制內生存。」

以這麼老舊殘破的系統對抗疾病，不只發生在聖塔巴巴拉郡內，事實上整個美國都是如此。聖塔巴巴拉郡裡有七成的傳染病案例，是來自五個由衛生醫療官監督的郡立診所。數字擺在眼前，但是那些有醫療保險的人都覺得這數字與他們無關，而是政府要傷腦筋的問題。

「等到不幸事件真的發生了，人們才會意識到預防機制的重要性。」雀樂蒂說：「我們是在保護整個社會、整個經濟。」

要講錢！要用「投資報酬率」打動他們！

說到經濟，外界往往從「錢」的角度來評估她的工作。於是「我學會了和民選官員爭取資金時，不能說要『照顧社區裡最脆弱的人』，」她說：「相反的，要用投資報酬率打動他們，要強調現在投資傳染病防治，將來可以省下多少錢。」

不過，即便她算出了報酬率，她所需要的「投資」也還是常常落空，往往得花好幾年，才能拿到足夠的錢購買一部快速檢測結核病的機器。「治療一個結核病例，要花三萬到十萬美元，」她說：「如果是具有抗藥性的結核病，代價就更高了。相較之下，一部機器只要七萬兩千美元，我們到底為什麼要省這種錢？」

物質上的缺乏她早已習慣，但此刻州政府和聯邦政府在道義和現實上都不支持她對湯瑪斯夫斯基診所的調查，令她大感困惑。「我一直在等CDC或美國食品藥物管理局（FDA）告訴我，沒問題，我們會處理，但從來沒人對我這麼說。」

當然，她也知道這不是像天花這麼恐怖的傳染病，湯瑪斯夫斯基診所就算違規，也不會重創社會。對於這家專門診治有錢人和名人的診所、區區一個C型肝炎案例，實在也可以睜一隻眼閉一隻眼。如果她錯了，勢必被開除——話說回來，如果她真的錯了，她也沒臉待下去。「我當時想，幹，我到底在幹嘛！」

不過說也奇怪，雀樂蒂總覺得湯瑪斯夫斯基醫師從她出現的那刻起，就一直表現得很聽話，像是早料到她會來的樣子。之後她兩度回到已經被她勒令停業的診所，希望查看還有什麼被遺漏的問題。「我很怕找不到我需要的線索。」她說：「如果線索被我遺漏了，就可能有二十幾個傳染源在外面亂跑。」

搜證過程中，雀樂蒂發現湯瑪斯夫斯基醫師長期開立「速眠安」（Versed，害死麥可．傑克森〔Michael Jackson〕的藥物之一）給病人，他甚至到府服務，為住在山上幾位有錢老太太注射這種藥物。她還找到很多的多劑量注射劑藥瓶，總劑量加起來遠比醫師所申報的使用劑量還要多。她發現，這位醫師為不同病人注射止痛藥時，只更換了針頭，卻沒換注射器——然而為了防止疾病傳播，必須同時更換兩者。她還發現，湯瑪斯夫斯基醫師在奧勒岡州有另一家診所，在那裡進行相同的手術。在一扇她以為是壁櫥門的後頭，她發現一間臥室，看起來顯然是病人的恢復室，也是醫師小睡的地方。至於那位態度冷淡的美容師兼櫃檯小姐，竟然是醫師的女兒。

接下來花了約幾個月時間，這次大規模檢驗的結果才終於出爐，發現湯瑪斯夫斯基的病人當中，有另外四人感染了C型肝炎。他們彼此互不相識，卻都在二〇一四年九月四日去過這家診所，且體內病毒擁有相同的基因體，證明四人的感染源是同一個，罪魁禍首就是因為老醫師為所有患者注射時，使用同一個注射器。

雀樂蒂．狄恩希望加州醫務委員會進行更深入的調查，但是他們卻沒這麼做。「我打電話給他們，問他們是否進行調查，他們跟我說，會，但要看我提供給他們什麼資料。」

最後，加州醫務委員會在調查報告裡指出，湯瑪斯夫斯基醫師違反了許多標準作業程序，加州吊銷了他的醫師執照，接著奧勒岡州也要他關閉該州的診所。就這樣，他的行醫生涯結束了。

相信你的直覺，還是相信檢測報告？

雀樂蒂終於明白，想要阻止疾病傳播，她得靠自己。

不過，她也找到了可以攜手合作的朋友。例如公共衛生護士，就是她所欽佩的一群人。她也越來越喜歡聖塔巴巴拉的首席法律顧問，他持續放任她自由發揮，一再跟她確認，沒錯，法律允許她為了保護人民，去做任何她覺得必須做的事。她感覺自己和加州其他五十七個郡的衛生醫療官之間，有著密切的連結，只是這些人當中，有些只是把這份工作當作閒差的老醫師，有些則是對這份工作沒什麼興趣的兼任人員。「成為公共衛生醫療官，並沒有明確的資歷要求。」她說：「你可能會聘到退休的麻醉醫師，而他過去主要的經驗是在繁殖純種狗。」

但是仍然有一些郡政府衛生醫療官和雀樂蒂一樣，對這份工作非常投入，甚至投入到將這份工作視為使命的程度。她最喜歡的，就是這樣的人。可惜這些人的背景與想法相異，往往很難團結起來形成一個強而有力的執行單位。尤其當她面臨緊急危機時，這些人的職位通常不夠高，不能給予她實質的幫助。

美國公共衛生機構內部的運作方式，和雀樂蒂過去在圈外時想像的截然不同。在她看來，身為公共衛生最高當局的ＣＤＣ，其實無法發揮什麼作用。當她關閉湯瑪斯夫斯基的診所時，ＣＤＣ刻意和她拉開距離，其實正是ＣＤＣ平常的處理態度。她一而再、再而三的看到，只要衝突一發生，那些人立刻就出現想要逃避問題的傾向。舉例來說，她在二〇一三年底剛被升為首席衛生醫療官不久，接到當地醫院電話，告訴她一名加州大學聖塔巴巴拉分校的十九歲學生運動員被朋友送進醫院，出現了Ｂ型腦膜炎症狀。該學生當時處於休克狀態，被送入加護病房。校園保健中心的醫師們非常擔心，因為這種疾病很罕見，不只會攻擊健康的年輕人，而且可能在數小時內就害他們喪命。

「這是校園保健中心醫師最害怕的疾病之一。」加州大學聖塔巴巴拉分校醫學主任瑪麗．費里斯（Mary Ferris）說：「我們當下就知道，很多人的性命處於危險之中。」

問題是，飛沫傳染只是其中一種已知的傳染途徑，沒人具體知道這種疾病還有什麼其他可能傳播的方式。萬一疫情爆發，校園內該採取何種行動，主管機關也沒有共識。「我們與美國CDC聯絡，問他們該怎麼做。」費里斯醫師說：「但他們不大積極，我們需要他們來告訴我們接下來要做什麼，結果他們的建議卻是：什麼都不做。」

打從一開始，病患就沒有明確的診斷出罹患B型腦膜炎。第一個可能病例的主治醫師，正是雀樂蒂的老師史蒂芬．霍西醫師。霍西醫師告訴她，病人的腿呈紫色，但是血液和脊髓液的B型腦膜炎檢測結果卻是陰性的，所以排除有危險傳染病的可能性。診斷傳染病這件事，就像走在一條路上沿途找尋線索。檢測腦膜炎的革蘭氏染色法（Gram stain），只是第一個線索，告訴你病患體內的細菌是屬於兩大類裡的哪一類。「檢測非常可靠，」雀樂蒂說：「而且弄錯的機率非常小。」

霍西醫師仔細檢視年輕人紫色斑駁的雙腿，為了防止感染往上蔓延到他身體的其他部位，他已經可以預見，必須為他進行截肢手術。

「你認為呢？」她問他。

「你認為呢？」他反問，把她嚇一跳。她不知道他是將她當成學生般測試她，還是把她當成同事在討論。

「我認為革蘭氏染色的檢測結果錯了。」她告訴霍西醫師。其實，在這之前霍西醫師已經詢問過檢驗室，革蘭氏染色出錯的機率有多大。實驗室說，從來沒出過錯。但為了以防萬一，儘管仍然不確定年輕人是否有腦膜炎，霍西醫師仍決定替他開治療腦膜炎的藥。

「我知道不去管檢驗報告，直接假設病患有B型腦膜炎，對我來說意味著什麼。」他說：「但對你，後果卻大不相同。」換句話說，誤診對他沒有職業風險。可是對她來說，風險巨大。

「那你怎麼看？」她又問。

「我也認為革蘭氏染色的檢驗結果是錯的。」他回答。

三十六小時後，新的檢驗結果出爐，證實革蘭氏染色果然錯了。但他們已經沒有時間等待另一次檢驗。如果一個學生得了這種病，其他人肯定也會得。如果今天有六個孩子感染，那麼下週可能就有十二個。如果下週有十二個感染，那麼下下週就可能有二十四個。而如果……嗯，很快的她手上就會有流行病要處理了。

「我必須超前部署。」雀樂蒂說：「因為百分之九十的力氣，都得集中在開始蔓延的那幾天。但流行病剛開始的階段，表面上看起來總是很平靜，彷彿什麼事都沒有，只有少數人緊張得像個瘋子。」

與CDC的電話溝通，更讓她感到抓狂。她很快就發現，那些人用的招數都一樣：先發出一封電子郵件，接著安排電話會議，參與者包括二十個CDC內部的人。他們的電子郵件上的名字全是英文姓名縮寫，所以她從不知道大部分人的姓名。

她發現，當她和CDC腦膜炎專家進行電話會議時，有超過一打以上的人在線上旁聽。「感覺毛骨悚然。」她說：「就像在電影裡常看到的場景，你以為你在跟一個人說話，其實牆上嵌著雙面玻璃，玻璃另一邊有二十幾個人在旁觀。」

每次打完電話，她總會上網查看CDC的組織架構圖，試圖弄清楚對方是誰、屬於哪個部門，可是往往在網站裡什麼都查不到，彷彿對方是隱形人。這些電話會議，也沒有提供她所需要的資訊，相反的，每次都讓她很憤怒。「他們只會精神自慰。」雀樂蒂說：「原地打轉的談了一小時，然後沒有任何決議。但我得面對現實，必須做出決定。」

每四年才出現一個案例，要去哪找研究數據？

她必須做的第一個決定，是在學生群裡找出尚未被發現的病例。

雀樂蒂指示聖塔巴巴拉所有醫師，對每一位前去就診且出現低燒的年輕人進行檢測。「我們擔心的不是出現輕微症狀的人，」她說：「而是被他們感染的人，以及傳播指數的增長。」

就在CDC猶豫不決的期間，又有三名加州大學聖塔巴巴拉分校學生檢測出腦膜炎。每個案例的症狀都不一樣，一個只是長了疹子，原本被診斷只是長水痘；另外兩人有輕微發燒，原本被誤診為普通感冒。「他們沒有住在一起。」加州大學聖塔巴巴拉分校醫學主任費里斯醫師回憶：「真的很難理解為什麼我們會有這些病例。」

幾天之內，學校設立了熱線電話，讓驚慌失措的家長有管道諮詢。聖塔巴巴拉市民也打熱線電話投訴，要求兩萬名大學生待在自己房間裡，不要出門。

雀樂蒂熬夜盯著辦公室的白板，上面畫了幾個受感染學生的社交網絡。她在白板上方寫下「異花授粉效應」（cross-pollination），這是她從霍西醫師那裡學來的說話藝術。「當你不想明說『他和她發生了性關係』，以及有什麼樣的性行為時，可以用這句話來代替。」她說：「不過我基本上只是想弄清楚，誰與誰交換過唾液，以及他們在哪兒交換唾液。」

所有線索都指向學生社團組織。於是她決定關閉大學裡的姊妹會和兄弟會，並給其中的一千兩百位學生服用預防藥物。「對於B型腦膜炎，你進行預防性投藥的時機非常短，」她解釋，「通常只有一個週末的時間。你必須快速、一口氣全部完成，否則病原體便會繼續擴散。」

她和CDC的主要負責人——以及他旁邊一群沉默的隱形聽眾——通了電話，對方強烈反對她採取任何行動。「基本上他要說的是，」雀樂蒂回憶：「『沒有證據支持我的決定。我回答對方，**的確**沒有證據。」她把自己安排好的計畫告訴對方——將一些學生搬進旅館房間，減少住在宿舍裡的人數；取消運動校隊練習；施打一種歐洲已經批准、但美國食品藥物管理局（簡稱FDA）尚未通過的疫苗。「對方生氣的說，他們不同意這些計畫，如果我堅持要做，他們會以書面聲明表示那是我個人的決定，他們並不同意。」雀樂蒂回憶。

她後來又和CDC打了幾通電話，對方每一通都比之前一通表現得更不耐煩。在其中一通電話結束後，佩奇向她的上司說：「狄恩醫師，我從沒聽過CDC的人對任何人這樣說話！」

最後，大學高層決定不採納CDC的看法，接受了狄恩醫師的建議。「當時所採取的行動很嚴格，」費里斯醫師說：「以前從來沒有人這麼做過。但是在她禁止舉行派對，並實施預防性治療後，我們就沒再見到其他病例出現了。」從頭到尾，費里斯醫師和所有人都注意到，「CDC對她很不滿。他們一直說『沒有證據支持』。當然不會有任何證據！因為過去每四年才會出現一個病例！」費里斯醫師說。

CDC這種態度背後的原因不難理解：害怕。他們不想採取任何事後可能受到責備的行動，「他們傳達的訊息是：我們比你行，比你聰明，要冒險你自己去，跟我們無關。」雀樂蒂・狄恩說：「他們還和我爭論大學生在參加兄弟會、姊妹會活動時會有什麼樣的行為，拜託，我在大學時還當過會長呢！」

在處理危機過程中，雀樂蒂總算弄清楚要安撫這個全國傳染病最高專責機構，必須付出什麼樣的代價。

「他們說，即使你採取的其中一個措施奏效，你也不知道是哪個措施有效，」她回憶。「他們指示我，必須一次只做一件事，並收集證據。他們想從這次腦膜炎事件裡學習，而我卻只想阻止它發生。我的目標是阻止它發生，可是他們的目標是想觀察它發生，就像在看一場腦膜炎如何在大學校園中傳播的科學實驗。我當時心裡想，你們在開什麼玩笑？一個孩子才剛失去了他的雙腿！」

雀樂蒂永遠不會知道，她採取的措施裡，到底哪一個成功控制了疾病傳播，她只知道當全部的措施都執行之後，疾病停止傳播了。對她來說，真正重要的是疾病得到控制。

官場上，不做不錯，多做多錯

身為公共衛生醫療官（至少她是如此），面對的問題就像一連串激烈的交火。許多可能發生的情況，都沒有因應的標準程序，且常跟以往的狀況大不相同。如果都要等到有足夠的證據發表在科學期刊上才要採取行動，那麼戰役早就結束，她早就吃敗仗了——孩子們會被截肢，或者死亡。她必須做的決定，不是那種二十一點牌桌上莊家做的決定，而是像作戰時陸軍排長要做的決定。在做決定時，她不會有全部想要或需要的資料，足以讓她在事後對外說：「我是完全依照數字所告訴我的去行動。」

她必須面對一個殘酷的事實：永遠沒有時間等待更多資料。傳染病出現的那一刻，就必須立刻做出決定。你多等一天，就有更多人可能在等待你下決定時死亡。

加州大學聖塔巴巴拉分校爆發腦膜炎兩年後，CDC終於發表了一份大學校園爆發腦膜炎時該如何應對的報告。在它列出的最佳處理措施清單中，大都是雀樂蒂在加州大學聖塔巴巴拉分校執行過的。在那之後，CDC有時會打電話給她，問她是否可以和美國某某大學的醫學主任談談，描述一下她當時是怎麼處理加州大學聖塔巴巴拉分校疫情的。

不過，雀樂蒂早就不再和CDC打交道了。「我拒絕他們的官員參與我的調查。」她說。CDC確實做了很多事情，發表了相當多關於健康危機的學術論文。但CDC非常謹慎地保護自己的形象，只要遭遇炮火攻擊，馬上跳進最靠近的防空洞躲避，讓其他人上戰場面對炮火。「到最後，我真的氣到連髒話都罵出口了。」雀樂蒂說：「我氣他們太沒擔當，對那些藏在幕後的高官感到失望。」

理論上，CDC是美國傳染病管理的最高主管機關。實際上，整個制度卻將政治風險強加在一個沒什麼權力的角色身上，也就是郡政府衛生醫療官。雀樂蒂看得出來，依照CDC精明的政治策略，衛生醫療官會因「做」了什麼而受到指責，卻不會因「沒做」什麼而受到責備。不該做而做，會讓你丟飯碗，該做而未做（代價是人們可能因此喪命），卻可以逍遙法外。換言之，身為衛生醫療官，你要選擇的是犯哪一種錯：錯在做太多？還是錯在做太少？

「我接任的時候，並不期待自己會變得那麼勇敢。」雀樂蒂說：「那不在我的預期之中。原本我一直對CDC說，這是你們的工作！做好你們的工作就好！但在加州大學聖塔巴巴拉分校事件之後，我明白了一個道理：不要等著誰來救你，因為沒有人會來救你。」

當時天空一片蔚藍，但，大難就要降臨了

佩奇．巴特森花了七年時間，在她上司雀樂蒂扮演福爾摩斯時充當助手華生。但是在她眼裡，這位上司仍是一個未解的神祕謎團。

雀樂蒂在二〇一二年──也就是進入公共衛生領域的第二年──和老公離婚。這位富有的聖塔巴巴拉外科醫師老公，希望她辭職待在家裡當全職媽媽。雀樂蒂以「徹底失控」形容自己當時的生活，佩奇覺得雀樂蒂居然能在這種情況下撫養三個兒子，並且每週工作八十個小時，太不可思議。「她全年無休，二十四小時待命。」佩奇說：「她會在凌晨兩點接到電話，被告知郡立監獄剛釋放了一個『四個＋』（衡量傳染性的指標）的結核病男子。」佩奇說，雀樂蒂從來也沒讓她的家庭壓力影響公務。「從沒例外。」佩奇說：「不管她是怎麼做到的，總之她處理得很好。」

佩奇認為，她上司最了不起的一點，是身為美國公共衛生醫療官，仍然願意不計毀譽，以最認真、最嚴謹的態度對待這份保護民眾健康的工作。

蒙特西托（Montecito）土石流事件，是另一個說明雀樂蒂有多麼與眾不同的絕佳例子。

蒙特西托土石流是聖塔巴巴拉版《約伯記》的地獄場景之一。二〇一七年十二月七日，一場大火從文圖拉郡（Ventura）延燒過來，這場火的規模大到足以擁有自己的名字：湯瑪士大火（Thomas fire）。這場火越燒越猛，最後成了加州史上最大規模的野火。

在寒冷的冬季，一個人口不到五十萬的郡，有十幾萬人需要疏散。落在聖塔巴巴拉市中心的，不是日常可見的輕飄飄的灰塵，而是厚重到會堆積在人行道上、讓你無法分辨汽車顏色，甚至難以呼吸的灰燼。聖塔巴巴拉郡緊急應變小組急著尋找如何處理大量灰燼的先例，但是他們唯一能找到的，是一九八〇年聖海倫斯火山（Mount St. Helens）爆發的文獻。

然而，湯瑪士大火已經燒毀了蒙特西托鎮上方聖伊內斯山脈（Santa Ynez Mountains）的植被，從此再也沒有任何東西可以抓住土壤和岩石。美國國家氣象局（National Weather Service）預報，二〇一八年一月八日會下大雨。聯邦政府的某個團隊預測，有可能發生土石崩塌。於是聖塔巴巴拉郡立即對一九二號高速公路周圍的山坡住宅，發布了強制撤離命令。這一帶的莊園占地面積都很大，其中許多戶是不住在當地的有錢人的度假別墅，其中包括脫口秀女王歐普拉的家、喜劇天后艾倫買的房子。

馬特・龐特斯（Matt Pontes）很快就發現，要說服當地居民相信遠方的山可能倒塌崩落、會掩埋他們家，是一件很困難的事。龐特斯曾是美國林務局消防員，多次膝蓋受傷之後轉職到緊急應變小組。二〇一八年年初，他是聖塔巴巴拉郡政府的助理執行官。

多年來，加州居民經歷過不少次的野火肆虐。但現在這頭猛獸不一樣，當地居民從未見過土石流，連想像土石流的樣子都很困難。「當時天空一片蔚藍。」龐特斯說：「這是以前從未發生過的事，至少在記憶中沒有。它就像在說……大難快要降臨了！趕快離開這裡！但是沒人理會。」

一月八日的暴風雨，比氣象局預測的還嚴重，居民終於比較願意相信土石流真的有可能發生。有一度，五分鐘內降雨超過一二．七毫米，一小時內降雨更是超過三十八毫米。一月九日凌晨三點，籠罩在蒙特西托上方的山脈彷彿融化了，直接沖向小鎮。

水和泥漿的移動速度如此之快，快到連汽車般大小的巨石都在泥漿上滾動。停在山坡上的汽車被土石流沖刷，往下拖行十幾公里，直到落入大海。在接下來一週左右的時間裡，救難隊員從爛泥中挖出二十三具屍體，有兩位居民至今仍然失蹤。幾週後，當局發現坐在單人沙發上、身旁氧氣筒已經空了的好幾具老人遺體。沒人知道真正的死亡人數。

事實證明：專家們對這場土石流的預測，精準到令人難以置信。雀樂蒂意識到，她的首要工作是弄清楚土石流肆虐之後，泥土裡埋了什麼東西。她在聖誕假日期間，趁著大雨來臨之前，宣布聖塔巴巴拉郡進入公共衛生緊急狀態，以便工作人員能有法令依據進入那些有錢主人不在家的私有土地，清理大火殘骸。

「在泥漿中殘存著一堆危險的有毒黏液。但我們現在就好像才剛點火燒掉車庫裡的化學藥品，然後卻拿了根水管對它沖水，直接沖入下水道。」她說：「我需要知道在哪裡、有哪些微生物病原體，這樣才曉得要給救難隊和清潔工人們打哪些疫苗。」

該怎麼做？似乎沒有人知道。於是，她試著教自己。「從來沒人發表過關於在城市遇上土石流的論文。」她說：「太罕見了。」當時，聯邦政府和州政府也參加了救援，加州公共衛生署署長凱倫・史密斯（Karen Smith）醫師建議雀樂蒂自己去找出泥巴裡有什麼。「於是我告訴自己，好吧，來列一個清單，看看有哪些應該注意的潛在威脅。」她從可能性最高的細菌（例如大腸桿菌、破傷風桿菌等等）開始，然後轉向病毒（例如B型肝炎之類），最後是其他單細胞生物。「真正讓我害怕的是霍亂弧菌。」她說：「那是最適合霍亂弧菌增殖的環境了。」

她從疹子開始追蹤。救難人員下班前，她會拉起他們的褲管一一檢查。「這是知道他們是否被感染的唯一方法。」她說：「我們沒有別的監控系統，我就是監控系統——直接觀察爛泥可能引起什麼樣的疾病。」

她接受當地電視新聞採訪，呼籲長疹子的人主動打電話給她。剛開始，當她看到病患身上的疹子，誤以為是化學藥劑造成的灼傷。後來她才明白：那是毒橡樹的油和雨水混合在一起，最後混入了爛泥裡所引起的，後來這種症狀被稱為蒙特西托疹（the Montecito rash）。

當時，幾乎所有蒙特西托的居民都已撤離，只剩下住在「朵琳達之家」（Casa Dorinda）的人居然還沒離開。朵琳達之家是一個專收富人的養老院，著名美食作家兼電視節目主持人茱莉亞・柴爾德（Julia Child），就是在那裡度過晚年，現在是億萬富翁送他們的媽媽去養老的地方。

第二場暴風雨就要來了。曾經以驚人準確度預測第一次土石流的同一組專家，認為下一次土石流最有可能的路徑，將會穿過朵琳達之家。然而，沒有人採取任何措施。

土石流過後的某個傍晚，雀樂蒂開著車，盡可能靠近朵琳達之家。她載著另一位醫師（「幫我看看我的判斷是否正確」）和一位郡政府律師（「我不想為整個過程留下目擊證人」）。但其實她最需要攜帶的，應該是地圖和指南針。

她的方向感很差，只能一邊開車，一邊猜測自己的前進方向。開到後來，不但路牌消失了，連馬路都消失了。眼見前方無路可走，她只好停車，走過爛泥，眼前的景象令人震驚。

「看起來就像剛被炸彈轟炸過。」將近五公尺高的泥漿海嘯沖毀了大量房屋，其中幾棟還掛在樹上。巨大的化糞池零亂的散落四處，像落下的果實。發現屍體的房子大門上，都畫著一個大大的紅X。顯然，先前直升機拍攝的影片中，並沒有真正顯示出情況有多麼嚴重。

最後，出動四百五十萬輛次推車才清理完的有毒爛泥，雀樂蒂意識到必須找到最安全的放置地點。「公共衛生醫療官就像垃圾處理中心。」她說：「凡是無法歸類給其他人的任何問題，到最後都會落在衛生醫療官的桌上。」

朵琳達之家就位於災難正中心。在社區大門外，救難人員從泥漿中拉出一具屍體。但大門另一邊的景象，卻讓雀樂蒂不敢相信自己的眼睛：上百人——其中許多是年紀很大的長者——好像什麼都沒發生過似的，繼續如常生活。他們的花園仍舊美麗平靜，前一次的土石流完全避開了這家豪華的養老院，彷彿他們的財富撐起了一個大大的神奇防護罩。「我心想，啊，看來我錯了。」雀樂蒂說：「這地方看起來完全沒受影響，我反應過度了。」

然後，太陽下山了。她看見朵琳達之家陷入黑暗，沒電可用。「我走到門口，看到他們點亮了露營燈。」雀樂蒂回憶：「他們有一部備用發電機，飲用水則來自游泳池。」養老院的醫療主任告訴雀樂蒂，養老院中有些老人虛弱到不可能移動。

要撞死五個人，還是撞死一個人？

預報員警告，爆發另一場土石流摧毀這個地方、威脅裡頭一百多人性命的機率為百分之二十。但醫療主任說，如果強迫撤離，會有至少五個虛弱老人百分之百喪命。怎麼辦？

這種情境，就像大學新生必修的倫理課上一定會討論的道德兩難情境：你正駕駛一輛火車，看到五個人站在前方軌道上，如果你什麼都不做，火車會輾過這五個人。你也可以把火車切換到支線，但支線上站了一個叫卡爾的人。換言之，繼續直行你會撞死五個人，切換支線你會撞死卡爾。

一般而言，多數新生會選擇撞死卡爾。但教授接下來會問：卡爾有五個健康的器官可以摘取，如果你朝卡爾後腦勺開槍，就能挽救五個需要器官的人，請問你也會開槍嗎？如果不會，請解釋為什麼你會為了救五個人而撞死卡爾，卻不願意為了救五個人而對卡爾開槍？

大學倫理課的教授會花上一整個禮拜梳理這個問題，但在朵琳達之家，雀樂蒂只有三十分鐘。「我知道該怎麼做。」她說：「但我不想這麼做，我問自己，有沒有別的方法擺脫現在的困境？」

答案是：沒有。她環顧四周，發現消防灑水器全壞了，她告訴醫療主任，在法令上光是這一點，就足以強制關閉這個地方。

「我告訴他們，你們要和我們合作，還是我們強制你們合作。」雀樂蒂說：「他們雖然萬般不願，最後還是決定自行撤離。當然，毫不意外的，有七個人因此而死。他們的醫療主任寄了一封措詞嚴厲的電子郵件給我，『都是因為你，他們才會死。』他沒說錯。」預期中的那場土石流，最終並未發生。

這下子，有一大堆人都注意到雀樂蒂這號人物了，其中一位是災難應變中心負責人。「我在想，這女人是從哪裡冒出來的？」馬特·龐特斯說：「她和其他人很不一樣。」

「她非常敏銳，」龐特斯說：「她能快速處理訊息，做出決定，散發出讓人緊張的氣場。政府人員遇到她，真的會很緊張，因為你在政府裡找不到像她這樣的人。感覺上，她會當公務員本身就是一個大意外。」龐特斯認為，雀樂蒂撤離朵琳達之家的決定是正確的，只是其實她根本用不著做什麼決定、承擔她不必承擔的責任。「身為衛生醫療官，她有兩個選擇。」他說：「一是防患未然，一是假裝天下太平，沒什麼事要擔心。但是，她選擇了前者。」

另一位也在默默觀察雀樂蒂的，是凱倫·史密斯醫師。土石流事件後，她打電話給雀樂蒂，問她是否願意搬到加州首府沙加緬度（Sacramento）擔任加州公共衛生署副署長。「如果哪天我被公車撞死，加州就會需要另一個衛生醫療官。」史密斯醫師說：「這職位顯然非她莫屬。」

四十歲的雀樂蒂比史密斯醫師年輕一個世代，擔任加州公共衛生署副署長也太過年輕。但重點是加州這項職務的年薪，比她現在的年薪還少五萬美元，更不用說她若真的跳槽，郡政府搞不好還會在她離職後向她追討已經減免的七萬兩千美元學生貸款。

但史密斯醫師的提議，的確讓她非常意外。

「為什麼找我？」她問。

「因為你能果斷做出決定。」史密斯醫師回答。

兩人沒有再往下探究的是：為什麼她能果斷做決定？為什麼她會自覺的培養出這樣的能力？她從很久以前開始，就不再向別人解釋為什麼她選擇這份工作。從小，她就擁有某種察覺重大事情要發生的能力，並且學會了絕口不提，因為每當她開口說出自己的感覺，別人往往會覺得她很奇怪。

「最讓我害怕、也是我最常想到的，」上任後不久（也就是二〇一八年底），雀樂蒂曾對一位記者說：「是我們對新病原體的應變能力。這種新病原體，可能是一種前所未見的新病毒，也可能是一款變種的舊病原體，例如不久前的流感。一九一八年爆發的大流感，距離今天已經超過一百年，世界遲早會爆發類似的大流行病，從公共衛生的角度來看，我們必須做好準備才行。」

第3章

傳染病與思想家

在藥物和疫苗問世之前，如何挽救生命？

話說回來，美國其實也不是沒有對抗大流行病的計畫。

計畫的第一份草稿，最早是在二〇〇五年十月，由拉吉夫．范凱亞（Rajeev Venkayya）在他父母位在俄亥俄州森尼亞市（Xenia, Ohio）住家的地下室完成的。他只有一個週末的時間，但即使這樣他還是覺得自己動作太慢了，因為總統正在等，而且等得很不耐煩。

美國如何創造出大流行病應對計畫的故事，要從二〇〇五年夏天說起。當時的總統喬治．W．布希（George W. Bush，俗稱小布希總統）讀了約翰．巴瑞於不久前出版的《大流感：致命的瘟疫史》——沒錯，就是前面提過讓鮑伯．格拉斯大吃一驚的那本書。

小布希大概是有史以來，最常被提醒「災難事件隨時可能發生」的現代總統了。在他任期內，美國本土經歷了史上最致命的恐怖攻擊，以及百年來最致命的天災。當他拿起巴瑞描述一九一八年西班牙流感大流行的作品時，美國人對卡崔娜颶風（Hurricane Katrina）記憶猶新，小布希也還在處理善後事宜。當年的西班牙流感病毒在十八個月內，造成全世界四千萬到六千萬人死亡，根據巴瑞筆下描述，美國至少有五十萬人死亡，大多數是年輕人。如果類似的情況發生在二〇〇五年，美國的死亡人數將會是一九一八年的三倍，也就是一百五十萬人。如果巴瑞描述的災難再次發生，它將會以無法想像的方式摧毀美國人的生活，而且永遠改變這個國家。

誰他媽的會想討論雞？

小布希度完夏日假期，帶著對流行病的關注回到白宮。二〇〇五年十月十四日，他在白宮橢圓辦公室召開了一次會議，范凱亞也應邀出席。

在會議參加者中，范凱亞算是年輕菜鳥，但他的醫學背景為他帶來某種權威感。對范凱亞來說，這似乎是命中注定要走的路，因為他從未真的想當醫師，只是被父親說服，乖乖去上了醫學院。「即使在學校裡，我也知道我將來不會坐在診間替病人看病。」范凱亞說：「我也不會把自己關在實驗室，我知道我想做大事，只是還不知道是什麼樣的事。」

後來，他以醫學專業當成敲門磚，順利踏上了政壇。在三十五歲那年，他入選二〇〇二年的

「白宮學者計畫」（White House Fellowship），接著進入國土安全委員會（Homeland Security Council）一個不起眼的單位——生化防衛局（The Biodefense Directorate），很奇怪的名字——負責處理各種可能危及美國人民的生化威脅。二〇〇五年夏天，他被任命為這個單位的負責人。

國土安全委員會的主要成員都是軍人，他們平常每天都在想像和防範外國人對美國的惡意攻擊。生化防衛局的關注重點，主要是炭疽病和蓖麻毒素，或是想像恐怖分子先給自己注射天花病毒，然後在美國四處遊蕩，感染無辜民眾。

相較之下，像「流感」這樣的傳染病不受國土安全委員會的關注，也拿不到什麼預算。「生化防衛局的核心成員不喜歡談論流感，因為他們一點也不感興趣。」范凱亞說：「H5N1（一種流感病毒株）是在香港家禽身上發現的，誰他媽的會想討論雞？」

二〇〇三年，一種新型流感病毒從鵝和候鳥身上，傳染給一百二十個人，並導致其中半數確診者死亡。同年，一種新型冠狀病毒大概是從果子狸傳播到人類身上，感染了八千人，造成八百人死亡。這裡一場突變，那裡一場突變，這些病毒中的任何一種，都有可能嚴重破壞美國人平靜的生活。然而在掌管國家安全的政治圈裡，大自然造成的威脅不關他們的事。

直到小布希讀了約翰·巴瑞的書。那一天，他問會議中在場的人：「我們的對策是什麼？」

「我們沒有對策。」范凱亞答。

沒有對策，有的只是一份不怎麼令人滿意的文件。那是不久之前才由衛生與公共服務部（Department of Health and Human Services）制定的一項計畫，列出在大流行病發生時，要如何加快疫苗生產，以及儲備抗病毒藥物。

這正是為什麼小布希要召開這場會議。因為小布希讀過這份文件，非常嫌棄它。「總統說，『這太扯了。』」范凱亞回憶：「『除了醫療之外，我們需要一套全面的計畫。你要怎麼處理與鄰國之間的邊界管制？旅行呢？商業呢？』」在等待疫苗加速生產的同時，你要怎麼防止數十萬美國人死亡？如果發生像一九一八年流感那樣的事，社會的基本功能一定馬上停擺。

然而，聯邦政府中似乎沒人在意這樣的危機。

「關鍵是，」范凱亞說：「總統生氣了。」在會議結束前，國土安全顧問佛蘭．湯森（Fran Townsend）向小布希總統承諾，他們會準備好應對計畫，兩週後給總統過目。

這是史上頭一回，由白宮帶頭制定新疾病控制策略。但其實有點說不過去，因為在亞特蘭大就有個名為ＣＤＣ的聯邦機構。

「ＣＤＣ覺得很懊惱。」范凱亞說。而且當時這項新計畫該怎麼設計都還不是很清楚。各式各樣的白宮幕僚來開會，將各式各樣的想法拿出來討論。

「第一個禮拜就這麼浪費掉了。」范凱亞說：「一群聰明人想要先取得共識再辦事，但是你是無法透過委員會制定策略的。」

於是他決定帶著他在白宮那些會議上寫下的筆記，回到他父母在俄亥俄州的家，自己動手擬定。他父母的房子，就位於北方鄉村俱樂部高爾夫球場的第七球道旁。雖然偶爾會有高爾夫球砸破客廳窗戶玻璃，但他早已習慣。「我在一個週五晚上、花了六小時寫完了整個計畫。」他說。

聯邦政府以行動遲緩舉世聞名。但這回——嗯，在總統發飆之後——范凱亞很驚訝的看到，它居然可以行動得如此神速。二〇〇五年十月二十三日，他從父母家返回華府。五天內，所有內閣閣員都已經在他十二頁的計畫書上簽了名。再過四天，也就是十一月一日，小布希在美國國家衛生研究院發表演講，宣布了新策略。

它包括三個部分：一，偵測海外疫情，確保不會進入美國。二，儲備疫苗和抗病毒藥物。三，「當大流行病入侵美國本土時，各級政府，從聯邦、州到地方都要做好應對的準備。」至於什麼叫應對的準備，小布希沒有詳細說明，因為范凱亞在計畫上也沒寫到。他寫的那十二頁，其實不算是一份計畫，而比較像是要擬出一份計畫的前導規畫。「它是專為一個觀眾——也就是總統——所寫的劇本。」范凱亞說：「目的是讓總統放心。」

在范凱亞於父母房子地下室振筆疾書的十一天後，小布希要求美國國會撥款七十一億美元，給他的大流行病策略。不久後國會同意了，美國眾議院撥款委員會（U.S. House Appropriations Committee）工作人員從此將約翰・巴瑞的《大流感》，稱為一本「價值七十億美元的書」*。

當然，這本書沒說要怎麼運用這七十一億美元。相反的，其實看完這本書的讀者只會覺得，不管做什麼，似乎都沒辦法防止那些人死亡。

范凱亞在他父母地下室寫出的報告，只有含糊不清的大方向，於是給了七十一億美元在手的白宮極大的自由，幾乎可以想做什麼就做什麼。「這項計畫為你提供了保障，讓你可以去做任何事。」范凱亞說：「它給了我們一張解決問題的許可證。」

為什麼不去當詩人，反而去念醫學院？

整個計畫感覺上不僅創新，而且大膽。「美國將這項計畫當成國家級重要計畫進行，比世界上其他國家都重視大流行病這項課題。」范凱亞說：「我們想利用國家所有的力量和工具，來對抗大流行病的威脅，擬定大流行病的應對計畫。」

但是他還是只有一個人，而他需要制定出一個真正的計畫，可以解釋到底必須做什麼事、該由誰來做。他向上司提出要求，獲准可以從聯邦相關機構雇用七個人來幫助他。他挑上的第一個，是理查・哈切特（Richard Hatchett）。

哈切特也是一位脫下醫師袍、投身政府服務的醫師。他是個浪漫的南方文人，雖然已經搬到北方生活，卻始終沒有歸屬感。他在阿拉巴馬州的達芙妮（Daphne）長大，並於一九八五年進入范德堡大學（Vanderbilt University）就讀。在那裡，他的詩吸引了著名駐校詩人唐納德·戴維（Donald Davie）和馬克·賈曼（Mark Jarman）的注意，並推薦哈切特代表范德堡大學，參加全美大學詩歌比賽，榮獲第二名。普利茲獎得主、愛爾蘭詩人保羅·麥爾登（Paul Muldoon）是當時評審之一，對哈切特這位年輕詩人的作品讚譽有加。每當有人問哈切特：為什麼不去當詩人，反而去念醫學院？哈切特總是直接說：「寫作太難了。」

二〇〇一年九月，他在紐約市斯隆—凱特琳癌症中心（Memorial Sloan Kettering Cancer Center）的急診室工作，此時他住院醫師訓練期即將結束，正準備接下來的研究醫師時期要專攻腫瘤學。九一一事件發生時，他到設立在史岱文森高中（Stuyvesant）的野戰醫院，為倒塌的世貿大樓的救援人員進行檢傷分類。多年之後，他給剛出生的兒子寫了一封信，描述了那時的感受。

---

* 約翰·巴瑞第一次聽說這件事是在二〇〇五年九月的小布希新聞發表會上。當記者問及他度假時做了什麼，小布希說他讀了巴瑞的書。巴瑞後來得知，新上任的衛生與公共服務部部長麥克·萊維特（Mike Leavitt）的高級助理史都華·西蒙森（Stewart Simonson）將這本書遞給他的老闆時說：「當美國發生大流行病時，也會有一份像《九一一報告》那樣的文件，而你將成為文件裡的壞人。所以你最好讀一下這本書。」萊維特讀完後，要求西蒙森去買五十本，然後在每一本書上標示重點。他交給小布希的，就是其中一本。「這是一個轉捩點。」西蒙森說。直到今天，小布希都沒有和巴瑞聯絡過。

我還記得事件發生當天和隨後幾週，我們社會表現出的團結和超強凝聚力，以及人人都想盡一己之力去服務、貢獻的渴望，這種正面力量非常珍貴。表面上看起來這是一種愛國主義（某種意義上的確也是），然而對我來說，這不只是愛國主義，九一一後大家的無私投入，代表著我們社會的團結。就像發生龍捲風或颶風之後，居民所展現的社區凝聚力，這和戰爭期間的國粹主義並不相同。

九一一攻擊後，各地呼籲醫護人員**投入**，當時的那種亂無章法，讓哈切特非常不滿，因而在事後寫了一份簡短的建議書給史隆基金會（Alfred P. Sloan Foundation）的相關負責人，希望基金會發揮政治影響力，推動國家醫療後備隊的成立。大約一週後，當他正在處理一名發燒的化療患者時，護士要他接一通電話，因為對方堅持要親自和他通話。

哈切特原本不想接電話，因為病患的血球數過低，有生命危險。

「我是副總辦公室的諾琳．海因斯（Noreen Hynes）。」電話另一頭傳來的聲音說。

「有什麼事？」哈切特沒好氣的回答，心想什麼鬼「副總」？什麼單位的「副總」？

「勞勒將軍已經讀過你的建議書。」她說*。

哈切特愣了兩秒，突然明白了：「喔，原來是錢尼副總統（Dick Cheney）。」

「難道還有別的副總統嗎？」對方說。

原來，史隆基金會在沒預先告知他的情況下，將他的建議書寄給華府的某位人士，然後這人又轉給其他人，經過多次轉手，最後傳到了白宮。

萬一，購物中心發現天花病毒……

小布希總統在二〇〇二年的國情咨文中，呼籲成立一支國家醫療後備隊。於是哈切特搬到華府，負責在衛生與公共服務部內部，成立這個醫療後備隊。而等到他的任務結束時，醫療後備隊有了一百個地區辦公室，以及二十萬名醫療志工。

哈切特來到華府，也捲入了聯邦緊急回應的風潮。當時發生的兩起事件，讓從事國家安全相關工作的人士開始重視生化恐怖主義的威脅。一件是二〇〇一年十月在國會山莊所發生的一連串炭疽病毒攻擊；另一件則是在國會山莊攻擊發生前幾個月，所進行被稱為「暗冬」（Dark Winter）的演習，當時（二〇〇一年夏天），美國政府官員與專家聚集在安德魯斯空軍基地（Andrews Air Force Base），沙盤推演當美國平民遭遇生化攻擊時如何因應。根據在場官員與專家的模擬，病毒被放置

* 布魯斯．勞勒（Bruce Lawlor）將軍是小布希白宮團隊的一員。美國國土安全部的創建計畫就是由他制定的。諾琳．海因斯則是被派駐白宮的傳染病專家。

在亞特蘭大、費城和奧克拉荷馬市的購物中心，造成三千個美國人感染天花，這種疾病早在一九七〇年代便已在美國絕跡，疫苗極少，一旦有新導入的天花病毒，美國人很容易就會受到感染。根據這場模擬，攻擊發生的幾個月內，會有三百萬美國人被感染、一百萬人死亡。

接著沒多久，二〇〇一年九月十一日，真正的恐怖攻擊發生了。隨後，小布希政府把矛頭指向當時的伊拉克政府及其獨裁者薩達姆．海珊（Saddam Hussein）。因為伊拉克上一次爆發天花疫情，是在海珊掌權的一九七二年，據傳海珊對生化武器很感興趣，也可能保存了天花病毒。這個可能性讓小布希政府非常緊張。

關於國家安全，哈切特本來應該是外行。但他很驚訝地發現，每當話題談到假設性的生化恐怖主義，大家往往會因為他是醫師，而請他提供專業看法。「我本來覺得自己格格不入，」他說。「我會去參加白宮或國土安全委員會的一些會議，裡頭會有幾個將軍在座。然後有人提出某些問題，全場的人就都看著我。我像是會議中的醫生代表。」

到了二〇〇三年一月，哈切特就在五角大廈發表演講，探討如果恐怖分子在美國散播天花，要如何將感染和死亡人數降至最低。不過，其實他並不認為恐怖分子會利用天花病毒攻擊美國。「我一直不大相信這種說法，如果你是恐怖分子，你有更多更好的方法來達成目的。」

但是應國防部的要求，他仍然全面思考了一場天花恐怖攻擊，完全就靠他自己一個人，從零開始。「我解決難題時，不會以一般人普遍的看法為基礎，而是從頭開始。」他會在餐巾紙上畫圖，用小圓點代表人，圓圈代表人際網絡。很快的，他就推演得很順暢了。

如同他對五角大廈強調的，問題是要如何在疫苗問世之前，盡可能減緩傳染病的散播。而既然傳染病是透過社交網絡散播的，哈切特推斷，你就得想辦法瓦解這些網絡。而要瓦解這些網絡最簡單的方法，就是讓人們彼此間拉開實體距離，他稱之為「拉長有效社交距離策略」。其實人類學家早就曾以「社交距離」（social distance）這個詞來描述親屬關係的遠近，只是哈切特當時並不知道，所以他還以為這個詞是自己新創的。

當時他也不知道，自己促使一個死去的觀念獲得新生：在找到藥物協助之前，除了將已感染的病患隔離，也必須竭盡一切可能，減緩疾病的傳播。「我本來只是個急診室醫生，」他說。「並不知道很多人說，一九一八年大流感時，這些做法全都試過了，但是沒有效。」他說：「而因為這一切我原本都不知道，所以我不排斥任何想法。」

二〇〇五年底接到范凱亞打來的電話時，哈切特正在美國國家衛生研究院主持一個計畫，探討輻射暴露研究與療法。當初是一位白宮幕僚在進行一項核武攻擊的醫療對策研究，找哈切特來幫忙準備，但是哈切特覺得這份研究的真正價值，可能最後會是用於癌症治療。因為他覺得，如果能找出辦法，防止人體組織在輻射治療時遭到破壞，就可以安全地使用輻射治療——而且或許用在癌細胞上的輻射量，可以比以前增加很多。

「我認為原子彈在美國本土城市爆炸的可能性，基本上為零。」哈切特說：「我接受這份工作，表面上是要為一個我不相信的潛在威脅找對策，實際上讓我有機會開發出某種癌症療法，說不定還更有價值。」

和范凱亞一樣，哈切特認為美國政府太關注由「人類」造成的威脅，卻對「大自然」所帶來的威脅關注太少。而且和范凱亞一樣，他認為某種新的流感病毒株或類似的呼吸道病毒，正在等著要發生。因此，當范凱亞邀請他一起為國家制定大流行病應對計畫時，他當然滿心願意加入。不過他的雇主，也就是美國國家衛生研究院卻不肯讓他離開。「為了要搶到這個人，我和他原來的上司鬧得很不愉快。」范凱亞回憶：「最後還得請求他們院長安東尼．佛奇放人。」

此時范凱亞還不曉得他要找進白宮的其他六個人會是誰。他只是對相關聯邦機構發出請求的公文，提出一些特定條件：學得快、善於應付團隊合作、深受機構內部高層的信任。而且他們手上的任務太不尋常了，於是他還要求找思考「跳脫框架」的人選。

很快的，范凱亞組成了一個團隊。國務院給了他一個可以思考如何與外國政府協調的人，以便設法在新病毒入侵美國之前就發現、控制。司法部給他的人選，則是可以設計出策略來保障執法單位和法院。諸如此類，團隊裡每一個人都屬於華府的某種特定類型。聰明、受過聯邦政府內部運作的訓練，也具有制定國家政策的經驗。他們全都是圈內人，就連哈切特都不例外。

只有退伍軍人事務部（Department of Veterans Affairs）派來的人，明顯是個例外。范凱亞之所以向退伍軍人事務部請求協助，主要是因為它旗下擁有美國最大的醫院系統，在大流行病期間不只可以提供床位，還能蒐集全國各地的感染數據。沒想到退伍軍人事務部派出的，不是那種有制定政策經驗的專家，也不是對大流行病很了解的學者，更不是穿西裝、打領帶的公務員，而是一個來自亞特蘭大、名叫卡特·梅雪爾（Carter Mecher）的醫師。

結果，這個人改變了一切。

加護病房裡，看見生活的複雜和神聖

一直以來，卡特·梅雪爾只想當醫師，但這個世界卻似乎需要他扮演別的角色。

梅雪爾出身於芝加哥的一個勞工階級大家庭，雖然父親連九年級都沒讀完，但投入工具模具製造的事業穩定，教養兒女也非常成功。他鼓勵孩子們要懷著像他製造鋼鐵模具的那般自信解決問題。「如果那些蠢蛋做得到，你絕對也可以。」他常這麼說。當年，梅雪爾問爸爸他能不能成為醫師時，爸爸也是回應了這句話。

梅雪爾的爸爸可以用鋼鐵製造出任何東西，梅雪爾也展現了父親這項天賦。面對眼前的工作時，梅雪爾必定全神貫注，除此之外，他的腦子就是無法停滯不動。「我想我有注意力缺失症，」他曾說。「我就是會那樣，滿腦子胡思亂想。」等到上了大學，他越來越常上課不專心，滿腦子東想西想，到教室去只是為了記下教授提到的所有書，以便上完課可以自己找來閱讀。不過也有例外，有時梅雪爾會專注著只想解決某個問題，就像他有一回修好汽車引擎那樣。那是他表現最好的時候，也是他最自在的時候。

除非找到可以全心投入的事情，否則完全無法專注，有這種特質的醫學院學生，聽起來不太像是很有前途。但是經過了一個幾乎像是消去法的過程，梅雪爾找到了他的使命：重症醫療。幾乎每一個進入醫院加護病房的病患，前幾個小時都很不安，事後也常出現創傷後壓力症候群。醫學系學生通常也是到了加護病房之後，才發現自己的恐懼。在安靜的加護病房裡，長時間只有醫療設備發出微弱的嗶嗶聲和嗡嗡聲，然後突然間，砰，燈光閃爍、警報器響起，病人快死了，藍色代碼！藍色代碼！（Code Blue，指有危及性命、需要支援緊急搶救的成人病患）。這種時刻，你沒有時間觀察、等待問題，你的思考和行動，是決定病患生死的關鍵。

從走進加護病房的那一刻，梅雪爾就感覺到那是他注定要待的地方。「在加護病房裡，你必須具備兩項技能。」他說：「你要有辦法將靜脈注射針置入任何人身上，你也必須能夠為任何人插管。做不到的話，就會讓病人丟了性命。」加護病房的挑戰深深吸引他。「我熱愛這份工作。」他說：「警報聲響起時，我彷彿吃下利他能（Ritalin，一種用於治療注意力缺失症的弱興奮劑），我可以非常專注，直接看見問題。我覺得在災難發生的那刻，我的表現最好。其他一切都完蛋的時候，我反倒專注得像一道雷射光。」

他還喜歡另一件事：加護病房留給你的種種感覺餘緒。只要你不讓自己變得麻木，這個地方會讓你看見人生的複雜和神聖，會讓你感受到強烈的生命力。

一九九〇年代初期，梅雪爾剛開始指導醫學系學生，是在一家榮民醫院。醫院裡大多數病患都是參加過第二次世界大戰的退伍老兵，或許在許多醫師或醫學系學生眼裡，他們只是一群垂死的老人，但如果你讓他們開口說話，你將會聽到各式各樣最精采的故事——他們如何駕駛戰鬥機飛過舊金山金門大橋下、如何占領硫磺島。「我們每個人都像一個故事。」他告訴學生。「就像一本書，你看到的只是這本書最後的兩頁，你對眼前這些病患的過去所知甚少。要知道，他也曾經是個孩子，也曾經像你這麼年輕。」

你到底要什麼？我要喝啤酒

如果你想體會「活著真好」的感覺，只要看看別人如何為了生存而努力掙扎——即使他們剛剛才口口聲聲說自己不想活了。

梅雪爾永遠不會忘記有一位二戰退役老兵，他患了無法治癒的肺部疾病，喉嚨裡插著一根管子。他只能透過在白板上寫字和外界溝通。「我想死」——有一天他寫道。

護士們請梅雪爾過來。

「把這該死的機器從我身上拿下來，讓我死！」他寫給梅雪爾。

梅雪爾告訴他，真的那麼想死的話，可以，不過或許他應該先好好睡一覺，明天再說。因為死亡不是可以輕易逆轉的。

「如果你不幫我把這管子拔出來，我自己拔！」他繼續寫。

「他當時很憤怒，」梅雪爾說：「醫院還找來了牧師和家人。」

梅雪爾決定轉移話題。

「我們能做些什麼讓你舒服點嗎？」他問。

老兵盯著他看了好一會兒，然後在白板上寫下：「啤酒。」

「什麼樣的啤酒？」梅雪爾問。

幾分鐘後，梅雪爾在加油站的便利店買了六罐啤酒，交給加護病房的護士，附上一張處方箋：「啤酒，每晚一罐。」

「我把啤酒遞給他時，他笑了。」梅雪爾說：「後來他就睡著了。」

從那之後，這位二戰老兵決定寧可活著，而且活得比醫師預期的時間長許多。「人都有強烈的生存意願。」梅雪爾說：「你看得到，感覺得到，在加護病房裡，就存在這種精神。」

梅雪爾很少去想自己，也不去想為何自己與眾不同。他將全副心力放在因應外部的挑戰，而不是內在的探索。但他發現，很少有醫學系學生能像他這樣熱切的希望挽救瀕臨死亡的病患。面對病患的瀕臨死亡，他們往往感覺到壓力，而壓力會導致犯錯。

這類錯誤梅雪爾聽過太多了。他親眼目睹的第一個錯誤，讓他永生難忘。

當時，他在洛杉磯一家郡立醫院的加護病房，要完成住院醫師訓練期的最後一個階段，一名患有狼瘡和肺炎的老太太被推進醫院後，很快失去自主呼吸能力。梅雪爾為她插管，接上呼吸器。他值班結束離開醫院時，相信老太太應該有很大的機會活下來。

「我隔天上班時，」他說：「卻發現病床是空的。」他去找昨晚接手的值班醫師，發現他還沒從驚嚇中恢復，他告訴梅雪爾，老太太在肺塌陷後死亡。

當下，梅雪爾就知道前一天晚上發生了什麼事。每隔一段時間，呼吸器打進的加壓空氣從肺部漏出，進入胸腔。最後空氣無法排出，胸腔會像氣球一樣膨脹，壓迫到肺部。胸腔的壓力逐漸增大，大到可能阻斷流往心臟的血液。

梅雪爾也知道這時醫師應該怎麼做。那就是用一根針刺入胸腔，將空氣釋放出來。你要先摸到第一根肋骨，然後拿一根針用力扎入，刺穿胸壁。

「你沒在她胸口扎針嗎？」

梅雪爾一問出口就後悔了，那傢伙看起來一團糟。他知道他當時應該是慌了手腳，於是什麼都沒做，只要求拍X光片，好搞清病患的胸腔裡是怎麼回事。但是等他拿到片子、確認狀況時，老太太已經死了。

「我們以前常告訴自己，你一定會犯錯。」梅雪爾說：「你同樣的錯犯了兩次，就是罪過了。

而最好的方式，就是從其他人所犯的錯誤中學習。」

我們遇到了危機，需要有人出面解決

梅雪爾沒在加護病房裡犯錯，至少都不是性命攸關的。但是別人所犯的錯，總是會找到他身上來。到了一九九一年，他在北芝加哥榮民醫療中心（North Chicago Veterans Affairs Medical Center）——一家有上千張床位的大型醫院——負責加護病房。當時有多位其他病房的病患死亡，看起來是因為醫師所犯的錯。例如有一位老兵背痛求診，醫師開了止痛藥就請他回家，二十四小時後，這位老兵因主動脈破裂被送回醫院。原來他的背痛是動脈瘤所引起，但前次就診時，醫師卻沒發現，最後這位老兵在手術中死亡。

醫院裡接連好幾個手術失敗，引發美國退伍軍人事務部的調查，並公布一份措詞嚴厲的譴責報告。

私立醫院犯的錯，往往不會被曝光，而是透過保險公司悄悄解決。但是榮民醫院所犯下的錯，則必須向國會報告，在野黨的參眾議員往往會借題發揮，指控白宮沒有善待退伍軍人。「後來那些國會議員們就群起而攻之，」梅雪爾回憶，「大家搶著要抓錯。」發生的事情跟他完全無關，但是他也逃不掉。最後，北芝加哥榮民醫療中心的管理階層紛紛遭到開除或調職。退伍軍人事務部禁止該院進行手術。醫院裡的醫師和護士成群辭職，免得被扯進這一團混亂中。

媒體也不斷報導，《芝加哥論壇報》（*Chicago Tribune*）曾在頭版刊登了一篇文章，一位二戰老兵的妻子抓著死去丈夫的照片，上方的標題是：「寡婦說退伍軍人事務部把病人當成待宰羔羊」。有時梅雪爾從加護病房出來，要和一些新病患的家屬溝通，結果發現他們正在看著等候室那台電視裡的新聞，報導北芝加哥榮民醫療中心正在以各種方式害死走進醫院的每一個病患。「我說不出那有多麼令人難堪，」他說：「這種感覺，你一輩子不會忘記。」

梅雪爾不想辭職，他向來不是一走了之的人。他喜歡老兵，這些老人家讓他想起自己的父親和叔叔，因此梅雪爾從不考慮去私立醫院賺更多錢。「我覺得自己是最後一批留下的，」梅雪爾說：「醫護人員的士氣很低，整間醫院一片混亂。」

而且梅雪爾知道，手術中所發生的狀況很複雜。退伍軍人病患往往年老體弱。《新英格蘭醫學雜誌》（*New England Journal of Medicine*）才剛發表一篇關於醫療過失的論文，指出每一千名美國住院患者，就有三人死於醫療過失。退伍軍人健康管理局（The Veterans Health Administration）每日治療高達二十五萬人次：是世界上僅次於英國國民健保署（National Health Service）的第二大衛生醫療提供者。在如此龐大的系統中，單純以機率角度來看，也一定會出現許多失誤。

在他看來，榮民醫院系統的外科醫師其實已盡了全力，畢竟，他們出去自行開業肯定賺得更多。「他們不是為了傷害病人才來這裡工作的。」梅雪爾說：「人都會犯錯。」

然而，無論事實如何，都被偏見蓋過了。國會舉行聽證會，針對北芝加哥老兵遭到榮民醫院虐待之事，盤問退伍軍人事務部的官員。「醫院裡大家走路時都垂頭喪氣。」梅雪爾回憶：「外科醫師本來都是很有自信的，如今全都被擊垮了。」

第二次世界大戰結束時，奧馬爾・布拉德利（Omar Bradley）將軍接管了退伍軍人管理局，促成榮民醫院和各地方醫學院之間的合作。兩者的關係向來很深，因而在北芝加哥，收拾爛攤子的責任就落到了芝加哥醫學院（Chicago Medical School）院長身上。

院長到加護病房找梅雪爾，說：「我們遇到了危機，需要有人解決。」

「我完全沒興趣。」梅雪爾說。

他知道院長會來找他，是因為沒有別人可找了。他三十六歲，在重症照護找到了使命感。他覺得自己對於行政管理職務的感覺，會像他在大學課堂上常有的感覺：沒有什麼能阻止他的腦子東想西想。但由於院長非常堅持，最後他還是點頭答應了。點頭的關鍵，是因為他明白了一件事。「我的強項是照顧重症病患。」他說：「現在我們整個醫療中心就像一個重病的人，是一家瀕臨死亡的醫院。我該怎麼醫治它？我要如何讓它穩定下來？」

他找來一個他住院醫師時期認識的朋友——吉姆・杜施密特（Jim Tuchschmidt）來幫忙，一起著手重建醫院的聲譽。

「我就這樣上任了。」梅雪爾說：「我當時很年輕，資歷淺，卻成了整家醫院帶頭的人。事情發生得好快，我完全不知道該做什麼。」

他建立個人化醫療團隊，取代了原本缺乏人情味的制度，為北芝加哥大約三萬名退伍軍人提供服務。然後，他列出可以量化的指標，來評鑑每個團隊提供的醫護品質，例如急性病床天數、急診室就診次數、住院時間等等。一旦有了數據，你就能更快看到缺失，並且開始補救。他們稱這套新系統為「首選醫療」（Prime Health）。他們也設計了一個新標誌，是美國海軍陸戰隊在硫磺島立起美國國旗的著名圖像，標誌下方的新座右銘為：「如此獨特，想加入就必須奮力爭取（So exclusive you fought to get in）。」

四年後的一九九五年，梅雪爾離職時，北芝加哥榮民醫療中心已經得過多個醫療保健卓越的獎項。

醫院裡沒有居心不良的人，只有運作不良的系統

為什麼要在這本書裡講述他們當年這段往事？主要是因為這段往事正是梅雪爾下一段生涯的起點。這段寶貴經驗激發了他對醫療疏失的興趣，而且這個興趣很快就變成一種執迷。同時，也為他帶來下一份新工作。

在看到北芝加哥這種奇蹟般的轉變後，退伍軍人事務部找他搬到亞特蘭大，擔任那個地區的首

席醫療官。「每次換工作，我都覺得自己好像在爬樓梯，越往上爬，看見的視野越大。」梅雪爾說：「亞特蘭大總部就像再上一層樓的陽台，是我一生中第一次接觸到國家層級事務。從此，我看世界的方式都不一樣了。」

在亞特蘭大，他負責監督三個州的九家大型醫院。這麼多家醫院，可能出現的醫療過失簡直多不勝數。其中最被你認為理所當然的事，也往往是最致命的。

熱水，是個最典型的例子。在榮民總醫院，蒸汽是主要熱源，醫院會將水加熱到某個特定溫度——熱到足以殺死細菌，但又不會燙傷人。為了確保水不會過熱，他們在浴缸的水龍頭上安裝了特殊閥門，只要水溫高於特定溫度，閥門便會自動關閉。

有一次，水管加熱器故障了，流出來的水變得太冷，為了達到正常的溫度，護士就將一個浴缸的熱水設定溫度調高。原本一切運作得很好，直到有一天晚上，管道工程師來修好了加熱器，卻沒有通知護士。

原本在正常情況下，浴缸上的特殊閥門會阻擋過熱的水灌滿浴缸，但是在加熱器壞掉期間，浴缸也跟著停用，所以大家都不知道，特殊閥門其實也已經故障。照理說，就算故障也不會造成多大問題，因為當洗澡水太熱，病患一定會有所反應。

偏偏醫院裡剛好有一名精神異常的老先生，平常動不動就尖叫。當工程師修好水管加熱器後，護士第一位洗澡的病患，正好就是這位老先生。「護士不知道閥門壞了，」梅雪爾說：「也不知道工程師將溫度設得太高，而第一個洗澡的正是那位不管發生什麼事都總愛尖叫的病患。於是當護士將他放進浴缸時，沒有人理會他的尖叫。」

一個小時後，病人的皮膚開始剝落，因灼傷而命在旦夕。梅雪爾的電話響個不停，大家都來通知他醫院把病患活活燙死了。

護士們自責又沮喪，但在梅雪爾眼中，護士也是受害者。「當你深入了解案件細節後，你會發現醫院裡沒有居心不良的人，」他說：「只有不好的系統。當系統必須依賴人類的警覺心時，就注定失敗。」

仔細觀察，他發現了致命的失誤……

梅雪爾發現，醫療疏失這個主題極度吸引他的專注力，就像是以前在加護病房裡碰到「藍色代碼」那般。為了保障病人的安全，他覺得自己有必要知道所有出錯的種種細節，以他職位這麼高的人來說，這樣的作風是很反常的。

他剛到亞特蘭大不久，有一次，南卡羅萊納州查爾斯頓（Charleston, South Carolina）的榮民醫院發現一個問題。院裡死於大腸癌的病患人數比其他醫院高很多，而且拖到無法治癒階段才發現罹癌的比例，也是高得嚇人，但沒有人知道原因。

梅雪爾決定專程到那家醫院調查。現在他有一個原則：去醫院調查某個問題時，不能只去一次。因為當他第一次造訪時，醫院員工會認為他只是來找錯或究責，而不會把他當成夥伴，一起來找出系統中的缺失。這個原則，是他從幾位擅長田野調查的人類學家那兒學來的。

「他們告訴我，在造訪村莊時，第二次拜訪有多麼重要。」梅雪爾說：「第二次拜訪，是一種對村民的善意表態，通常要到第二次拜訪，他們才會信任你。」

於是，當梅雪爾第二度造訪查爾斯頓時，才開始詢問院方如何治療某些高危險病患、如何安排大腸鏡檢查等等。而且他刻意用淺白易懂的措詞提出問題，不太像個醫師，倒像個什麼都不懂的孩子，例如「你為什麼這樣做？」「你能示範給我看嗎？」等等。刻意講得簡單，就比較容易問出重要的問題。

當他第三次造訪時，護士帶著他從頭到尾視察一遍大腸癌檢測的流程。「我沒有教他們該怎麼做。」梅雪爾說：「我只是要他們檢視自己的工作流程，因為當他們回頭檢視，就會發現很多原本不知道的問題。只要願意花時間觀察，其實你會比念研究所學到更多。」

帶著他走過一回之後，護士們也發現了他們以前忽略的問題：醫院病人不寄回大腸癌檢測包的比例，高得出人意料。和其他醫院一樣，查爾斯頓榮民醫院也是將採集糞便樣本的小卡片和檢測包一起寄出。為了確保檢測包能夠被送回醫院，還附上一個已經印好回郵地址的信封。

梅雪爾問他們，是否可以去看看檢測包的信封，最後會寄達醫院哪個單位。於是，他們帶梅雪爾到收發室，剛巧桌上就有一大包裝著當日郵件的袋子。裡頭有一大堆檢測包，但每個檢測包的信封上都蓋了一個相同的紅色郵政通知章：「郵資不足：退回寄件人」。

「謝天謝地！幸好郵局還是把這些檢測包送到醫院了。」其中一位護士說：「問題是：到底還有多少檢測包，最後因為郵資不足，而被退回給寄件人？」

「突然間，大家都明白為什麼沒收到病患寄回的檢測包了。」梅雪爾說，在這之前，醫院裡從來沒有人想過，大腸癌檢測包的重量可能需要貼兩張郵票。「他媽的誰會知道需要不只一張郵票？換作是我，一定也只貼一張。」

於是查爾斯頓榮民醫院開始在印好回郵地址的信封上，改貼兩張郵票。一年之內，該院在檢測大腸癌成效的排名上就開始名列前茅。「我太喜歡那一刻了，」梅雪爾說：「完全靠常識就能解決。」

他認為，減少醫療疏失的一個方法，就是重新設計一個環境，讓不幸事件變得更難發生。舉例而言，「你不會把一百二十伏特的插頭，插入兩百四十伏特的插座。」他說：「為什麼？因為插孔的設計完全不一樣，所以你絕對不會插錯！」但是在醫學領域裡，卻有太多一百二十伏特的插頭，可以插入兩百四十伏特插座。例如護士很容易就會把應該給甲病人的藥，誤拿給乙病人。這也是為什麼堪薩斯州托皮卡市（Topeka, Kansas）榮民醫院的護士，想出一個聰明的辦法：分別給病人和藥物專屬條碼，必須先掃描條碼，確定條碼相符，才能給藥。一聽到這個好點子，梅雪爾馬上就採納，並推廣到其他醫療院所。

好點子，不必宣傳推廣就會大受歡迎

他也開始研究人類大腦的運作方式，以及容易出錯的地方和原因。他讀了英國心理學家詹姆斯．理森（James Reason）所寫的《人為疏失》（*Human Error*）。「就像在閱讀人類大腦的使用手冊，」他後來回憶：「這本書不是一般的使用手冊，而是指出我們大腦運作方式的特徵和習性，尤其對於處在壓力下的反應，描寫特別深刻。」

加護病房是一個壓力很大且複雜的地方，梅雪爾過去的經歷和書上的描述相當吻合。書中最讓他印象深刻的論點之一是：防止錯誤的最佳方法，是設計出擁有層層重疊防禦設施的系統。他特別喜歡書中的一張插圖，圖中是切薄的瑞士乳酪片，一片接一片疊起來，直到最後你無法看到穿透整疊的洞。

這一切都表明了，梅雪爾在亞特蘭大工作時，他腦子的運作方式有點像小時候那樣：上課時老師講的，總會引發他去想另外一件事。而且與其回答老師提出的問題，他更想探索某個更有趣問題的答案。於是，要管理好幾家醫院之餘，他也同時深入研究種種看似不相干的主題。

比方說，飛航安全。每當有兩架飛機差點相撞時，美國聯邦航空總署（Federal Aviation Administration）都會獲悉，並進行調查。但是當一名護士誤將一個病人的藥給了另一個病人服用，除非病人死了，否則沒人會發現。「諸如此類的事情一直在我腦子裡回響，」梅雪爾說：「如果你能在犯錯之前明確知道自己即將犯錯，你就可以避免錯誤的發生。」

他強烈主張，退伍軍人事務部要減少所屬醫院出錯的機率，應該要用更系統化的方式，那就是徹查各醫院裡險險躲過、差點犯下的錯誤。「在榮民醫院系統裡探索醫療疏失是理所當然的，因為不同於私立醫院，在公立醫院一旦發生失誤，你無法掩蓋。」他說。他向華府的上級單位懇求創造出一個允許犯錯的「安全空間」，讓大家願意承認以前差點出錯的狀況。然後給榮民醫院系統其他二十一個區域的首席醫療官寫了長長的內部備忘錄，力促他們一起推動改革。「我們需要一套醫療的事故通報系統。」他寫道：「我們只專注於已發生的壞事，卻忽略那些沒發生的。我們懲處壞事中的參與者，卻忽略其他人，這樣是不可能修正整個系統的。」

要創造出一個安全空間，其實並不容易。因為國會議員都在盯著你，要利用你犯下的錯誤博取政治利益。梅雪爾感覺，他的內部備忘錄在華府沒有達到預期的效果，總部沒有建立醫療事故通報系統，而是在二〇〇一年創建了一個經驗傳承的網站，讓榮民醫院系統裡的任何人都可以登入並發表意見，結果大部分貼文的內容都不是坦承醫療疏失、或是險險躲過犯錯的故事，而是要展現貼文者有多厲害的想法和見解。「本來總部希望員工透過這個網站吸收好點子。」梅雪爾說：「結果沒什麼人來看這個網站，長官們很不高興。」

不過，當時長官們已經發現梅雪爾和其他醫療官不一樣，似乎很喜歡解決不尋常的難題。於是他們要梅雪爾成立一個委員會，在這個網站上找五個最棒的新點子，推展到全國各個榮民醫院。

再一次，就像求學時老師無意間說了一些讓梅雪爾感興趣的話，他的腦袋開始控制不住的奔馳。他尤其想知道：如果經驗傳承網站上的這些點子真的那麼棒，為什麼沒有任何一個被廣泛採用？為什麼有些點子不必宣傳，卻已經被仿效？

這讓他想起拖輪旅行包。過去在機場，大家習慣提著行李，但是自從拖輪旅行包發明後，大家很快就改用它了。像這麼棒的點子，其實不用什麼推廣，就能靠著自己的實力大受歡迎。

要讓一個人學習，必須先讓他們「想要」學習

於是他問自己：為什麼有些想法會引人注意，有些卻不會？為什麼辦公室裡放著這麼多未讀的過期《新英格蘭醫學雜誌》，讓他感到有些內疚？平常到底是什麼樣的動力，促使他翻開《新英格蘭醫學雜誌》？還有，為什麼他這輩子學到的東西，大都來自實際工作的經驗，很少來自學校？為什麼……

嗯，從那時起，他的大腦已經處於全神貫注的狀態，只不過他想的並不是總部要他解決的問題。「我的確組成了一個委員會。」梅雪爾說：「但我給委員會的任務，卻不是原本總部所要求

的。我請委員會研究的是：為什麼經驗傳承網站上的點子不能用？」

他花了接下來的一整年，讓自己成為學習專家，研究人們為什麼學習？為什麼不學習？在什麼情況下願意（或不願意）學習？他讀了許多書，找到了許多作者，他仔細向他們討教，希望還能多學到其他的。最後他給總部寫了一篇很長的報告，主題基本上就是：為什麼他們的經驗傳承網站蠢爆了。他在報告中強調，多數人都不想學被迫要學的東西，寧可出於自己的欲望或需要，自己去尋找想學的東西。換言之，想要讓一個人學習，必須先讓他們「想要」學習。

「你搭過幾次飛機？」梅雪爾在報告開頭這麼問。

「數十次？還是數百次？有一款最常見的飛機，是波音七五七，這款飛機波音公司已經生產了近兩千架，光是達美航空公司的機隊裡，就有一百多架波音七五七。我猜想你很有可能搭過波音七五七，而且在起飛前，你也一定看過各種不同版本的飛航安全須知說明。」接著，他列出各種不同飛機型號的飛航須知，然後問：「這麼多種版本，你聽過幾種？聽過多少次？試著回答以下的問題。」

「波音七五七有多少個逃生口？四個？六個？還是八個？」

「橘色燈和紅色燈分別代表什麼意思？」

「座椅下方的救生衣如何拿出來？」

類似的問題，他足足寫了三十多頁。最後他建議，在退伍軍人事務部裡成立一個「學習交流」

（Learning Exchange）的新單位，「組織裡，大家都想學習，」梅雪爾說：「只是通常不想學你要教他們的東西。就像去參加一場正式的會議，你會發現真正重要的對話，都不是發生在會議室裡，而是在休息時間的走廊上。相反的，許多重要的事反而無法在正式的會議上提起。」

「我們提交了報告之後，」梅雪爾說：「他們不知道該怎麼處理。最後他們還是很有禮貌的問我們，是否可以回到原本的方向：從網站上挑選四、五個最好的點子，應用至整個榮民醫院系統。」

二〇〇五年十月下旬，退伍軍人事務部的勞倫斯・戴頓（Lawrence Deyton）收到了一份白宮徵才的公文。戴頓是榮民醫院體系的醫師，不僅在治療愛滋病上有極大的貢獻，而且曾經推出一個協助退伍軍人戒菸的專案，結果也非常成功。

那份白宮的公文說，希望能找一位與眾不同、首席醫療官類型的人，以協助思考一個重大的國家公衛問題。

拿著公文，戴頓醫師走進奧黛特・麗維克（Odette Levesque）的辦公室。麗維克是一位資深護士，長期擔任各個榮民醫院主管和華府總部之間的聯絡人，比任何人都了解榮民醫院系統的二十二位首席醫療官。「當我需要有人幫我，我知道該給誰打電話。」她說。

這時，她看著白宮的公文。「他們想要一個能夠『跳脫框架』思考的人。」她說：「我只想得到一個名字——卡特・梅雪爾。」

接到白宮打來的電話，梅雪爾很意外。不過更意外的，是白宮將賦予他的任務。

沒錯，他在各醫院的加護病房的確學到了很多關於傳染病的知識，但他對大流行病一無所知，也從未參與什麼防治計畫。「但這可是來自白宮的電話，」他說：「我心想，先抓住這個機會，其他的以後再說。」

身上穿著西裝，腳上搭配戰鬥靴

二〇〇五年十一月下旬，他前往華府，和新團隊其他六名成員一起被安置在白宮隔壁舊行政辦公大樓四樓走廊盡頭的一間辦公室。辦公室裡有十個座位，只放了桌椅和電腦，沒有隔板，但窗外就是美麗的白宮玫瑰園和總統專用直升機「海軍陸戰隊一號」的停機坪。隔壁辦公室裡，是一個負責替卡崔娜颶風爛攤子善後的小組。

自從進駐這間辦公室，梅雪爾就感覺到自己和其他人格格不入，而且很有可能問題就出在他自己。

第一次與大夥兒見面時，其他六名成員都穿著正式西裝，而梅雪爾穿著獵裝外套，還自以為已經比平常體面些了。當天下班後，他馬上去知名西服店 Jos. A. Bank 買了五套正式西裝，每天輪流穿。

不過就算穿上西裝，他仍然和其他人不太一樣。「他買了正式西裝沒錯，但是腳上居然是一雙戰鬥靴。」在范凱亞之下、負責督導大流行病計畫的肯恩·史戴利（Ken Staley）說：「你問他為什麼穿那鞋子，他說鞋子是人家送給他的，他覺得這樣穿很酷。」

理查·哈切特也充滿興趣地觀察梅雪爾。「我們幾個來自政府不同部門的人，大家原先都不認識，被塞進同一個辦公室裡。」哈切特說：「梅雪爾花了一段時間才適應，和我們自在相處，分享他腦子裡的想法。」

剛開始，梅雪爾有些疑惑。「辦公室裡每個人的職稱都一樣，」梅雪爾說：「在這種情況下，職稱一點意義也沒有。他們都來自華府，都是負責制定政策的人，而我從來沒參與制定過什麼鬼政策，只是一個來自榮民醫院系統的笨蛋。」

接下來當大家開始分工時，梅雪爾也聽不太懂其他人的對話。「就像你剛轉學到一所新學校，發現其他人的進度都比你快多了。」梅雪爾說：「對我來說，所有的東西都是新的。他們會使用大量縮寫，用詞也不是我平常會用的。」舉例來說，像是APHIS（動植物衛生檢驗署）、FBO（外國銀行機構）、CBO（國會預算辦公室）、HSPD（國土安全總統令）、PCC（合作編目計畫）和Interagency（機構之間）等等。

最後那個字 Interagency 不算縮寫，但梅雪爾還是不清楚是什麼意思。整個聯邦政府對他來說，就像一個巨大的黑盒子。例如有位成員來自農業部，其他成員似乎理所當然地很清楚農業部是做什麼的，梅雪爾卻一頭霧水。

有一回，大夥兒一直說NRP這NRP那，最後梅雪爾受不了，直接問哈切特：

「到底NRP是什麼鬼東西？」

「國家應對計畫，The National Response Plan的簡稱。」哈切特說。

NRP是聯邦政府在遭遇緊急情況時的應變手冊。梅雪爾覺得這聽起來似乎很重要，於是他找出整份NRP，從頭到尾讀完全部四百頁，這下他終於懂了。「原來他們口中說的，都是官方常用的語言。」他發現。

除了梅雪爾外，團隊中其他六名成員都有明確且具體的任務：來自國土安全部的女士，負責撰寫有關交通和邊境管制的章節；農業部的先生，則是負責寫保護農場動物健康的部分。不知道為什麼，計畫中的關鍵（也就是第六章，探討如何降低人類被感染和死亡的策略）是指派給另一位名叫理查．哈切特的醫師。梅雪爾回憶當時情況：「范凱亞當時只說，哈切特，你來寫第六章，梅雪爾，你來幫哈切特。」

看到政府報告原來是這樣產生的，梅雪爾馬上就明白為什麼沒人會想讀完這種報告。哈切特很有寫作天分，但是在撰寫報告時，不需要這種天分。「寫這種報告有一堆蠢爆了的規則。」梅雪爾說，他被賦予的第一份任務，居然是確認哈切特寫出的每一個字，都符合美國政府的書寫格式。「舉例來說，提到郡名和州名時，必須依字母順序排列，這樣才不會冒犯任何人；你不能寫『超過』三百美元、必須說三百美元『以上』等等。」

而且依照規定，涉及任何聯邦機構的內容，都必須送交該機構批准。「所以我們會把它寄給，嗯，像是EPA（美國國家環境保護署），」梅雪爾說：「還不是寄給一個環保署官員喔，而是要寄給十個人！結果我曾經收到過，有五個人對同一個句子提出五種不同修改建議，每個人都希望我將句子改成他們想要的樣子。」

哈切特對此也很抓狂。「扯爆了！」他說。

對於如何預防致命傳染病在社區中擴散，哈切特和梅雪爾的看法略有出入。哈切特心目中的模型是戰爭，敵人則類似一個有許多連結的社交網絡，對抗病毒的最佳方式，就是找出連接最多的那些節點，予以阻斷。而梅雪爾所想到的第一個類比，則是像預防醫療疏失。他之前設計的系統，是將醫師和護士犯錯的可能性降到最低。現在需要的戰略，則是將病毒從一個人傳到另一個人身上的可能性降到最低。

起司上有洞，補起來就可以了

梅雪爾猜想，他和哈切特之間一致的共識，就是靈丹妙藥並不存在。最有效的解決方法，他認為是多管齊下，打造一層又一層的防護，有點像在做三明治時放上瑞士乳酪片那樣，層層疊疊將圓洞遮住，不留下空隙。

他開始寫內部報告，向其他成員介紹他的「瑞士乳酪戰略」。

在辦公室裡，哈切特和梅雪爾都知道要做的事情很多。最主要的當然是提出一套正式的官方計畫（雖然編輯過程讓他們很厭煩），其次是找出他們能做的事。換句話說，官方計畫不是他們真正要執行的計畫，而是一套「讓政府其他部門都提出計畫」的計畫。

他們兩人負責的那一章，最後定稿的文字刻意保持模糊，這樣以後做各式各樣的事情就都有了正當性。最重要的是，其中有一段是關於在疫情初起階段、還沒有疫苗之時，聯邦政府可以做什麼。他們是這樣寫的：「（聯邦政府）針對傳染控管和遏制所可能採取的措施（包含政府應介入，社交距離長度、限制集會或隔離等措施的情況），向各級政府提供指導原則（包含決策標準和工具）。」

很難想像，還真有人寫出這麼拗口的文字——而且還出現在一份照理說應該非常專業的官方文件上。不過，重點其實不在於這份文件怎麼寫，而是在於未來可以怎麼利用這段拗口的文字。就像《聖經》或美國《憲法》一樣，要由誰解釋、要如何解釋，有著無限可能。

對哈切特和梅雪爾而言，拜這段拗口文字之賜，他們有機會解答這輩子所面臨最重要的醫學難題：在藥物和疫苗問世之前，要如何在大流行病中挽救生命？

｜第4章｜
社交生活可不可以中斷？
這位來自白宮的說故事高手，打動了CDC的專家

有朝一日，某個歷史學者回顧起來，會說這些自稱「美國人」的奇怪傢伙居然有辦法治理自己，真的很厲害，因為他們治理的方法很離譜。

美國政府是由很多很多小單位——我稱之為「盒子」——組成的。每一個盒子都是在特定問題出現時，為了解決問題而誕生，例如「如何確保食物安全」、「如何避免銀行擠兌」、「如何預防恐怖攻擊」。每個盒子都由具備解決能力的專業人才負責帶領。

通常過了一段時間後，這些人會以問題為中心，創造出一種和別的盒子截然不同的文化。每個盒子會變成自己的小小世界，無法獨立存在，但卻也對別的盒子裡可能發生的事情沒興趣。我們常抱怨「政府浪費」——通常我們的重點是指官員們糟蹋納稅人的血汗錢，但其實這種小盒子之間無法互通，才是真正的浪費。有時候第一個盒子裡可能有第二個盒子問題的

解決方案，有時候第二個盒子裡藏著能為第三個盒子找到解決方案的人，而第二個盒子卻永遠不知道。

一篇高中生論文，引起白宮關注

桑迪亞國家實驗室成立於一九四〇年代中期，宗旨之一是為了幫助被困在各種盒子裡的人，跳出框架思考。

前面提到的鮑伯．格拉斯，就是其中一位絕對不會被限制在任何盒子裡思考的天才思考者。但在二〇〇六年春天，他也覺得自己被困住了。

從構思開始，花了整整兩年，他十五歲女兒的科展作品終於升級為完整的疾病控制模型。雖然沒什麼人記得，但在一九五七年至一九五八年間，美國曾發生一次流感疫情，估計造成十幾萬美國人死亡。鮑伯便利用這場流感的數據，測試自己的研究模型。

這個模型根據此流感的廣泛事實而建立，基本上重現了當時的疫情，例如每個年齡層的得病率和死亡率，都在模型中重現。鮑伯現在已經閱讀夠多有關流行病學的資料，知道女兒的作品絕對是這個領域的原創性貢獻。「我心想，為什麼當時的流行病學家沒搞懂？也許是因為他們沒有想出解決問題的工具。他們當時的工具，只能用來了解傳染病的移動，卻無法用來阻止傳染。」

在桑迪亞實驗室電腦程式專家的協助下，他和蘿拉設計了一個或許能阻斷疾病擴散的工具。但是鮑伯很意外的發現，要讓任何人使用它，甚至注意到它，居然是件這麼困難的事。

早在幾個月前，白宮國土安全委員會就希望桑迪亞實驗室協助，幫忙準備一場流感大流行的紙上模擬演習：萬一爆發大流行病，該設法解決哪些問題？有什麼他們該想到、卻還沒想到的重點*？

不過桑迪亞並沒有將這個任務分配給鮑伯的小組。於是鮑伯說服一個朋友，在送交白宮的報告中，提一下他的模型，但是那些國安人員完全忽視。「他們很自然會對某些敘述特別感興趣，」鮑伯說。「他們關心的不是如何阻止疫情，而是只專注於有一個外國傳來的東西，即將進入美國。所以他們就把所有的時間花在討論如何關閉國界。但這是絕對行不通的，而且會造成所有的經濟活動停擺。」

鮑伯判定，要讓外界注意到這件控制傳染病的新工具，唯一方法就是寫篇論文發表在學術期刊上。在桑迪亞國家實驗室服務的科學家，屬於聯邦政府內部保密的最高安全等級，所以他們在未獲許可的狀況下，一律禁止對外透露自己的工作。雖然這件作品是他女兒參加科展的計畫，但是鮑伯現在很當回事，就跟對待他自己在桑迪亞的工作沒有什麼兩樣。於是他向上司說明情況，寫了一篇

＊導致制定大流行病應對計畫的同一場白宮總統辦公室會議上，也催生了一場演習。演習於二〇〇五年十二月十日舉行，雖然和計畫籌備期重疊，但是對計畫並無任何影響。

很長的論文，上司准許他對外發表。他投稿到《科學》和《自然》，還有幾家比較沒名氣的醫療期刊。沒想到，「他們連讀都沒讀，就把論文退回了，因為我在他們的領域沒沒無聞，」他說。「所以我就真的擔心起來了。」

鮑伯以「極端內向」來形容自己，因此要他主動去聯繫傳染病防治相關人士、尋求他們的協助，實在有違他本性。但他還是勉強自己採取主動，找到了一群宣稱用電腦模型研究疾病傳播的流行病專家，把自己的論文附上說明，用電子郵件寄過去。「他們居然連回信都沒有，沒有半點回音，」他說。「所以我火大了。而且很害怕：大流行病有可能發生，到時候沒有人會做出正確的決策。我心想我死定了，我們所有人都死定了。然後，我想起退伍軍人事務部的那個傢伙。」

一年半前，蘿拉曾到華府探望姑姑。有一天在吃晚餐時，她將自己的科展作品告訴了姑姑的男友，他是一位傳染病專家，當時在退伍軍人事務部工作。「你應該把它寫成論文發表。」他熱心的建議蘿拉，還說他從來沒聽過這樣的東西。回家後，蘿拉把這件事告訴父親。「我心想，『天哪！發表論文可是一件大工程呢！』」他說。話雖如此，他也覺得這點子不錯，於是將科展作品變成一篇以控制傳染病為主題的學術論文，由蘿拉和他共同掛名。

這會兒鮑伯心想，那位退伍軍人事務部的傢伙已經對他們的作品印象深刻，也許可以助他們一臂之力。要拜託自己妹妹的男朋友幫忙，好讓這項科學發現得到注意，讓他覺得困擾，但是他不認識任何在華府聯邦政府工作的人。「科學界是不做這種事的，」鮑伯說。「但我決定要做一件我這個年紀的人從沒做過的事。我要繞過這個體制。於是我給他寫了一封電子郵件，附上論文，問他：『你有認識任何應該要看這篇論文的人嗎？』」

在此之前的六個月，他已經花了很多時間想獲取疾病控制專家們的注意。結果這回送出電郵的六小時後，他就接到了理查・哈切特的電話。「他說他人在白宮，」鮑伯回憶：「問我什麼時候可以過去和他談一談？」

在現實世界裡，該如何阻斷疫情？

原來，鮑伯妹妹的男友認識卡特・梅雪爾，而且將鮑伯寄給他的電子郵件轉寄給梅雪爾。「第一次看到那封郵件的時候，我心想，這是什麼鬼東西？」梅雪爾說：「通常我們在白宮收到的信件大都是垃圾。」不過他還念念不忘退伍軍人事務部派他做過的那個計畫，當時讓他明白官方管道傳遞訊息的效率有多麼糟糕，而非官方管道又有多麼豐富厲害。正好團隊裡的理查・哈切特對於利用模型建立防疫策略的想法本來就很著迷，於是梅雪爾就把整串郵件轉給他，包括退伍軍人事務部那傢伙的郵件、還有鮑伯所附上的一切。

他們這個團隊裡，幾乎只有哈切特一個人對模型感興趣。美國國家衛生研究院曾資助三位學者建立一些疾病模型，但是不確定能發揮多少效用。那些新模型很複雜、運算緩慢，而且成本高昂。

如果你問一個簡單的問題，比方「如果你堅持人民要在家工作，某種疾病的傳播速度會有什麼變化？」這些模型可能要花上好幾天，才會得出一個答案。而就算有這個答案，你還是會有點疑心，因為這些模型的複雜性，使得你幾乎無法明白裡頭是怎麼計算的。哈切特曾邀請這三位學者來白宮，以便向他們請教學習。哈切特喜歡這幾位學者，梅雪爾卻覺得他們太自命不凡。那場會議之後，哈切特編製了一份多達幾百欄的電子試算表，想描述這些模型的特色。每一個模型都針對新疾病攻擊的性質做出種種假設——如何散播，一個染疫者傳給另一個人的機率有多大、致死率多高等等。

有關疫情下人口特徵的假設就更多了：年齡分布、居住安排、就業狀況、疫苗接種率等等。編製這份電子試算表很冗長乏味，但是哈切特覺得，如果要找出新策略，這些模型提供了唯一的希望。

之所以會獨自編製這份電子試算表，也是因為哈切特人生裡有過一個很離奇的經驗。他很小的時候曾遭遇一場可怕的事故，一直未能完全擺脫後遺症。事情發生在他和父母一起在賓州度假期間，那天他們去布希齊爾瀑布（Bushkill Falls），沿著陡峭山壁上的一條小路行走。哈切特手上抓的那包鋁箔包糖果掉了，於是身子探到欄杆底下要抓回來——結果整個人墜入二十公尺之下的小溪。父親找到他時，他趴在水裡，沒有呼吸，額頭上有一道很深的傷口在流血、牙關緊閉。雖然他的銀行員父親沒有受過醫學訓練，但是碰巧前不久才跟一位正在上兒童急救課程的朋友學了一些常識。他沒法撬開兒子的牙齒，於是曉得要對著鼻孔吹氣，最後終於讓他恢復呼吸。

在阿拉巴馬州長大的理查・哈切特，從小一次又一次聽父母說這個故事。「每次故事的結尾，爸媽都會說，我能活下來一定有理由。」他說。「而且我想我父親、甚至還有我母親，後來都真心這麼相信。但是從小帶著這種期望長大，實在有點沉重。」他一路事業發展得不錯，足以讓他感覺自己或許真的是有一些特別的天命，但他從未認真想過那是什麼，也從來不談。有一天，他在白宮裡，正根據那些沒用的模型、編製這份極其無聊的電子試算表時，心裡突然有一種強烈的感覺。「就像是閃電擊中了我，」他說：「這就是了！解決這個問題，就是老天留下我的原因！我是白宮裡唯一關心這些模型的人，如果我不推動這些研究，事情就不會發生。當時我真的就像被雷擊中，這輩子第一次有那種經驗。」

稍後，他明白了那種感覺的原因。當時他主要的感覺是很孤單，因為一旦有一種新的疾病開始蔓延全國，他幾乎是唯一相信有辦法阻止的人。一般普遍認為，有效的策略只有一個：將病人隔離，同時盡快研發並配送疫苗、抗病毒藥物。其他的想法，包括保持社交距離之類的做法，已經在一九一八年試過，但是沒有用。美國的疾病專家權威——CDC和衛生與公共服務部的人——都同意這一點。

此時的哈切特，已經和這些專家中最有名的唐納德・安斯利・韓德森（Donald Ainslie Henderson）成為朋友。韓德森身高一八八公分，但在哈切特心目中猶如三百八十公分的巨人，尤其在專業領域裡，韓德森更是位巨擘。在韓德森多不勝數的成就中，最為人津津樂道的，就是和世界衛生組織（World Health Organization）合作，成功根除了天花*。

又慢又笨拙的傳染病模型，帶來了希望

韓德森曾擔任約翰霍普金斯大學公共衛生學院的院長，還擁有諸多頭銜，但是哈切特被找去到衛生與公共服務部時，韓德森正好也在那裡任職。當時，哈切特常聽到韓德森數落知名大學畢業的蠢蛋，以為光靠電腦模型就可以得到什麼有意義的資訊，協助控制疫情。「他認為，這些蠢蛋不知道自己在幹嘛。」哈切特說。他們沒談過這個主題，但是哈切特猜得到，對於自己現在想做的事，韓德森會非常不以為然。

在一九五七年到五八年間造成超過十萬美國人死亡的新型流感疫情中，韓德森就是聯邦政府應變小組的負責人。他建議只要隔離病人、等待疫苗就好，任何其他作為的成本，都會超過可能帶來的效益。哈切特無法理解為什麼韓德森這麼篤定，也無法理解長期以來的這個普遍看法。「當然，如果你把每個染疫的人都鎖在他們自己房間內，不許他們跟任何人交談，就不會傳染任何疾病。」他說：「問題是，在現實世界裡，你能這麼做嗎？」

雖然這套新的傳染病模型又慢又笨拙，但是給了哈切特希望。韓德森和CDC，以及公共衛生部門的幾乎每個人，都認為這些模型沒有什麼用，但哈切特認為這些人沒抓到重點。其實他們也使

用模型，也同樣依賴這種抽象的模型做判斷，不過他們的抽象模型只存在於自己的腦海裡。而和電腦模型不同的是，他們腦子中的模型較不精確、更難檢驗。

而且專家腦袋裡的模型不可靠，早就不是新聞。以職業運動為例，幾十年來各種運動的選手退役後，就轉為「評估球員潛力」和「擬定對戰策略」專家，大家也認為理所當然。直到後來的統計學革命，許多完全是運動圈的局外人，靠著數學模型，就表現得比這些運動圈內的專家更好。在職業運動圈，懲罰無知的市場力量很強大，要比在疾病控制的領域嚴酷得多：流行病學家犯錯，不會讓他們的團隊輸掉比賽，也不會害他們的老闆浪費幾千萬美元。要是模型可以有助於預測某個籃球員在一場比賽中的價值，那麼就沒有理由認為這些模型不能有助於預測某些疫情新策略的價值。

哈切特相信，如果美國突然發生了某種流感病毒肆虐的狀況，雖然暫時沒有疫苗，也還是有一些策略可以預防染疫和死亡。他也願意相信，這些策略的效益有可能超過其成本。他甚至認為，即使沒有疫苗，還是有可能根除某種新病毒。關鍵在於如何降低疾病的「基本傳染數」（reproductive

---

* 「人類之前從未設定目標，動手根除疾病，並取得成功。」唐納德・安斯利・韓德森曾在受訪時如此說道。顯然，根除一種疾病無法僅憑一己之力。CDC前主任湯姆・佛利登（Tom Frieden）介紹我認識另一位前主任威廉・福吉（William Foege）時，也說他是「消滅天花的人」。無論如何，最後一個已知的天花病例是一名二十三歲的索馬利亞人，於一九七七年十月二十六日確診。

rate）：平均每個病患傳染給幾個人。只要該數字降到一以下，疫情就會逐漸減弱、消失。但是因為很少有疾病控制專家相信這些，於是就沒有探討可能的策略，以便在實際發生疫情時可以運用，他需要這些模型，以便在虛擬世界探討種種策略。所以當他打開梅雪爾轉寄來的郵件，看到鮑伯的論文時，他立刻就明白：白宮需要鮑伯。

看到哈切特這麼興奮，梅雪爾也跟著打開鮑伯寄來的檔案，開始研究鮑伯的模型。

孩子們的社交模式，跟大人非常不一樣

鮑伯用的數學很容易懂，思路清晰而簡單。鮑伯父女所描述的大人和小孩社交生活法則都很合理，他們所設定影響疾病傳播的因素也一樣沒問題。唯一困擾梅雪爾的，是模型輸出的格式：一大堆數字分列在很多長型表格裡。「多數人看不懂表格，」梅雪爾說：「他們只會看圖形。」於是，梅雪爾將數字轉成圖形，結果讓他大吃一驚。

從那個圖形，他可以看見各個策略對抗傳染病的效果，例如「只隔離病患」、「只要有一個病患、就隔離所有同住家人」、「要求成年人保持社交距離」、「給予抗病毒藥物」等等。每一種策略都會產生一點效果，但沒有任何一種能單獨帶來大效果，當然也沒有任何一種能將基本傳染數降低至一以下，以阻斷大流行病的爆發。

不過，他發現其中有一個策略不同於其他：關閉學校，讓孩子保持社交距離，就能讓流感這類傳染病的病例數跌落谷底。在這個模型裡，孩子之間「保持社交距離」的定義不是零接觸，而是社交互動減少百分之六十。「我心想，怪怪！」梅雪爾說。「本來什麼都沒用，直到關閉學校才有用。這個方法跟別的都不一樣，就像從液態變成固體，是非線性的——水的溫度從攝氏一度變成零度，沒差多少；但如果更冷一度，水就會變成冰。」

一開始，他和哈切特還不敢太過興奮。「我們說，『好吧，這只是一個玩具模型，接下來我們得去請教真正厲害的模型專家。』」梅雪爾回憶。之前設計出那套大而複雜模型的三位學者，到此時幾乎是隨時待命接受諮詢了。他們要求把「如果其他事都不做，只關閉學校，並將未成年人的社交互動減少百分之六十，會怎麼樣？」這個問題輸入那些模型，結果學者們全都給了相同的答案：**有用**。

當時是二〇〇六年四月，美國官方策略已經大致完成，還剩不到一個月就得對外發表。只剩冗長的最後一章，是有關疫情期間要讓大型機構保持營運的實際做法。這份計畫書列舉出各個聯邦機構應該採取的大小行動細節，大部分列出來的項目，梅雪爾或哈切特都不太感興趣。例如：

> 教育性鳥類飼養者：我們將擴大所謂「鳥類的生物安全」的多層次外展與教育活動，提供疾病與生物安全資訊給禽鳥飼育者，尤其是家庭式經營者。（頁一一一）

這類項目有幾百項，而且會由聯邦政府裡的某個單位執行（以上述的例子，就是農業部）。一直要等到計畫寫完了，梅雪爾和哈切特才真正覺得興奮。

此時，防疫計畫團隊裡的這兩位醫師，顯然已經把其他人遠遠拋在後頭了，不再依正常時間上下班，即使以白宮的標準，他們的工作時數仍長得驚人。「你會看到哈切特深夜跟他老婆通電話，解釋他什麼時候可能會回家，」一位他們的白宮同事回憶：「為了替大流行病做好準備，他簡直像在搞外遇。」他們堅強的夥伴關係也讓新同事們感到驚訝。「奇怪的一對。」在范凱亞手下的生物恐怖主義單位工作的肯恩．史戴利如此形容他們。

哈切特喜歡下西洋棋，會引用阿根廷詩人波赫士（Borges）的話；梅雪爾會拆開小卡車的零件，再將它們組裝回去。哈切特喜歡做的事，大部分都可以穿著白色亞麻西裝完成；梅雪爾喜歡做的事，大部分都會把雙手弄得髒兮兮的。哈切特喜歡借用別人說過的話；梅雪爾則喜歡借用別人的工具。哈切特是個由上而下的人——他能自在的與有才華的學者、重要的政策人士交談，而他們也樂於與他溝通；梅雪爾則是由下而上的人——任何事或任何人，都可能引起他的好奇心。哈切特向來是好學生，修過的課都名列前茅；梅雪爾修課則只是應付過關。梅雪爾會取笑哈切特走來走去、說著一些貌似重要的話，比如「所有模型都是錯的，不過其中某些有用處」。但是他在兩人的互動中感受到魔力。「哈切特擁有我腦子裡所缺乏的部分，」他說。「哈切特是個哲學家型的人。」將他們兩個找進白宮的范凱亞說：「哈切特擅長將事情放進更大的背景裡，而梅雪爾則擅長把它縮入更小的框架內。」

對哈切特來說，模型協助人類檢驗判斷力、彌補想像力的不足。對梅雪爾來說，模型則像手電筒，讓他能看見原先一片漆黑的房間內部。兩位醫師每天都會提出一些想法和問題，以電郵發送給鮑伯。

一開始，問題圍繞在鮑伯和十多歲女兒一起建造的模型。例如：當你修改疾病的嚴重程度時，會有多大變化？若是改變對美國人互動方式的假設，又會有什麼樣的改變？或者當美國人只部分遵守規定，會怎麼樣？一旦哈切特和梅雪爾確信這個非常簡單的模型的確能真實反映美國人的社交生活、而且即使修改設定也會產生大致相同的答案時，他們就大肆提出各種問題，完全滿足自己的好奇心。如果只關閉酒吧和餐館，情況會如何？或是只關閉大眾運輸呢？所有人都在家上班會怎樣？當你把各個可能的策略以每一種可能的組合結合起來時，情況又如何？一個社區有多少病例時，你還是可望透過關閉學校和減少孩子們百分之六十的社交活動來控制疫情？這個模型還可能揭露出什麼？

第一次接到哈切特電話的幾天後，鮑伯．格拉斯就把電腦搬進後院工具間，並裝了一個高架床。每天晚上，他在新墨西哥州的阿布奎基市，用電腦模擬各種流行病疫情，還有各種反應，好讓那兩位他從未見過的白宮幕僚次日早上去上班時，就可以得到回答。可以說，他在一夜之間從世界上最沒沒無聞的流行病模型專家，晉升為世界上最重要的流行病模型專家。

他沒有告訴女兒，她的科展作品受到白宮重視。「孩子會有壓力。」他說。他也沒向桑迪亞國家實驗室的上司徵求許可，因為他已經知道答案。「這是他們搶破頭也要爭取的機會。」他說：「他們會馬上安插自己的人馬，擋在我和白宮之間，我卻一點辦法也沒有。」

雖然我們都知道，在傳染病的擴散過程中，孩子們扮演了關鍵角色，但是沒人想像得到居然會產生「格拉斯模型」裡所呈現的那麼巨大影響。這並不是說模型就一定是正確的，而是有可能。「它讓我知道該去哪裡挖。」梅雪爾說。「我說，『我要在這裡挖深一點。有關小孩和學校的部分，有什麼是我不夠了解、還是沒想到的？』」對梅雪爾而言，挖掘就表示要收集數據，而地表上沒有任何一個地方像美國政府一樣，收集了那麼多的數據。在聯邦數據資料庫中，他發現被州政府和地方政府雇用的美國人當中，大多數從事教育。「難怪他們的工會那麼有力量。」他心想。

他也發現，全美國有超過十萬所大專以下的學校（從幼稚園到高中），共有五千萬名學生，其中兩千五百萬名學生是搭校車上學。「我心想，天哪，竟然有一半的孩子搭校車上學。」全美國的大眾運輸系統只有約七萬輛公車，但是校車則高達**五十萬輛**。校車的平均每天載客量，是全美國大眾運輸系統的兩倍。白宮大流行病應對小組花了很多時間討論成年人，研究成年人如何工作和上下班。「我們一直在談紐約地鐵和華府捷運系統，」梅雪爾說：「但是每一天搭校車的小孩數量，是搭乘大眾運輸工具人數的兩倍。」

將五級颶風，降低成二級或一級

孩子搭車上學是個問題，一旦他們到了學校，則又是另一個問題。

教育部挖出一些美國學校校舍的設計藍圖，好讓梅雪爾計算出每個孩子可以分到多少空間。經過一番計算，他估計每個小學生一天的活動範圍，若以圓形來呈現，大約半徑只有一百零七公分。升到高中，半徑會擴大到一百二十二公分。

這不可能是真的，他心想，也太擁擠了！但是他已經很久沒去學校了。「我就打電話給我太太，」他回憶：「說我想去學校。」

梅雪爾和太太黛布拉（Debra）從高中時代就是情侶，兩人都來自有六個孩子的家庭，他們也生了六個孩子。梅雪爾到白宮赴任期間，太太和孩子一直留在亞特蘭大，梅雪爾只在週末回家。

他當然去學校參加過親師會，但這回，他的目的是要研究孩子的活動空間。他請太太安排一位老師，在學校上課日和他會面。一整天，從他們上車的那一刻起，他就像透過一個特殊鏡頭看世界。

「你看！」他說，此時他們經過在等校車的孩子。「看看孩子們在站牌附近的樣子，成年人在等公車時會保持一定距離，可是孩子們不會，他們通常很靠近彼此。」

「你看！真是人擠人！我幾乎可以踩著他們的頭走過去！」進了學校，梅雪爾看著孩子們嬉鬧、跳到彼此背上，就跟自己小時候一樣。「你看！他們完全不一樣，他們不是縮小的大人，他們的空間感和成人截然不同。」

接著他們抵達教室，老師正等著他們夫妻。以往來參加親師會時，梅雪爾很不喜歡坐在孩子平常上課的位子上，但這回他不介意，因為這樣才能讓他感受學生在上課時有多擠。他一邊聽老師說話，一邊張開雙臂。「這是一公尺，」他說：「我可以碰到坐在我隔壁的人。」

離開學校前，他看到一輛校車，於是拿著一把捲尺上車，量出座位的長度為一百零二公分。「兒童的屁股平均約三十三公分寬，所以可能會有三個孩子擠在同一張長椅上。」他說。而且校車上的走道比一般巴士狹窄，他後來才曉得，急救人員都知道不能將正常規格的擔架帶上校車。「美國的學校是最適合傳播疾病的環境。」參觀結束後，他這麼說。

在此之前，從來沒有人真正看出學校有什麼不對勁的地方，至少不是以疫情策略師的角度。但這些問題，都可以從鮑伯的模型中看出來。

「為什麼？」梅雪爾想知道：「為什麼之前都沒人看到？」

後來他終於懂了。因為「他們以成年人的眼光看這一切，他們忘記孩子生活的世界，也忘記他們小時候曾經生活的世界」。成年人生活的實際空間，比他們想像中大，而孩子生活的實際空間，則比他們想像中要小。大流行病專家有時也會關注現代工作場所的密集程度，並提醒大家：當大流行病發生時，可能得在家工作。「他們都是非常頂尖的人，」梅雪爾說：「但事實上，辦公室的密集程度遠遠比不上教室。」

他認為，問題出在人的大腦。「他們忘記了童年，」他說：「大人只是忘了當孩子時的感覺。」為了說明這一點，他畫了一棟約七十幾坪的房子，假設裡頭住了和美國學校人口密度相同的人，然後將這個簡易圖形製作成投影片，最上方的標題為：「如果家就是學校，一個人能有多少空間？」這個典型的美國單一家庭住宅，突然看起來就像是個難民營，或是最繁忙時的監理所。梅雪爾說：「沒有任何地方的社交密集程度，可以和學校教室、學校走廊和校車相比。」

梅雪爾和哈切特越深入了解，就越興奮。

「想像一下，我們擁有左右氣候的能力，」梅雪爾在其中一份長長的內部備忘錄中寫道：「想像一下，如果我們可以將五級颶風降低成二級或一級……。當然，面對颶風，我們還不具備那樣的能力，但其實對於另一種自然災害——也就是大流行性感冒，我們已經快要具備這種能力了。」

每一個策略，就像一片瑞士乳酪

哈切特開始和一小群重要決策人士溝通，告訴他們這個模型證實了他們的想法：在有疫苗可供接種之前，可以採取某些措施來爭取時間。哈切特為這項策略創造了一個新名詞：**目標分層管制**（Targeted Layered Containment）。

目標分層管制的基本概念，和梅雪爾之前處理醫療疏失的方法相似。就像當你左髖骨受傷時，沒有任何單一安全措施可以確保醫師不會弄錯、換掉你的右髖骨。同理，沒有任何單一策略足以讓大流行病停止蔓延，重點是必須依據疾病的性質和年齡層的行為模式，組合成各種應對策略。每個策略就像一片瑞士乳酪，當你有夠多片乳酪，適當的調整位置，就能遮蔽所有的圓孔。

關閉幼稚園到高中的各級學校，將只是其中一片乳酪，我們還需要更多片乳酪。「鮑伯的模型讓我們可以測試，看看手上有哪些工具能發揮效果。」哈切特說。

他們為這項策略「失敗」所設定的標準，是當「傳染率大於三」*的時候，也就是：每個感染者傳染給三人以上，或者當社會服從率低於百分之三十。「如果傳染性高到這種程度，什麼干預措施都沒用了。」哈切特說。

梅雪爾正積極研究各種關於學校停課的問題，但遭遇極大反彈。「他們告訴我，絕對行不通。」梅雪爾說：「一旦停課，孩子們會跑去購物中心閒逛，犯罪率會飆升，窮孩子會餓死。何況，孩子待在家裡，大人要怎麼工作？」

雖然梅雪爾、哈切特這群人在白宮裡銜美國總統之命工作、領政府的錢，可是事實證明，他們仍然需要說服政府裡包括公衛、教育、危機管理等各個相關部門裡很多疑心的人。防疫策略如果只是放在白宮的某個架子上，就絕對不可能有作用。「我把跑出來的東西傳去白宮給他們，」鮑伯說：「他們轉成圖形，四處去溝通，然後被一笑置之。」

CDC裡，那討厭的女人是誰？

後來，哈切特和梅雪爾意識到，他們需要改變的，是所有公共衛生領域內以及相關人士的想法。這意味著，他們必須先改變CDC裡頭的人的想法。

CDC是美國公共衛生體系的最頂端，換句話說，它其實也位於世界公共衛生體系的最頂端，世界各國領袖都會尋求它的意見。

然而，范凱亞沒有讓CDC派出代表加入這個白宮小組，是有原因的。在他看來，不管白宮小組想出什麼策略，一定都具有獨創性，而那些已經將自己視為專家的人，最不可能有什麼獨創性的想法。他們認為關於控制傳染病這門學問，沒有什麼是他們不懂的。當他們發現原來還有自己不懂的事時，就會感到受威脅，這種情緒限制了他們的創意。

＊這個想法稱為「基本傳染數」（簡寫為R_0，讀作 R naught）。其定義是在流行病開始時，在沒有通過藥物或社交距離進行干預前，每個感染者平均感染了多少人。基本傳染數在人們改變行為或獲得免疫力時，也會跟著改變。這裡需要提到第二個概念：「有效傳染數」（effective R naught，簡稱R_t值），簡單來說，就是感染某流行病的一個患者在任意時間（t）能傳染的人數。為什麼定義基本傳染數為三就算失敗？因為導致一九一八年大流感的基本傳染數，估計介於一．八至二．一之間。

范凱亞的推測看來有點道理，這兩位一邊摸索、一邊編寫計畫的醫師，跟世界疾病控制權威機構之間的關係，真的很緊張。

當他們完成計畫時，梅雪爾馬上嗅到了CDC的傲慢態度。當時，還剩下最後一章沒完成，是關於在大流行病期間，各大公民營機構如何維持繼續運作。不知道為什麼，團隊裡每個人都認為應該將這部分寫入計畫書，可是卻沒人願意執筆。有一天，范凱亞來找梅雪爾，討論這所謂的「第九章」。

「還剩第九章，八字都沒一撇。」梅雪爾說。

「你來寫吧！」范凱亞說。

「我哪會！」梅雪爾說。

「隨便寫吧！」范凱亞說：「反正其他人也未必會。」

梅雪爾心想，這部分太無聊了，這就是為什麼事情會塞回他手上。最後他還是把第九章完成了。他把寫下的文字，套入他自己寫的電腦程式，確定用詞沒有違反政府怪異的公文書寫格式，然後將這份草稿發送給各個相關機構徵求意見。

很快地，他就收到回覆，草稿上滿滿是紅筆標記。「唯一沒被畫掉的是標題。」梅雪爾說。他逐頁翻閱，仔細看紅筆標記的內容，發現這些標記大都來自CDC的一個員工。她的措辭嚴厲，令人感到挫折。

梅雪爾將這份標滿記號的草案遞給哈切特，哈切特決定直接打電話給CDC這位員工。「她拒絕和我說話。」哈切特說。一般來說，任何人接到來自白宮的電話時，多少都會禮貌地接聽。

「這討厭的女人是誰？」哈切特問。

「我不知道，」梅雪爾回答：「但我會去查清楚。」

於是，梅雪爾專程跑了一趟CDC。他在亞特蘭大住了將近十年，卻從未進去過那裡，也從未遇過任何在CDC工作的人。途中他冷靜下來，重新閱讀CDC這位女士標記的內容。

他發現，他所執筆的內容當中，大約有二十位政府各部門的人提出意見，但只有這位女士的評論最專業。「其他人提出的意見都很蠢，像是將『高興』改成『開心』之類的。」他說：「但她提出的見解很有道理。」

當梅雪爾打電話到CDC找她時，總機對照著組織圖、一層一層地往下找，最後終於將電話轉到她手上。對於這位女士在CDC的職位之低，梅雪爾感到非常驚訝。不過，至少她有個名字：麗莎・庫寧（Lisa Koonin）。

白宮官員找我？最好是啦！

麗莎・庫寧於一九六〇年代成長於亞特蘭大，十四歲時醫師切除了她的盲腸，她當下就決定長大後也想為他人做同樣的貢獻。她向學校的升學輔導員傾訴自己的抱負，輔導員告訴她，如果她想結婚生子，就不能當醫師，但可以當護士。於是，她成了一名護士。

從大學護理系畢業後，麗莎在道格拉斯綜合醫院（Douglas General Hospital）管理兒科護理部門，同時攻讀公共衛生碩士學位。她的論文探討的，是麻醉醫師的過失如何造成婦女在分娩時喪命。由於這份原創性極高的論文，她獲得CDC邀請，加入一個專門研究產婦死亡的單位。

接下來二十年裡，她在CDC轉換了好幾份職務，但是職位從來不如其他當醫師的人，她依然只是CDC一萬二千顆小螺絲釘之一。她喜歡CDC，欽佩CDC裡的人，只是對自己的不得志有些遺憾。

梅雪爾來找麗莎時，她在「合作夥伴與策略聯盟部門」（Division of Partnerships and Strategic Alliances）管理一個過時的小單位。她與大企業合作，由企業支付流感疫苗、戒菸口香糖等費用，以鼓勵員工改善健康狀況。不久前，上級派給她一個任務，要她列出在發生大流行病時，企業應做哪些準備。雖然她沒什麼實權，但CDC的威望如此之大，因而人們通常還是很重視她打來的電話。執行這項任務的過程，也讓她看見萬一爆發嚴重的傳染病，企業界可能會面臨什麼樣的嚴峻挑戰。

完成這項任務後，她接到上司的電話，請她看看一份來自白宮、內容和她最近任務有關的文件。「聽到這兒，我就已經覺得有些奇怪了。」她說：「照理說，這種策略應該是由CDC制定的。」她看到這份來自白宮的郵件，被CDC裡那些不想處理這件事的人逐級往下轉寄，最終到達她的手中。她有點驚訝。「我只是個無名小卒，」她說：「我既沒身分，也沒地位。」

她打開郵件，將她所看到的問題標記下來，然後寄回給她的上級。「我是一個典型CDC的人，每件事都不能有一點小錯！一切都必須百分百正確才行！」

聽到那份文件的作者之一直接打電話給她時，她懷疑有人在惡作劇。「他說，『我是白宮的理查．哈切特。』我心想，最好是！我哪根蔥？最好有人會從白宮打電話給我啦！」

她非常確定自己不夠重要，不可能會接到來自白宮的關注，於是立刻掛斷電話。「我表現得很不友善。」她說。

現在卡特．梅雪爾親自來拜訪，麗莎終於接受：白宮真的有人想和她談一談。然而，她準備繼續當個不友善的人。她對「白宮來的人」有一種先入為主的厭惡感——藍色西裝、自以為重要、自命不凡的傢伙。

天底下沒有能一舉擊退傳染病的方法

三個小時後，麗莎算是答應梅雪爾，幫他重寫第九章。

「我很快就覺得這個人很棒。」她回憶：「他不是那種狡猾的白宮狐狸，他比較像一個穿著T恤、指縫裡沾滿機油的尋常百姓，不是那種渾蛋政客。」

麗莎認為，進入公共衛生領域、不再於第一線治療患者的醫師，其實需要先改變自己的心態。「他們照顧的對象，已經從個人，變成了整個社會，」她說：「並不是所有改變領域的醫師，都能在心態上跳過這一關，但梅雪爾做到了。你可以看得出來，他真正關心如何挽救生命。」

梅雪爾的態度也很謙虛。「他說，『這些事情我不懂，但是我想你懂，我需要你的幫助。』我工作多年，和很多人合作過，在這些人眼中我永遠是無足輕重的小人物。但是梅雪爾不同，於是我告訴自己，他很努力要做好事，我應該幫助他。」

梅雪爾造訪後不久，麗莎被指派到一場頒獎典禮上幫忙。CDC不太像政府部門，感覺上比較像學術機構。「CDC的文化超級低調，從不吹噓自己，簡直低調到可笑的地步。」她說，CDC瀰漫著一種太過有禮的氛圍，此刻一群穿著卡其褲和勃肯涼鞋（Birkenstocks）的人，優雅地等待被表揚。

在這場表揚儀式上，麗莎的任務是在CDC長官說話時，捧著牌匾當背景。正當她站在舞台後方，她的黑莓機鈴聲突然響起。尷尬的她趕緊將黑莓機扔給台下一位同事。

「他替我接了手機，」麗莎說：「然後大叫：白宮！是白宮打來的！」麗莎走下舞台，看到梅雪爾傳來的簡訊。

「我想邀請你參加本週四下午在白宮舉行的會議，」簡訊上寫道：「我需要向你解釋一下。」

幾天後，麗莎來到白宮大門口，她非常緊張，從白宮外打電話給梅雪爾說：「我從沒來過這裡！你必須出來外面的人行道接我，帶我進去！」

其實，那天的會議有點尷尬。因為CDC的一位高階主管——應該是她上司的上司的上司之類的等級——也在那裡。「當我走進去時，他看著我說，你來幹嘛？」

老實說她自己也不知道。會議室裡只有幾個人，而且似乎都是重要人士，都是來聽哈切特說明他和梅雪爾的工作。

聽到哈切特與梅雪爾的計畫，「我完全懂了，」她說：「他們想說的是，天底下沒有能一舉擊退傳染病的方法，必須同步採取好幾種『還算有效』的策略才行。我當下告訴他們，這件事非常重要，會持續受到關注。雖然不屬於我的工作範圍，但我不管這麼多了，我決定加入！」

模型雖好，可惜仍缺來自現實世界的數據

接下來，她頻繁於亞特蘭大和華府之間飛來飛去。「哈切特和梅雪爾二人組」成了「哈切特、梅雪爾和麗莎三人組」。從麗莎身上，他們終於找到了和CDC的真正連結。麗莎很清楚，哈切特與梅雪爾的想法非常革命性，也知道當疫情爆發時，要將這些想法推銷給負責防疫的機構，是非常困難的。

「CDC就是這樣，」她說：「他們主張接種疫苗和隔離，不會贊成哈切特和梅雪爾的建

議。」在CDC裡，從來沒有人想過萬一發生致命的大流行病，政府應該怎樣拉開人與人之間的社交距離。

計畫公布的那一週，梅雪爾請麗莎飛到華府，和衛生與公共服務部一起開會。這是哈切特第一次在白宮以外的地方，推銷這套目標分層管制的想法。出席那場會議的人當中，包括了當初那份大流行病應對計畫（就是小布希總統發飆的那份）撰寫人、來自各機構的疫苗專家、來自CDC的人，以及最令人震驚的傳奇人物唐納德．安斯利．韓德森。

這群專家完全不給面子，「他們直接把哈切特修理了一頓。」麗莎說。別管鮑伯．格拉斯和他的玩具模型，這些在美國政府內部負責執行疫情策略各個面向的人，認為所有疾病管制的模型都是鬼扯。他們認為，關閉學校是蠢爆了的點子。他們認為，這些所謂的「非藥物干預措施」，只會帶來經濟損失，不會有任何效果。「他們批評我們沒有真實世界的數據，」哈切特說。「說這些都只是模型而已。」每一句批評，潛台詞聽起來都是「我們才是專家，你不是」。會議結束後，麗莎給哈切特起了個綽號，叫「皮納塔」（Piñata，一種裝滿糖果和小禮物的紙糊容器，派對時掛在高處，讓派對主角蒙眼以棍棒用力打破）。

「最大的爭議點，在於我們沒有來自現實世界的數據，」哈切特說：「我們的數據全都來自模型。」

當時，大流行病應對計畫小組的其他成員已先後離開白宮，返回原來的工作崗位。此刻，哈切特也在考慮回到研究醫師的老路，繼續鑽研放射線對人體產生的效果。「我覺得這些批評都是衝著我來的，」他說：「我本來就是常提出瘋狂點子的狂人，要攻擊我真是太容易了。」

另一方面，梅雪爾則始終不會引起爭議。他在白宮待了六個月，編寫計畫的大部分內容、參與制定策略。他有一種奇怪的隱形能力，這讓范凱亞認為，要推銷一個新想法，梅雪爾成功的機會較大。「人們或許會反對他寫的東西，」他說：「但他已經事先考慮過，也預料到會有哪些反對意見，能正面迎戰你的問題。」

重建一九一八年現場，「鄉巴佬」發現……

在計畫發表後沒多久，范凱亞受哈佛大學之邀，與大流感權威作者約翰．巴瑞對談一九一八年流感疫情。但是在對談的前一天，他請梅雪爾幫忙出席代打。梅雪爾不太明白自己為什麼忽然要被推到聚光燈下。

「我心想，幹，我從沒讀過巴瑞的書啊！於是我跑到書店買了一本，當天晚上把它讀完。」

閱讀這本書時，他發現書中所描寫的慘狀，許多是發生在當時的美國第三大城費城（Philadelphia）——一九一八年秋天短短五週之內，費城死了一萬兩千人。市立停屍所外的屍體，像木柴一樣高高堆疊，屍體在街上腐爛。費城市政府關閉了學校，禁止群聚，並要求大眾戴上口罩，然而他們的死亡率仍是全國最高。這也正是為什麼，今天許多大流行病專家都認為，保持社交距離是徒勞無功的。不過最讓梅雪爾震驚的一點是，即使費城領導人知道致命病毒正在他們的城市失控，他們的反應仍然很慢。

相較之下，其他城市有著截然不同的結果。例如同樣被傳染病席捲的密蘇里州聖路易市（St. Louis, Missouri），死亡人數卻只有費城的一半，為什麼？原因似乎沒有人知道。醫學歷史學家推測，原因或許是聖路易和其他城市在前一年曾經歷過較溫和版本的病毒肆虐，因而獲得了某種程度的免疫力。

隔天，梅雪爾上台和約翰．巴瑞對談。

「我今天與約翰．巴瑞進行了一次有趣的討論，」他後來寫信給他的白宮上司們。「巴瑞並不認同疾病模型，他認為關閉學校不會有什麼效果。」

不過，「讀他的書也讓我領悟到一些事，」他繼續寫道：「如果我在思考社區防護前就讀這本書，我可能永遠不會注意到這些事。」他說，他想要展開調查，找出關於一九一八年美國大流感的真相。

「給我一點時間。」

次日，他把一份單行距、長達十三頁的內部備忘錄以電子郵件發出，標題為「一九一八年費城疫情分析」，不但寄給了范凱亞，也同時給哈切特和麗莎。他找出巴瑞使用的原始資料——學術論文、舊報紙文章等等，然後一一確認各地領導人在什麼時間點對社交活動下達限制令。

「我覺得自己像一個發現骨頭碎片、試圖重建整隻動物的古生物學家。」他寫道：「巴瑞所提供最詳盡的『化石紀錄』，就是費城的部分。但即便如此，相關數據也不怎麼精確……透過網路搜索，我找到更多數據。」最後，他將各城市死亡人數和社交限制措施繪製成圖形，有了一個重大發現：**限制措施實施越早，死亡人數越少**。

以費城為例，「關閉學校和教堂、禁止群聚和禁止大型公眾集會，全都發生在疫情爆發後相對較晚的時間。」他寫道，那是疫情爆發後將近一個月、最高峰期之前一星期。

兩天後，他寄了一封電郵給麗莎，告知自己的發現。「在返回亞特蘭大的航班上，我仔細閱讀巴瑞的書，試圖重建受害最嚴重的費城，到底發生了什麼事……」他寫道：「最重要的是，任何使用一九一八年費城經驗來主張保持社交距離沒效果的人，都應該知道費城整體應對措施有多麼沒效率、實施的時間有多晚。」

梅雪爾和哈切特小組重新啟動，麗莎也是其中一員（儘管她在ＣＤＣ的上司並不知情）。「她總是說我們要保持低調，」梅雪爾回憶：「我們全發過誓，絕對信任彼此。」

於是，麗莎過著白天在ＣＤＣ上班、晚上埋頭研究的日子。她翻閱當地報紙檔案，自掏腰包影印，試圖弄清楚一九一八年究竟發生了什麼事。「我覺得自己好像在尋寶。」她說。

至於哈切特的任務，則是從國會圖書館的資料庫展開。後來，他決定找一個會寫學術論文的人來幫忙。「梅雪爾和我都不會寫這些玩意兒。」哈切特說。梅雪爾還為他們正在做的研究取了個名字：「鄉巴佬流行病學」。

如何說服世界，社交距離很重要？

前後只用了兩個月，他們就拼湊出一九一八年實際發生的真相。

他們的論文發表在二〇〇七年五月的《美國國家科學院院刊》（*Proceedings of the National Academy of Sciences*）上。哈切特的朋友、哈佛大學流行病學家馬克・利普西奇（Marc Lipsitch）是論文的共同作者*。論文的標題是「一九一八年流感大流行期間的公共衛生干預和流行強度」，首次揭露了在一九一八年的大流感中，干預「時機」在決定人民生死這件事情上的重要性。

他們的研究顯示：在病毒侵襲後立即進行干預社交活動的城市，居民染病和死亡人數都明顯較少。費城第一個被報導的流感病例，發生於九月十七日。聖路易則是到十月五日才發現第一個病例——碰巧就在同一天，美國醫務總監魯伯特・布魯（Rupert Blue）終於承認大流感的嚴重性，建議各地首長採取行動。

聖路易的死亡率只有費城的一半，因為聖路易的領導階層利用布魯的談話，要求居民保持社交距離。當然，這並不意味著所有聖路易市民都完全沒有怨言。「我們閱讀當地報紙，」哈切特說：

「知道聖路易的死亡率雖然比其他城市低很多，但是他們能接受保持社交距離的時間，大約也只有四到六週。」

這篇論文也分析了如果居民不願合作，會帶來什麼影響，以及倘若一個城市屈服於商業利益壓力而放鬆管制，將迎來下一波染疫的威脅，至於那些沒有放鬆管制的美國城市，則躲過了第二波的感染。

這篇論文為鮑伯和數學模型專家們，提供了真實世界的數據，驗證他們在模型中所看到的現象不只存在於虛擬世界。「過去，那些不贊成我們的人會想盡辦法抨擊模型，」哈切特說：「但是現在，他們無法對一九一八年發生的事情進行同樣的攻擊。」

這篇論文在字裡行間，還透露出一個更微妙的訊息：人類很難將注意力集中在大流行病上。為

＊在《美國國家科學院院刊》的八萬六千六百二十二篇論文中，該論文的引用次數排名第八。麗莎．庫寧是論文草稿的作者，但為了讓她的名字出現在最後發表的版本中，她必須獲得CDC的批准。然而CDC的批准程序拖得太久，久到在某個時間點，他們不得不承認會拖延到發表時間。如此一來，那個本來答應哈切特要幫助他們、最後卻反悔而和他們競爭的學者，將會早他們一步發表類似的論文了。這讓麗莎非常生氣：一切都是梅雪爾想出來的，那不要臉的剽竊者，現在可能搶先他們一步得到所有榮耀。於是她要求梅雪爾和哈切特，將她的名字從論文上拿掉。「我們感謝麗莎．庫寧不眠不休的努力所提供的寶貴協助，」他們在論文的結尾寫道。「她的名字其實應該列在共同作者的。」梅雪爾說。

什麼在二〇〇六年仍然可以找到一九一八年事件的全新證據、提出關鍵性的見解？為什麼專家們花了近百年，才看出歷史上最致命流行病的簡單真相？梅雪爾想知道的是，為什麼在他們之前，從來沒有人發現這點？

他認為，答案很大一部分與流行病的性質有關。流行病的傳播速度，是呈指數成長的。你今天收到一美分，每天增加一倍，持續三十天，你就會有超過五百萬美元。大部分的人無法想像一美分變成五百萬是什麼概念，當然就更難以想像疾病傳播的速度。「這和我們大腦的運作方式有關。」梅雪爾說：「拿一張紙對摺，然後再對摺，總共對摺五十次。如果一張紙剛開始時是十分之一公釐厚，那麼當你摺疊五十次時，它的厚度會超過一億一千兩百萬公里。」就像有些人不理解複利有多麼可怕，他們會下意識地認為不可能，無法相信這樣的天文數字。同樣的心理盲點，使人們看不到在疫情爆發前就進行社交活動干預的重要性。

隱藏在表面下、不能說的祕密是……

大約花了七個月，美國公共衛生當局才完全接受了保持社交距離對抑制疫情的重要性。麗莎很珍惜那幾個月的故事，她保存了她和梅雪爾五十多場演講的文稿以及每一封往來的電子郵件。他們演講的對象，從教育部到州政府、地方政府的衛生醫療官員都有，每一場都將酒店宴會廳擠得滿滿的。她想過，將來有一天，她要以這段時間的經歷為主題寫一本書。

這本書最重要的主題，將是「說故事的力量」。麗莎、哈切特和梅雪爾花了好些時間才明白，他們正處於一場「敘述戰爭」，誰擁有最好的敘述能力，誰就獲勝。例如，對這個主題所知甚少的公共衛生人員，會堅持如果關閉學校，各種各樣的壞事就會發生——孩子會跑到街上閒逛導致犯罪率上升、三千萬學童將因沒吃到學校的午餐而缺乏營養、父母將無法上班等等。現代社會在「照顧孩子」這件事情上對學校依賴的程度，已經到了讓前兩代人感到困惑的地步。

「隱藏在表面下、不能說的祕密是：家庭對孩子來說，不是安全的地方。」麗莎說。

許多人一聽到社交限制，都直覺認為要付出的代價太高。為了改變這樣的想法，梅雪爾蒐集了大量數據，數量多到一名時常進出白宮的公共衛生高級官員戲稱他是「雨人」。根據他所蒐集到的數據，在孩子不用上學的週末，犯罪率實際上比平日還低。「聯邦調查局保留了所有的統計數據，青少年犯罪在平日下午三點半達到頂峰。因為在週一到週四，他們整天被關在學校，放學時情緒會異常激動。」

從梅雪爾的數據中，也能看出有多少家庭真正需要政府提供的育兒幫助——實際數字比外界想像的少很多。在暑假期間，只有兩百六十萬兒童參加學校午餐計畫。換句話說，無法獲得適當營養的兒童數目，遠遠少於學期中參加該計畫的兒童數量。麗莎曾經進行一項調查，對象是孩子參加學校午餐計畫的父母，結果發現只有七分之一（即兩百八十萬人）表示，如果學校不能給孩子食物，他們會有經濟上的困難。因此梅雪爾認為，當學校停課，會遭遇困難的兒童不是三千萬，而是少於三百萬。對於這兩百多萬兒童，他們可以改發食物券讓孩子們不會挨餓。

梅雪爾一遍又一遍回應各種問題。然而，他無法影響人們心中一個根深柢固的觀念：為了減緩流行病而關閉學校，或以任何其他方式干預社交生活，都是不值得的。

有一度，他和哈切特心裡挫折到差點想放棄，不過後來他們想，與其改變人們的「想法」，不如嘗試改變人們的「內心」。於是，梅雪爾不再訴諸理性，而開始訴諸情感，他不再爭論，而是開始講故事。

他的故事重點是：一個人死後，為家人與親友帶來的巨大傷痛。

想想看，如果死亡原本是可以預防與避免的、如果死亡的是個孩子，是多麼令人傷痛的一件事。他要觀眾以情感的角度，想像上一次爆發的大流行病。他在螢幕上播放一張令人揪心的照片，那是一九一八年，一個九歲女孩打扮得漂漂亮亮的，帶著微笑去教堂。接下來，這位小女孩和其他小孩全都成了一具具屍體、堆疊在一起。梅雪爾還放了一張她母親小時候的照片，講了一個關於外婆鄰居的故事：據說多年前，外婆家有位鄰居生了四個孩子，沒想到前三個孩子竟然都死於流感，殯儀館的人也不禁同情，跟這位鄰居說：萬一連第四個孩子也被傳染致死，他們願意免費服務（梅雪爾非常確定，這是個真實故事）。

麗莎也打算在她即將要寫的書裡，講述整個計畫的轉折經過。二〇〇六年十二月十一日至十二日一場為期兩天的會議，是他們幾人的最後一搏。來自全美各地的公衛官員，聚集在亞特蘭大機場附近一家老舊飯店的大會議廳裡，還有幾位民營機構和學術界的大人物，包括傳奇的唐納德．安斯利．韓德森都出席了。當地的公衛官員一直對社交距離提出最強烈的批評，尤其反對關閉學校的主意。他們必須貫徹自己的種種策略，而且處理種種後果。

當時CDC裡有好幾個人（其中包括負責全球移民與檢疫的主管馬蒂．塞特隆〔Marty Cetron〕）——已經成了他們的盟友。不過這些人的支持是有條件的：這場會議的與會者也必須支持這個策略。

梅雪爾在會議上先講了半小時，換塞特隆（他畢竟是疾病控制的專家）登場。接著，各地公衛官員就開始提出那些慣見的反對意見。對於這些意見，梅雪爾和塞特隆早已有所準備。

「請問，在場有多少人有孩子或孫子？」塞特隆問。

幾乎所有人都舉起了手。

「如果發生了像一九一八年那樣的大流行病，有多少人會送你的孩子去上學？」

一位來自佛羅里達州的代表舉起了手，然後轉頭看到全場沒其他人舉手，趕緊又把手放下。

「如果我們擔心的是需要冒著被傳染風險去學校吃午餐的窮孩子，」梅雪爾說：「那麼我們為何不找出替代方式，讓他們可以待在家裡、同時又有營養午餐可吃呢？」

在那一刻，麗莎感覺到在場與會者已經默默同意他們的主張，不再採取批判態度，而是改以父母的角度思考。如果自己的孩子真的有死於傳染病的風險，他們當然會把孩子留在家裡而不去上學！這一刻，她和梅雪爾對看了一眼，說：「我們成功了！」

從那一刻起，ＣＤＣ同意接受各種形式的社交活動限制，作為應對未來大流行病的可行工具。

ＣＤＣ態度大逆轉！

此時，梅雪爾也完全滲透到ＣＤＣ內部。酒店會議結束後的第二天早上，梅雪爾穿著ＣＤＣ的標準裝束：勃肯涼鞋、寬鬆的襯衫，還有卡其褲，開車去了亞特蘭大的ＣＤＣ園區。麗莎替他申請了訪客識別證，帶他去塞特隆的辦公室。當時塞特隆已經出發去歐洲滑雪度假，梅雪爾坐在他的辦公桌，通過電話和哈切特討論，撰寫ＣＤＣ的新防疫策略。當然，社交活動管制的範圍取決於疫情嚴重的程度，例如ＣＤＣ建議，只有在新傳染病預計將導致超過四十五萬美國人死亡的情況下，才會將學校關閉。但基本上學校停課、孩子之間保持社交距離、禁止群眾集會等等社交活動管制措施，將是美國未來大流行病應對策略的核心。而且不僅僅是美國，「ＣＤＣ是世界數一數二的衛生機構，」麗莎說：「當ＣＤＣ發布消息，聽眾不僅是美國人，而是全世界。」

回到白宮，其他小組成員簡直不敢相信ＣＤＣ對關閉學校和保持社交距離的態度，竟然從原本的抗拒、攻擊，轉變為開放和支持。二〇〇六年十二月下旬，曾監督大流行病應對計畫人員的肯恩．史戴利接到來自ＣＤＣ的電話。「他們打電話來，說他們想確認我們不反對他們所做的一切，」史戴利回憶：「講得好像這從頭到尾都是他們的主意一樣。我問他們，到底發生了什麼事？他們說，嗯，因為梅雪爾……」

「梅雪爾就像個臥底人員，」他說：「他帶著股傻勁，做事情永遠是鑽進去埋頭苦幹，讓ＣＤＣ的人甚至忘記他根本是白宮派來的人。」史戴利看完ＣＤＣ計畫發布的內容後，發現唯一被改過的只有標題。ＣＤＣ希望將這項新策略稱為「社區緩解指南」，而不是「目標分層管制」。「梅雪爾一點都不在乎它叫什麼名字，」史戴利說：「他們要怎麼改都行。」

目送梅雪爾離開之後許久，麗莎仍然難以置信。「他明明來自白宮，但這裡的人卻把他當成自己的同事。」她說：「我從沒有見過這種事，我從未見過任何ＣＤＣ以外的人，能如此深入參與ＣＤＣ的政策制定。」

梅雪爾的訣竅，是他從不提醒人們他打哪兒來的，甚至也不告訴他們關於自己的任何事。「他就像隱形人，」麗莎說：「人們甚至不知道他的姓該怎麼發音，他們管叫他『米契爾』或『梅卻兒』，而就算叫錯了，梅雪爾也不會糾正他們。」梅雪爾離開後，ＣＤＣ似乎也隨之忘記他曾經來過。二〇〇七年二月，當ＣＤＣ發布新策略時，如果你問任何一位ＣＤＣ的成員：這項新策略是誰執筆的？他們會告訴你，是ＣＤＣ裡的某個人，例如馬蒂．塞特隆，或塞特隆部門裡的人。

麗莎認為這是個應該正視的問題。因為如果有一天在未來的大流行病中，新策略挽救了數百萬人的生命，將沒有人會知道這項策略背後真正的功臣。因此，在CDC官方出版物的封面上，她加印了一行很小的字：「目標分層管制」，字體真的非常非常小，小到需要放大很多倍才能看得清楚。

一個小女孩的報告，影響了全世界

在CDC發布大流行病新策略的兩個月後，年僅十六歲的蘿拉重返華府，參加她的最後一場科學競賽。

這項比賽是「流行病學青年學者大賽」（The Young Epidemiology Scholars Competition）。她媽媽不知從哪兒得知有這場賽事，於是建議她把之前的科展作品拿去參賽，順便去華府旅行。

蘿拉在巨大的珍珠板上，寫下她的研究主旨：

能否將最古老的策略——保持社交距離——重新設計，以針對特定年齡層和社交網絡中的高傳染接觸群為目標，從而限制疾病的傳播？

在板子上，她列出所有研究流程和細節，供科學競賽評審們參考。她清楚說明這套電腦模型、針對新墨西哥州阿布奎基市民所做的問卷調查，以及在模型的幫助下，她對自己研究結果的見解。「我發現，如果關閉學校，**並且**規定學齡前兒童、兒童和青少年待在家中，那麼原本可能感染百分之六十五人口的流行病，**可能可以減少將近百分之八十**。」她寫道，「如果成年人的社交活動也受到管制、只和必要的工作環境接觸，那麼即使是傳染力如此高的流行病，也可能可以**被完全阻止！**」

不知道為什麼，她沒有獲獎。評審並未明確批評她和父親合作，但是她隱隱感覺到評審們很不以為然。比較在意這一點的是鮑伯，而不是蘿拉。「我心裡並沒有不舒坦，」她說：「我只記得他們問了我一堆很難的問題，而我的表現沒有展現我應有的水準。」一年後，她上了大學，決定不走科學領域，而是朝人文領域發展。但是此時，科學界或許也不那麼需要她了：她科展作品的核心見解，已經成為美國政府的官方政策，並且透過ＣＤＣ，迅速傳播到全世界。

第5章

一場未發生的浩劫

說真的，我們具備了所有搞砸的條件

梅雪爾看著白宮裡的人，一個接著一個從後門溜走。

「在小布希第二屆任期快結束時，他們都知道要散場了。」梅雪爾說：「我後來才知道，原來聰明的幕僚全都提早下班去找下一份工作了。」

先是哈切特和范凱亞在大選前許久就走了，接著詹姆斯．勞勒（James Lawler）也離開。勞勒是一位年輕的海軍醫生，他在小布希即將下台前才加入。他在辦公室外貼了幾張漫畫，說是要「反映人們對我們的看法」。在漫畫裡，哈切特是卡通《波波鹿與飛天鼠》（*Rocky and Bullwinkle*）裡的萬事通先生，梅雪爾是一個纏著腰布、站在河裡的「大流行病應對的施洗約翰（John the Baptist）」。勞勒離開後，漫畫仍留在牆上。

雖然如此，梅雪爾還是決定繼續留下來。當初退伍軍人健康管理局批准他借調到白宮六個月，是為了

參與擬定流行病新策略，六個月期滿，他選擇繼續留在白宮。此刻，他被要求繼續留下來幾個月，以防出現緊急情況時可以協助新政府。「反正我無處可去，」梅雪爾說：「所以答應留下來。」

沒有人要讀的報告，要不要寫？

他在白宮辦公室裡，幾乎像個隱形人，目睹著白宮改朝換代。「感覺很像畢業後回到原來就讀的高中，」他說：「建築物都一樣，只是人卻不同了。」所有他做過的工作，也被一掃而空。以前，他的辦公桌上有三部電腦：絕對機密、機密和普通。「他們取走了所有的舊硬碟，換上全新的硬碟，」他說：「他們拿走你所有東西，你所有舊文件都被打包、移走，你甚至不能保留你以前和其他人來往的電子郵件。」

對美國政府這一點，他感到不可思議：成千上萬的檔案——包括他為了推銷世界上第一個流行病策略所做的全部工作——就這樣消失了。「我很震驚，」他說：「難怪你希望有人能留下來，因為之前的工作唯一留下的，只有我們腦子裡的東西了。」

不過話說回來，其實他腦子裡的東西也沒被派上用場。這輩子，他從來沒有像在新政府上任的頭幾個月那麼閒過。閒著沒事的他，只好靠著觀察新人來自娛。例如他看到那位新來的行政管理和預算局（Office of Management and Budget）主任，帶著女朋友參觀他那間有個大壁爐的宏偉辦公室，並為她生起一把好大的火，結果原來煙道早已被焊死了，搞得整棟建築裡充滿濃煙。

閒著沒事的梅雪爾，也會拿著刊載著新科官員照片的報紙，在白宮四處走動，像在賞鳥一樣，試圖認出誰是誰。在他的職業生涯中，第一次沒有人要他做任何事情。他是前任政府聘進來的，跟現任團隊沒有半點瓜葛。「我被視為某種……暗黑勢力。」他說：「我是屬於舊政府的人。」周圍的人對他沒有敵意，只是冷漠。新來的人都知道，他過幾個月就會離開，何必去理他？

他的新上司是總統的國土安全副顧問海蒂・艾弗里（Heidi Avery），她是一位在情報界打滾多年的資深官員。艾弗里告訴梅雪爾，歐巴馬政府決定解散生化防衛局，將該部門人員併入一個叫「應變指揮局」（Resilience Directorate）的單位。對梅雪爾而言，這只是換個頭銜，沒什麼影響，但他認為這樣的組織調整從大流行病的防疫角度而言，是個嚴重錯誤：從此之後，「傳染病」將與美國其他各種危機歸在一起被管理，而且會和其他比較不致命的威脅一起被冷處理。

也就是說，小布希總統因為讀了約翰・巴瑞的書，而決定創立的新部門，現在就要被歐巴馬廢除了。「她是個很固執的人，」梅雪爾談到他的新上司時說：「她告訴我，如果我不贊成部門合併，我就該寫一份報告，把我的想法解釋清楚。」

梅雪爾心裡明白，歐巴馬的人對他的意見一定是不予考慮，但他還是寫了，然後也真的沒人理會。接著，他兩位前同事、現已轉職的年輕醫生杜安・卡內瓦（Duane Caneva）和戴夫・馬可茲（Dave Marcozzi）不可置信的發現，梅雪爾居然開始撰寫大流行病應對計畫的「第三年年度審查報告」。

「他們一直對我說，沒有人、沒有任何人，會去讀我這份報告！」他說。

儘管如此，在接下來的四年裡，他每年都會寫一份年度進展報告。因為根據原本的計畫，政府相關部門有三年時間來落實大流行病因應策略。有些策略較容易落實，例如農業部輔導養雞戶改善飼養環境只需要數個月，但有些需要較長時間，例如衛生與公共服務部要重新打造新的疫苗供應鏈，就需要好幾年時間。

複雜的問題，複雜的答案

二〇〇九年四月的一個晚上，就在預定離開白宮的幾週前，梅雪爾接到了一個朋友的電話。這位朋友在衛生與公共服務部工作，他聽到一個梅雪爾應該知道的消息：南加州出現第二個新型流感確診案例。發生在兩天前的第一個案件，和第二個案件相距超過一百六十公里，確診的兩個人之間沒有任何關係。同時，墨西哥市也傳來令人不安的新聞報導，指稱當地盛行流感，導致年輕人死亡。如果墨西哥的死亡病例和加州出現的是同一種新型病毒株，那就顯示事態嚴重了。因為舊的流感毒株引起的只是零星病例，但一種新的流感病毒卻可能導致數百萬人死亡。

梅雪爾問他的朋友，加州和墨西哥市的病毒，是不是同一種新型病毒株？「他告訴我，這是一個複雜的問題，」梅雪爾回憶：「我說，那你能不能給我一個複雜的答案？」對方說，沒辦法。

於是梅雪爾立即打電話給CDC的馬蒂・塞特隆。塞特隆告訴他，墨西哥人確實送出了病毒樣本，但不是給CDC，而是送給了加拿大政府。加拿大剛剛分析完，證實造成墨西哥年輕人死亡的新型流感，和剛剛在加州出現的是同一種病毒株。而且不只是加州，德州也有病例傳出，不久前有另外兩人確診。

梅雪爾趕緊掛斷電話，立刻打給他的新上司艾弗里，告訴她大流行病已經開始，應該被視為對國家安全迫在眉睫的威脅。第二天早上七點，艾弗里迅速召集白宮資深官員開會，由梅雪爾向大家提出簡報。隔天，梅雪爾再跑到白宮西翼約翰・布倫南（John Brennan）的辦公室，建議這位國土安全顧問召開緊急內閣會議，以顯示總統非常重視這場潛在危機。布倫南同意召開會議，四月十七日，歐巴馬從墨西哥市回到華府，一名曾和他握手的墨西哥男子幾天後暴斃，大家原本以為他死於豬流感，事後證明只是虛驚一場。

這會兒，歐巴馬想和梅雪爾談談。

「最壞的狀況是什麼？」歐巴馬問。

「一九一八年。」梅雪爾回答。

「那一年發生了什麼事？」歐巴馬問。

「百分之三十的人口被感染，百分之二死了。」梅雪爾說：「如果今天也是同樣的比率，預期會有兩百萬人死亡。」

梅雪爾向歐巴馬解釋了大流行病應對策略。原本美國假想中的病毒，是先在很遠很遠的地方出現，例如亞洲之類的，所以美國會有較長時間做好準備。

「但是這次完全不在我們的計畫之中，因為病毒已經來到美國了。」

把情況說得這麼嚴重，也是情非得已。因為他知道，歐巴馬當時已經為了處理一場全球金融危機、兩場外國戰爭以及國內醫療保健計畫的反對聲浪，搞到焦頭爛額。梅雪爾話還沒講完，白宮幕僚長拉姆．伊曼紐爾（Rahm Emanuel）抬起頭來，說：「接下來還會發生什麼鳥事？蝗蟲入侵？」

接著，梅雪爾建議艾弗里請哈切特回白宮坐鎮，艾弗里也二話不說就同意了，還答應幫哈切特辦好手續、準備好識別證，讓他隨時都可以上班。「我不知道為什麼。」梅雪爾說：「大流行病一發生，她突然變得信任我。」

一封瓶中信、一個預兆、一種警告

前幾天，我在報上看到一則標題，是關於一種新的豬流感確診消息。但我已經與對抗流感的日子脫節太久，而且覺得假消息太多，所以根本懶得讀完整篇報導……

哈切特曾經打算為自己每一個孩子剛出生那幾年的生活留下紀錄，等到孩子成年時再交給他們。第一個孩子出生後，他的確寫了一本。但第二個孩子出生後，他拖延許久，直到二〇〇九年孩子都已經三歲了，哈切特才終於動筆。接下來一整年，他每晚都寫一千個字，而且是用手寫，流暢到沒有一個錯字，完全沒用到修正帶，感覺就像他腦子裡已經有一篇結構完整的文章。

二〇〇九年四月那個星期五，他繼續寫道：

今天早上，我收到一封來自白宮醫療準備政策主任卡特・梅雪爾的電子郵件，要我起床後打電話給他，我看了一下郵件的發送時間，是昨晚十一點二十分。

原來，墨西哥前一陣子爆發了嚴重的呼吸道疾病，至少有一千個確診病例，可能造成六十人死亡，其中大都是年輕人。這些病例如今已經確定是流感，而且不是普通流感，是豬流感。昨天，他們發現這株豬流感病毒的基因序列，和先前出現在德州、加州的豬流感相同。這個病毒組合非常奇怪，我們已經知道它是由北美人類和禽流感，以及歐亞豬流感混合而成。根據推測，墨西哥的一些豬（也許就在墨西哥市附近）在體內成功地重新組合出這種前所未見的病毒。

哈切特寫日記的本意，是記錄家庭生活，但是在收到梅雪爾的電郵後，這些紀錄也成了美國政府對抗新病毒的實況報導。七個月後，歐巴馬總統要求哈切特在橢圓辦公室對大流行病應對進行事後分析。當時有人說，國家躲過了一場浩劫。「這不是什麼浩劫，」哈切特告訴歐巴馬：「這只是大自然用ＢＢ槍輕輕射了我們一下而已。」

豬流感爆發兩個月後，哈切特發現自己寫的日記可能是一份寶貴的歷史文件。他認為，這場豬流感疫情就像一股登陸前就解體的超大颶風，是一封瓶中信，一個預兆，一種警告。

哈切特有兩個重大發現。**首先，真正的大流行病，和想像中的非常不同。**「大流行病的降臨，並沒有什麼明顯確定的預兆，例如我們無法從感染人數上，確認是否已經爆發大流行病。」他在重回白宮近三週後，於五月九日寫道。他們手上所掌握的，不過是年輕人在墨西哥醫院加護病房死亡的報告，而且很可能是被過度渲染的報告。

「加護病房就像一個漏斗，」哈切特說：「它會將所有壞消息濃縮在一起。」但除了壞消息，你也必須看到好的一面。例如感染致死率，不要只看分子（死亡人數），也要看分母（感染人數）。如果你不知道有多少人感染但倖存下來，你就不能說這種病毒到底有多致命。

我們與病毒已經對抗兩週了，但仍不能確定到底這次疫情帶來多大的傷害。我們有樂觀的理由，也有擔憂的理由，還有一千個不能感情用事的理由。從越來越多的病例中，我們只能看到病毒去過什麼地方，而不是它將來要去的方向。

有意思的是，墨西哥人接納了美國的新流行病應對策略，很快開始實施。他們關閉了學校，同時採取各種讓人民保持社交距離的方法。後來的研究顯示，這些策略成功阻止了疾病的傳播。

反倒是美國CDC，居然允許校方可以自行決定是否停課。這有點像告訴一群六年級學生，家庭作業可以寫、也可以不寫。結果，只有少數學校決定停課，但絕大多數學校仍維持正常上課。

梅雪爾和我竭盡全力，希望讓全國學校都同步停課，但CDC認為我們沒有足夠的數據。這是「防患未然」和「怕犯錯」之間的較勁，外加公共衛生官僚根深柢固的怕麻煩傾向。梅雪爾無法忍受，快被氣瘋了。

能掌握的訊息這麼少，怎麼辦？

「利用數學模型以預測疾病」這個概念現在有了可信度，當初哈切特的功勞不小。如今各方預測者也紛紛成了公認的專家。五月四日，倫敦帝國學院（Imperial College London）的尼爾・弗格森（Neil Ferguson）和哈佛大學的馬克・利普西奇，獲邀至白宮展示他們的工作成果。「在即時運算分析方面，他們是世界上最厲害——真的是那種最頂尖的——專家。」哈切特說：「他們不僅能告訴你那些你原本不知道的事情，還會讓你知道你為什麼不知道。」

這兩位流行病學家收集了墨西哥疫情的數據，估計感染率（可能受到感染的人口百分比）大約在百分之二十到三十之間，致死率則在百分之〇．一到一．八之間。這意味著疫情的嚴重程度可能比流感季高一些，也可能會造成超過一百萬人死亡，其中包含為數可觀的兒童。

雖然手中能掌握的資訊只有這麼少，但仍必須做出決定。

根據這項新的大流行病應對策略，政府必須在超過百分之〇．一的人口被感染前，就下令停課、關閉學校。問題是，這個階段的病人數量非常難以掌握，大約相當於在一個擁有十萬人的城市中，只有一百或更少的人帶著病毒。但如果等到致死率到達百分之一，就意味著會有一場可怕的疫情。這也意味著，在任何一個人口約十萬的城市裡、只有一個人會死（說不定還沒死，只是躺在加護病房病床上快死了）的情況下，要做出關鍵決策，大膽下令「所有學校停課」，真的需要超凡的領導能力和勇氣。停課的決定必然不受歡迎，而且難以向公眾解釋清楚，但這正是領導者所需要做的。

然而，就在兩位專家到白宮說明風暴強度仍無法預測的第二天，CDC就逕自發布消息。

> CDC今天迅速發布了指導意見，建議學校重新開放。在亞特蘭大舉行的記者會上，宣布了此一修訂後的指導意見……那天早上，我看到國土安全部部長珍妮特．納波利塔諾（Janet Napolitano）接受「福斯新聞網」（Fox News）採訪談豬流感，畫面下方有一行跑馬燈寫著「最糟糕的時機已經過去！」這當然是電視台自己下的標題，不是她提出的觀點，但很明顯的，人們非

常急於擺脫危機。這實在太怪異了，簡直像一部糟糕的科幻電影場景……CDC代理主任瑞奇·貝瑟（Rich Besser）根本搞不清楚自己放出來的，是一隻小狗還是一頭猛虎。這個決定魯莽得令人吃驚，在我看來，CDC並沒有履行保護公眾健康的主要職責。

從那一刻起，哈切特和梅雪爾就很難從CDC拿到有用的資訊。他們原先以為，CDC會將全部疫情資訊直接轉送白宮，但顯然CDC似乎有意保留他們解讀疫情的權利。有幾次從CDC傳來的新型流感所造成的傳染和死亡數據，往往到哈切特手上時，都已經過了好幾天。

> 我認為紐約市應該是現在的主戰場。該市可能有多達三百條潛在感染鏈，疫情有可能在這裡爆發。

五月十七日，也就是哈切特寫下這些話的一週後，紐約市一位五十五歲的副校長米切爾·維納（Mitchell Wiener）死於新型豬流感。教育部長阿恩·鄧肯（Arne Duncan）曾說他會遵照公共衛生部門的要求採取行動，不過白宮內的一組專家認為應該停課，CDC卻主張不必停課。當歐巴馬徵詢梅雪爾時，梅雪爾建議他應該宣布停課，但最後歐巴馬仍選擇聽從CDC的意見。

幾個月後，數據顯示這波新流感的致死率並不算嚴重。根據CDC的報告，大約有四千萬到八千萬美國人受到感染，只有一萬兩千四百六十九人死亡。看來CDC的判斷是正確的，歐巴馬總統的決定也很關鍵，大家都想往前看，忘掉這場沒有發生的大流行病。

但在哈切特看來，看起來正確的決定，並不等於就是正確的。而且有意思的是，CDC看起來正確的決定反而讓人心生警覺。九月下旬，他發現不是只有他這樣想。

白宮裡有越來越多人認為，我們能躲過危機，真是非常非常幸運。因為很明顯，這不是我們的決策正確帶來的結果，相反的，我們具備了所有搞砸的條件。

哈切特在白宮期間的另一個發現，是：**政府無法迅速採取任何行動**。「當你陷入危機，你就只有眼前幾個按鍵可以選擇。」他說：「你不會有新的按鍵可用。」當時，雖然早在二〇〇九年五月——也就是發現新型流感幾週後，疫苗就已經開始生產，可是要到十二月下旬才準備好大規模配送。如果病毒如同它最初出現時那麼致命，很多人應該早就喪命了。

話說回來，讓哈切特覺得欣慰的是，這次疫情也意味著他們三年前所做的計畫有多麼重要。美國政府雖然沒像墨西哥那樣決定停課、採取社交隔離政策，但這些措施現在成了真正可行的選擇。政府官員有了一個新按鈕可選擇，也網羅了更多新的專家投入——其中有一位，哈切特特別欣賞。

梅雪爾似乎是唯一知道自己在做什麼的人：他總是在關注、觀察、搜集、計算、修正推論……持續不懈。

聰明的專家，愚蠢的假想

梅雪爾十一歲時，有過一次至今難忘的奇特經歷。豬流感大流行病那段期間，他常會回想起那次經驗。

時間是一九六七年，當時的美國人生活在核戰的焦慮中，有人發起一場實驗，目的是研究人們在核子攻擊期間會採取什麼行動。研究人員在芝加哥市中心建造了一個核輻射避難所，並招募志願加入實驗的人。不知道什麼原因，梅雪爾的父母跑去報名，然後帶著五個孩子，全家住進了避難所。

「這個地方只能容納四百人，」他回憶：「我們睡在水泥地上，沒有枕頭，也沒有毯子。三餐只有餅乾，以及喝起來像漂白劑的水。只有一盞用自行車驅動的燈，得有人騎在上面燈才會亮。由於自行車也可以供電給電風扇，所以你必須在燈和電風扇之間選擇。總之，熱死了。」再加上，當時避難所裡唯一被允許的物質享受是抽菸，所以整個空間裡總是煙霧瀰漫。

梅雪爾一家人在那兒待了三天，研究人員每天在他們身邊走來走去，一邊看，一邊做筆記。

「他們觀察人的行為，」梅雪爾說：「所以我也跟在旁邊看。」他默默跟著觀察之後，突然意識到一件事：

如果真的發生核子戰爭，情況不可能是那樣。

「媽媽會在家，小孩會在學校，爸爸會去上班，」他說：「我們都會分散各處，而且不知道怎麼去避難所。」總之，蓋一間核輻射避難所是個愚蠢的點子。「那次經驗，永遠改變了我對這些事件的看法。」

在二〇〇九年虛驚一場的大流行病結束時，他也有類似的感覺。雖然疫情後來的發展與他原本的想像不同，但如果必須重來一遍，他還是會建議歐巴馬宣布停課。這場疫情之後，有人認為沒有貿然宣布停學或採取必要的積極行動來防止疫情惡化，實在是太明智了。「但這就像有人開車時低頭看手機，然後車子打滑之後卻幸運的沒有撞到任何東西。因為結果不嚴重，導致人們反而無法得到明確的教訓。」他說：「相反的，如果他撞個稀巴爛、掉入水溝，他就會學到深刻的教訓，萬一還撞死了行人，他更會很久很久都不敢再坐上駕駛座。其實，照理說不管結果如何，大家都應該要記取教訓才對。」

人們似乎沒有意識到這一點。梅雪爾認為，所謂的「經驗」其實有個缺點。「經驗就是一次又一次犯下同樣的錯誤，只是每一次都比前一次錯得更有信心。」他說，他很喜歡這句話。

三年前，梅雪爾離開亞特蘭大的家前往白宮時，原本只打算待六個月。如今，正當他以為終於可以回家了，卻發生了一件有趣的轉變：頂頭上司海蒂．艾弗里邀請他繼續留在白宮。

梅雪爾曾和艾弗里分享一個關於一群士兵在阿爾卑斯山迷路的故事。「這群士兵遇上暴風雪迷了路，」梅雪爾說：「有人在背包裡發現了一張地圖，最後靠著這張地圖，大夥兒終於安然脫險。」沒想到的是，脫險後的士兵有一天回頭仔細看地圖，才發現這是一張庇里牛斯山地圖，根本不是阿爾卑斯山！

「當你迷路時，地圖是有價值的。」他說：「至少它讓你有一個起點。」

這和他早年擔任加護病房醫生的體驗類似。「你看到病人的狀況越來越糟，」他說：「但你的心中不能完全沒有想法，因為當你沒有想法時，你就會恐慌。相反的，只要有一張地圖、一個計畫、一份治療清單，即使未必完全正確，也總比沒有好。」

梅雪爾答應艾弗里，留任到歐巴馬第一屆任期結束。這段期間，梅雪爾曾協助艾弗里分析各種天災人禍，例如「深水地平線」漏油事件、福島核災、海地地震等等。「她會告訴我，先看看能發現什麼問題，然後回報給她。」梅雪爾回憶。艾弗里給梅雪爾起了個綽號叫「偵察兵」，因為她發現，梅雪爾有一種異於常人的洞察力。

二〇一一年年底，梅雪爾終於回到亞特蘭大的退伍軍人健康管理局，那兒的人即使知道他曾一度被借調到白宮，也不在乎這件事。他繼續當個隱形人，有時候他甚至覺得上司根本忘了他的存在。他再度在辦公室閒晃，於是決定花點時間思考大流行病。

「我離開白宮時曾說過，下一次爆發傳染病，就不會再這麼幸運了。」他說：「整套防疫計畫，建立在大流行病的嚴重程度之上，但這是一種非常不切實際的假設。當大流行病來臨，很多事情都是處於未知狀態，你得具備某種能預見未來的能力才行。」

他腦海中試圖找出更恰當的比喻，好讓更多人理解他的想法。在他看來，控管一場流行病，就像駕駛一輛奇怪的汽車：你踩下油門十五秒後，車子才會開始加速；車子加速行駛之後，你沒有煞車可踩。「又或者像看一顆星星，」他說：「你看到的光，全是多年前傳送出來的。當你看一種疾病時，情況也很類似：你看到的，都是已經發生的事。」

擁有很多優秀人才的CDC，本質上是一所規模極大的大學，梅雪爾稱之為「戰時環境裡的和平時期機構」。CDC的強項，是準確弄清楚發生了什麼事，但問題是通常等到他們做到這一點時，戰爭也結束了。CDC對什麼「預見未來」的能力既沒興趣，也沒天分，但現在卻掌握了抗疫策略的生殺大權。「CDC才是別人眼中的權威，大家都等著他們做決定，」梅雪爾說：「誰敢挑戰它的權威呢？郡政府的衛生醫療官嗎？」

在天堂或地獄之間，二選一

從雀樂蒂．狄恩有記憶以來，她就一直有條列清單的習慣。她把清單寫在白板上、書本裡、紙片上，甚至還會將她每年過生日時寫下的年度目標，貼在她家桌子旁掛著的外婆半身相片背面。

除此之外，她還有很多清單，是只列在自己心裡的。其中有一份，詳細列出了大約二十個擋在她和她人生目標之間的阻礙。

清單中的第一項，是「奧勒岡州姜欣城」（Junction City, Oregon）。她在姜欣城的農場長大，即使以當地不富裕的標準來看，她家都算是貧戶。「我是在努力隱藏自己來自貧窮家庭的羞恥和尷尬中長大的。」她說。她從不在體育課結束後和同學一起在學校洗澡，因為那意味著會被其他女孩看見她破舊的內衣。她身上穿的，來自教堂傳教士原本要帶去非洲的二手衣。她與家人的伙食，也是靠食物券接濟。對她而言，無法掩飾貧窮的痛苦，遠比貧窮本身更讓她難堪。

清單上的第二項，是「教會」。教會主宰著她全家人的生活，她打從心底害怕教會長老。「主要是因為我家所信仰的，其實並不是真正的宗教，」她說：「不屬於浸信會和天主教會，而是自成一派，認為只有他們自己才能上天堂。他們不想和其他教會有什麼共通點。事實上，他們利用恐懼控制信徒，是個頗受爭議的教會。」

從很小開始，她就覺得自己像小狗般被訓練，目標是把她訓練成長大後除了對生孩子外，什麼野心都沒有的女人。教會的人告訴她，通往天堂的路只有一條，掉入地獄的歧路卻很多，所以她被禁止聽流行音樂，被禁止接觸科學。六年級的自然課上「演化論」那天，雀樂蒂接到通知，要她待在校長辦公室，直到演化論單元結束。和她參加同一個教會的另一個同學，也收到同樣的通知。

當然，她也不是完全沒有在教會學到東西。七歲那年，她聽到非洲回來的傳教士講述他們目睹的瘟疫，她深感著迷。她在還不知道通往醫學院的路有多困難之前，就已經下定決心要當醫生。「我沒認識半個醫學系畢業生，」她說：「姜欣城的人不做這種事。」學校的升學輔導員告訴她，姜欣城的孩子無法成為醫生，她應該改立別的志向。高三那年，當地木材大亨設立一個基金會，提供一份獎學金給父母沒上過大學的孩子。這個名叫「福特家族基金會」（The Ford Family Foundation）的組織，願意資助她去念奧勒岡州立大學。

「長老們說，我違背了上帝的旨意，因為我想上大學。」雀樂蒂回憶。參加醫學預科課程後，她學到的第一件事，就是發現自己根本沒有做好準備。姜欣城高中沒有提供先修課程，也從來沒人教過她怎麼讀書。大學的學術顧問建議她，乾脆放棄自然組，改去主修藝術。

但是當時的她，已經愛上了微生物學。她了解每一種生物，知道即使再小的生物，也會不斷演化。學到的科學知識越多，她和家庭、社區的距離就越遠，她想拉近彼此關係的壓力也越大。「離家上大學時，我就被身邊的人排擠了。」她說：「回到他們世界的唯一方法，就是留下來結婚。」

雖然她獲得四所大學的入學許可，但其實她最想去的，是杜蘭大學醫學院，可是杜蘭大學卻沒有直接錄取她，而是將她列為候補人選。於是她寫了一封信給杜蘭大學招生部主任，「我是來自奧勒岡州、一無所有的最底層貧窮白人。」她做了一些奧勒岡州造型的巧克力，隨信寄出。

「巧克力送到那天，我接到一通電話。」雀樂蒂說：「招生部一位女士打來說，她們不是因為被我寄去的東西收買了，而是要通知我，她們願意給我杜蘭醫學院的入學許可。」

對於雀樂蒂即將要上大學，教會長老們很不高興。他們允許她去紐奧良念杜蘭醫學院，但附帶條件是她必須嫁給一位他們為她挑選的年輕人，而且大學畢業之後必須回到姜欣城。

就這樣，當時才二十二歲的她嫁了一個她不想要的丈夫，搬到一個全然陌生的城市，和那些從哈佛大學、史丹福大學拿到醫學預科學位的同學競爭。她以全班第一的成績完成了第一學期，但她丈夫向教會長老告狀，指責她把所有時間都花在讀書上。「他說，我這麼用功，就是忤逆他。」雀樂蒂回憶。「長老們挺他，並且要我把成績維持在全班排名的百分之五十就可以了，不可以更好。」

下學期結束，她依舊名列前茅，教會長老們發了一封信，要她立刻退學，搬回姜欣城。

這故事聽起來很扯，但她還真的認真思考了一下，畢竟她仍然很怕這些長老。「我覺得自己得在天堂或地獄之間二選一，」她說。仔細想過之後，她告訴丈夫，她想離婚。他很快搬走了，教會長老代他寫了一封信給她。「信上說，對他們而言，我已經死了。」

對教會而言，沒有任何事比離婚更糟了。這意味著不僅教會切割她，她和整個社區也決裂了，她的朋友不再和她來往，她與家人的關係變得很緊張。

「我決定，我寧願下地獄也要當醫生。」她說。

她每個月總會做兩次「結婚夢」，在夢裡，她在大喜之日走在紅毯上時，突然發現一切都不對勁，新郎不是她想嫁的人，她站在走道上，宣布她不結婚了，然後推開教堂的門揚長而去。「那是我在現實中沒有勇氣做出的決定，」她說：「但我在夢裡實現了。」

於是，她成了一個獨自生活的二十三歲醫學院學生，幾乎和所有十八歲前認識的人都斷了聯繫。

在《聖經》中，她最喜歡的角色是大衛。大衛小時候曾和獅子、熊有過可怕的經歷，但他也從牠們那兒學會許多本事，其中之一就是：勇氣。雀樂蒂打從心底認為，勇氣真的是一種技能，她很感謝生活迫使她學會正視恐懼，就像她認為大衛應該感謝熊，協助他準備好和巨人的戰鬥。「那份清單上，是我為了當醫師所克服的二十個阻礙，也是我之所以能成為優秀的衛生醫療官的原因。」她說：「它們就是我的熊和獅子。」

傑瑞・布朗（Jerry Brown）州長任期屆滿後，由副州長葛文・紐森（Gavin Newsom）繼任，沒想到他上台不久，便解雇了當初挖角雀樂蒂來州政府工作的公共衛生署署長史密斯醫師。雀樂蒂花了四個月為紐森州長打理公共衛生署，外界理所當然的認為她將被指派為下一任署長，但紐森從紐約市請來一位名叫桑妮雅・安吉爾（Sonia Angell）的衛生醫療官接掌署長大位。安吉爾專攻肥胖症和糖尿病等慢性病，沒有任何管理傳染病的經驗。

安吉爾的就任，讓雀樂蒂有點不安。她認為，對於可能發生的公衛危機，美國社會沒有能力應付。「美國並沒有真正的公共衛生系統。」她說。

四十二歲生日那天，她在臥室坐下，列出她的年度目標清單。那是二〇一九年十二月二十一日，幾個月來，她一直在問自己，當初為什麼要搬來這裡？過去十五年，她列出的目標清單全都是與個人目標有關，這回她想要改變。

「重新學鋼琴」、「盡快適應新工作」、「去非洲」——她以這幾個目標為今年的清單之始。

然後，她寫了一個預言：

「它，已經開始了。」她寫道。

第2部

第6章

紅色電話

這些人，一定知道一些我們不曉得的事……

到此時為止，他只是和其他尋常百姓一樣，靠閱讀得知新聞。他沒有接觸新疾病爆發的特別管道，也沒有人會期望他做什麼。喬・德瑞西（Joe DeRisi）擁有的，不過是他在加州大學舊金山分校（University of California–San Francisco）的新實驗室，以及一種在追蹤病毒上超級神奇的新武器。

德瑞西形容自己的實驗室是一個「自己動手創客嘉年華」的地方，他覺得這種追蹤病毒的工具，不過是這所實驗室所製造出的眾多酷炫玩意兒之一罷了，而且當時還處於「不知道該怎麼利用最好」的階段。

那天，德瑞西從報上讀到了中國剛爆發的疫情新聞。二〇〇三年二月十日，世界衛生組織北京辦事處收到一封電子郵件，指出廣東省發生了一種類似流感的「奇怪傳染病」，以前所未見的速度致人於死，無論大人小孩都無法倖免。有一位名叫卡洛・厄巴尼（Carlo Urbani）的義大利醫生在還來不及弄清楚被什麼病毒感染就死亡了。

德瑞西讀到關於這位義大利醫生死亡的新聞後，立刻將手上正在做的事擱置一旁。「我們和CDC聯絡。」德瑞西說：「告知對方我們手上有一種新的晶片，或許能協助鑑別出病原體。」此時疫情已經爆發好幾週，CDC正在帶頭拚命調查中。

「原本他們不屑一顧。」德瑞西說。因為他們從來沒有聽說過喬・德瑞西這個人，更沒聽過他的什麼晶片。

當時正是德瑞西與他的晶片沒沒無聞的最後一刻，次年他將會獲得麥克阿瑟天才獎（MacArthur "genius" grant），從此以後他的辦公室電話鈴聲此起彼落，許多緊急任務上門求助，因此德瑞西戲稱那是「紅色電話」（the Red Phone）*。

但是對二〇〇三年三月的CDC而言，德瑞西只是另一個想出名的年輕生物化學家，他創造的晶片……嗯，看來除了他自己實驗室的人，外界從沒聽說過。「我們只好求CDC將病毒樣本寄給我們。」德瑞西說：「雖然他們老大不情願，最後還是寄來了。」

病毒樣本，其實是一塊死人的肺

CDC寄來的病毒樣本，棲息在一小塊死於新型流行病的人的肺裡。

包裹將會在週末送達，但根據聯邦快遞公司的包裹追蹤資訊，德瑞西發現CDC居然是直接把樣本放進快遞公司的標準紙箱。他大吃一驚，於是趕緊洽詢CDC，但CDC告訴他，新病原體在正式鑑定出來之前，依法仍被視為一般良性遺傳物質。

當時，大學的郵件接收中心已經關閉，要到下週一早上才會開門。也就是說，聯邦快遞的司機將會載著最近死於致命空氣傳染病患的一塊肺部樣本，在舊金山加大的校園內四處繞行，找人簽收。於是那個週六早上，德瑞西和他實驗室理幾個博士後研究員就守在校內各個路口等待，準備攔截快遞公司的貨車。

終於，德瑞西發現了一輛聯邦快遞的卡車，揮手示意它停下。

「老兄！」他對司機大喊：「你有包裹要送到德瑞西實驗室嗎？」

司機看了他一眼。德瑞西當時三十三歲，但看起來像二十三歲的毛頭小子，穿著運動鞋與短褲、以及一件正面印了圖樣的T恤，看起來像是待會兒就要去衝浪或玩直排輪，也像是那種會隨口喊「老兄」跟別人打招呼的傢伙，根本不像一個擁有自己的生物化學實驗室和病毒追蹤新武器的學者，是典型的「人不可貌相」代表人物。三年前，舊金山加大的教授們同意他跳過正常科學訓練必經的博士後階段，直接允許他成立自己的實驗室——因為他們不想浪費他任何時間。「他有一顆潛

＊譯註：本指發生大事時，美俄兩國領導人可以直接溝通的通訊系統。

力無窮的腦袋。」舊金山加大裡曾大力保薦、並任用德瑞西的微生物學家兼醫學博士唐・加納姆（Don Ganem）說：「那是一顆對一切都有興趣且無所畏懼的頭腦，頻寬大到常人無法理解。」

話雖如此，德瑞西給人的第一印象通常不會停留太久。因為他做的事、說的話，往往很快就能讓人發現他的與眾不同。

當聯邦快遞司機取出包裹時，注意到寄件者是一個叫CDC的地方。只見德瑞西把手伸進短褲口袋，掏出實驗室專用的安全手套。這下子，德瑞西看起來不再像個什麼都不在乎的毛頭小子，他顯然非常謹慎，不讓皮膚直接碰觸到包裹。

目睹這一幕，聯邦快遞的司機很自然的想問：「如果這傢伙需要戴著手套才能觸摸紙箱，我呢？」

他沒直接問出口，而是換了個方式說：「嘿！紙箱裡有什麼？」

「喔，沒什麼啦。」德瑞西說。

司機看著他，說：「我以後再也不會來這裡了。」

神祕「傑森們」的邀約

這是典型的「德瑞西時刻」——買一送一，就像DNA的結構雙螺旋都是成對出現的。他現在不光拿到了那塊肺臟，還有個關於「如何拿到」的搞笑故事可講了。回到實驗室，德瑞西開始研究那塊肺。二十四小時後，他的實驗室鑑定出殺死這塊肺的主人的病原體，是一種新型冠狀病毒。

在二〇〇三年三月的當時，這是個令人震驚的大消息。從來沒人聽說過，冠狀病毒會導致人類患上嚴重疾病。對別的動物來說，冠狀病毒可能致命，但在人類身上，它就像普通感冒一樣。世界衛生組織後來將這種冠狀病毒引起的疾病，命名為「嚴重急性呼吸道症候群」，簡稱SARS。

「從此之後，我就上癮了。」德瑞西說：「我想研究更多這個。」

德瑞西感覺得到，CDC對德瑞西實驗室的專業能力和完成速度感到震驚。簡直像變魔術，而不是研究科學。CDC自己後來也確認，這是一種新的冠狀病毒，但卻是多花了好幾個禮拜，才做到舊金山加大一位未受過病毒學訓練的無名生化學家在數小時內完成的工作。

「在那之前沒人知道我們的技術，也沒人知道我們在做什麼，」德瑞西說：「完全出乎大家的意料。」但現在，實驗室一戰成名。德瑞西也是。

SARS事件過後，紅色電話響個不停，實驗室收到的信件和電子郵件也日益增多，伴隨著奇奇怪怪的要求。例如二〇〇三年底，德瑞西收到一封來自一位自稱是美國海軍高級軍官的電郵。「我們希望你到華府來和**傑森們**談談。」它開頭這麼寫。這封電郵簡短扼要，重點是「傑森們」想要德瑞西到華府一趟，解釋這種新的生物威脅如何傳到人類身上，以及德瑞西實驗室是怎麼鑑定出來的。

「我心想，」德瑞西說：「媽的傑森們是誰？」他上網查，發現大部分與「傑森們」相關的資料都在宣傳陰謀論。「就像是二十一世紀初的『匿名者Q』（QAnon）*。」德瑞西說。最後，他在偶然中發現了一個比較可信的消息來源，指出「傑森們」是一群定期在華府祕密集會的神祕科學家和軍事領導人。

「太酷了！我絕不能錯過這機會。」德瑞西說。

幾個月後，他飛往華府杜勒斯機場（Dulles Airport）。抵達後，他看見一個穿著海軍服的小伙子，坐在一輛黑色四輪驅動車裡等他。

在開車前往他們要去的地方的路上，小伙子幾乎不說話。「我心想，怎麼回事？這傢伙真是詭異。」德瑞西說。

司機在維吉尼亞州泰森角（Tysons Corner）一棟玻璃辦公大樓前停下，讓他們下車。走進大樓，坐在玻璃櫃檯後的男人遞給德瑞西一個識別證。「我注意到，識別證上有色碼，我的顏色和海軍小伙子的不一樣。」德瑞西說。

海軍小伙子帶著德瑞西去見一個白人老先生，接著換白人老先生護送德瑞西走過許多走廊和拐角，通過安全檢查哨，直到他們最後進入一部電梯，緩緩下降。

在尷尬的沉默中，德瑞西注意到老先生的安全識別證上的名字：傑森。

和海軍小伙子一樣，老先生也惜字如金。但就在他們下降到彷彿是地球中心的地方時，這個顯然真正名字不叫傑森的老先生轉頭對德瑞西說：「很酷吧？」

德瑞西點頭，真的，真的很酷。

老先生說：「就像愛麗絲掉入的兔子洞。」

接著老先生沒再說話，領著他來到一個小演講廳。演講廳裡大約有一百五十個座位，全坐著上了年紀的白人男士，其中有多位身著軍裝。「全是將軍和幕僚之類的。」德瑞西說。

老先生遞給德瑞西一張紙，上面印著當天不同場次演講的標題。每一場演講都有顏色編碼，以區分參加那場演講所需的保密安全級別。德瑞西還沒開口問，那老先生就說，「到時候我們一定會把你送出演講廳。」此時德瑞西才知道，自己的保密安全級別只能聽到自己演講的那場，他也發現在他之後那場的演講主題是「夜拳」（The Night Fist）。「我好想留下來聽，」德瑞西說：「夜拳到底是什麼，能不好奇嗎？」

走上講台時，德瑞西注意到坐在最前排的人不只是比較老，而是非常老。現在他與老人們的距離很近，可以看見識別證上的名字：傑森。演講廳裡的每一個人，都叫傑森。

德瑞西覺得有趣極了，這一刻真是人生中一次奇特經驗。「我在想，這超酷的，根本是湯姆．克蘭西（Tom Clancy）的間諜小說場景吧！」他說。

＊譯註：二〇一七年出現的極右翼陰謀論，主張美國政府內部存在一個反川普的暗黑勢力集團。

不管傑森們到底是誰，他們只給德瑞西十分鐘時間，來解釋他和他的團隊如何迅速鑑定出這種在香港和中國造成數百人死亡的新病毒。這十分鐘要講的，不只是技術，也是他腦海中演化多年的世界觀。根據當天與會者的談話內容，他看得出來在場的多是物理學家，不是像他這樣的資訊高手。他鬆了口氣，因為他原本準備的演講內容，就是針對非專業觀眾——儘管整個過程充滿著戲劇性。

演講開始，他先介紹自己的新技術。截至當時為止，他解釋，鑑定出新病毒一直是耗時費力的過程。難度在於病毒非常小，即使用電子顯微鏡放大數百萬倍，也需要大量病毒才能看見。從受感染者身上提取的病毒，往往數量不足，因此病毒學家通常需要先取出病毒，再加以培養。

要培養病毒，他們得先找到一種可以讓病毒在體內生長的動物，例如老鼠。他們將一點點活病毒注入老鼠體內，希望病毒能在老鼠體內複製。如果病毒無法在老鼠體內複製，他們就會再找其他動物。所以可以想像，光是為了獲得足夠數量的病毒，就是多麼費勁的一件事。

只有在得到足量病毒之後，專家才能假設可能是哪一種病毒。接著這個假設需要經過檢驗，而每一次檢驗可能需要一天或更長時間。如果檢驗結果為陰性——也就是說，病毒學家猜錯了，整個檢驗過程就得重來一遍。錯了一個，接下來還有幾十個要檢驗。「病毒學家只能碰運氣，」德瑞西說：「希望顯微鏡裡看到的，能讓他們想到以前所看過的某種病毒，但如果這是一種全新的，或者以前從未見過的病毒，那你麻煩就大了。」

遠赴中國，抓各種動物來實驗

人類的腦子實在比不上大自然的多樣性。大自然充滿了驚奇，再聰明的科學家也無法預測。「通常我們只會尋找我們被訓練要找的東西。」德瑞西說：「結果反而會錯失真相。」而德瑞西實驗室發明的新晶片，讓他可以在不需要培養足量病毒的情況下，就能看見病毒。而且新晶片可以讓專家們在沒有假設的情況下進行分析，換言之，新晶片讓人類的大腦擺脫了原本的限制。

這項他命名為「病毒晶片」（Virochip）的新技術，其實就是一塊顯微鏡載玻片，其表面有各種已知病毒的基因序列。這些序列及其生物遺傳訊息，全都取自美國聯邦出資設立、屬於國家衛生研究院的基因銀行（GenBank）數據庫。基因銀行相當於一個龐大的基因資料庫，全世界的科學家若有新發現就會通報，資料庫每兩週會更新一次。

「那就像到了一家賣拼圖的商店，你可以四處逛，欣賞印在紙盒上的成品照片。」德瑞西說。有些拼圖成品照片是完整的，例如人類，因為人類基因體已經全部定序完成。但大部分成品圖片都只有局部，包括許多病毒。德瑞西實驗室從基因銀行抓取了兩萬兩千種病毒（全部或部分）的拼圖成品照片，將它們轉移到一張載玻片上。檢查不明病毒時，其中的遺傳物質只要碰到任何一模一樣、屬於已知病毒的遺傳物質，就會黏住。接著，你只要將載玻片上的不明遺傳物質沖掉，看看留下的是什麼。「就像手上拿著一片拼圖，去拼圖店裡尋找，看它屬於哪一幅成品圖。」德瑞西說。

德瑞西的團隊取出ＣＤＣ送來的肺部樣本，溶解後再將遺傳物質放上「病毒晶片」沖洗。結果，有幾小片黏在已知的三種不同病毒上：牛冠狀病毒、鳥類冠狀病毒和人類冠狀病毒。「這堆拼圖片來自三盒不同的拼圖。」德瑞西說：「沒辦法拼成任何一個已知的成品圖。也就是說：這是一種新型冠狀病毒。」

這種新病毒與牛、鳥和人體內已知病毒的相似性，並不代表它就是來自牛、鳥或人。所謂的「自然宿主物種」（病毒在跨物種傳染給人類之前、原先天然寄居的動物）仍然是個謎。顯然，這種病毒不是來自人類，因為若是來自人類，人體就會對它產生一定的免疫力，可是事實並非如此。德瑞西也很確定，病毒不是來自牛，因為只要是與經濟動物相關的病毒，都已在科學家掌握之中。

最後，調查人員到中國抓各種動物進行實驗，並在其中一種動物體內，發現了在不使該動物生病的情況下、繁殖的ＳＡＲＳ病毒。結果出乎所有人意料：新病毒的自然宿主，竟然是蹄鼻蝙蝠。

「從來沒人見過蝙蝠冠狀病毒，」德瑞西說：「過去根本不存在。」

接著，德瑞西向傑森們解釋，有了這種病毒晶片，就可以省去調查期間的猜測了。當某種新病原體感染人類時，你不需要病毒學家來猜測這可能是什麼病毒。你不必有任何相關知識或偏見，只要用這種病毒晶片檢測病原體，它的基因就會告訴你它是什麼。只要給病毒機會，病毒就會揭露自己。

如果病毒來自火星……

其實，那天短短的十分鐘內，德瑞西還有很多事沒來得及向傑森們解釋。例如：他沒有解釋他的病毒晶片是怎麼研發出來的——那是他在史丹福大學念研究所時，親手建造的大型機器的延伸。他沒有解釋，自己如何發明這種能將兩萬兩千種病毒的基因序列放在載玻片上的機器人。他也沒有解釋，這些序列一定只是每種病毒的部分基因圖，因為一個載玻片無法放入所有完整的圖。為了將檢測出新病毒的可能性提高至最大限度，他和團隊將每種已知病毒的最古老基因序列——即使在病毒進化後仍會保留下來的那些基因串——放在病毒晶片上。如果病毒再進化，變成一種看似全新的東西，它很可能會繼續擁有那些舊的序列。在演講中，德瑞西完全沒機會提到這些部分。

傑森們是大忙人，只給了他十分鐘說必要的話。更何況，傑森們還有問題要問。

如果不明病毒是一種新的病毒，為什麼會黏在病毒晶片上？

很多人都有這個疑問。

「地球上所有病毒都有遺傳上的親緣關係，」德瑞西解釋：「因為它們都是從共同祖先演化而來的。即使新病毒和晶片上的DNA並不完全相符，晶片還是可以讓你知道它屬於哪個家族，知道它的祖父母，或者至少它的遠房表親。」換句話說，這個晶片不僅可以用於診斷現有病毒，還可用於發現新病毒，就像它發現了SARS一樣。隨著晶片中新病毒的增加，它的診斷能力也跟著增強。

如果不明病毒和地球上的任何一種病毒的遺傳親緣關係為零呢？如果它來自火星呢？

這是另一個常見問題，並且更難回答得令人滿意。

「實際上，有個詞就是在形容這種『和已知遺傳物質沒有任何親緣關係』的遺傳物質：基因體定序中的暗黑物質。但SARS不是，而且任何其他可能對人類構成生物威脅的病毒也都不是。」

為什麼SARS病毒消失了？為什麼在感染了八千人、造成八百人死亡之後就停止了？病毒去哪兒了？

因為感染者迅速被隔離，避免傳染給他人，因此第一次SARS的疫情很快就結束了。這主要是由於病況明顯，幾乎沒有任何無症狀感染者，我們可以很容易識別出具有感染力的人。但其實病毒並沒有消失，「它依然存在。」德瑞西說：「它不是外太空來的，很有可能再次出現。」

換句話說，現在還不是對生物性危害放鬆戒備的時候。人類對病毒知道得太少，即使是SAR

S，很多事直到今天也還是弄不清楚。例如，我們至今仍不確定它是如何在人與人之間傳播的。

飯店走廊上，竟是病毒散播的溫床

世界衛生組織在第一次SARS疫情爆發後的秋天，發表了一份報告。德瑞西認為這份報告簡直是一篇精采的偵探故事，報告中提到一位中國醫生和妻子，從中國前往香港參加婚禮後發生的事情。該醫生已經去世，並在香港京華國際酒店（Metropole Hotel）感染了住在同一層樓另外五個房間的人。問題是：他們是怎麼被傳染的？

酒店感染爆發兩個月後，世界衛生組織派了一個調查團隊，到被視為「事發現場」的京華國際酒店。他們在地毯、窗簾，甚至空氣中的灰塵尋找病毒的遺傳物質，他們測試了水管和通風管，他們擦拭了清潔人員的吸塵器和工友的衣櫃，他們發現酒店的空調將房間內的空氣輕柔的送入走廊，他們仔細搜索了死亡的中國醫生和妻子住過的九一一號房。

雖然調查人員在醫生夫妻下榻的房間裡找不到任何病毒的蹤跡，但卻在房外走廊上有了重大突破。在中國醫生過世兩個月後，病毒的遺傳物質依然大量存在於靠近房門的地毯上——而且形成一個巨大的圓形。

調查發現，在京華國際酒店九樓感染病毒的人，幾乎都有一個共同點：從他們的房間走到電梯，都經過九一一號房。世衛組織團隊推測，這些人是在走過房門口之後，回到房裡脫掉鞋子時讓自己受到感染。

他們進一步猜想，可能該醫生曾嘔吐在地毯上，然後自己把嘔吐物清理乾淨，因為酒店沒有他打電話叫人清掃的紀錄。但這也只是猜測，沒人知道事實真相如何。

德瑞西演講完，有人護送他出演講廳，以確保他不會接觸到機密資訊。這時他意識到，傑森們問了他一堆問題，卻沒有問到最關鍵的一個：

我們該如何使用這項新技術，來對付未來的病毒？

「病毒會故意在遺傳密碼中犯錯，」德瑞西說：「它們已經演化到會犯錯，而它們犯下的錯誤，給了它們前所未有的演化彈性。」我們需要加快理解病毒的能力，才有辦法對病毒的特殊力量做出適當的回應。

染上怪病，大量死亡的蛇

新型冠狀病毒的第一次疫情爆發之後，德瑞西給他的電話取了「紅色電話」的綽號。「我們在

SARS期間突然爆紅，之後開始接到許多意想不到的電話。」他說：「如果你已經試過其他所有方法，還是不知道病因是什麼，你可以拿起電話打給我們。」

這些緊急求救電話，他粗略分為兩大類。第一種，是關於一些沒有商業價值的動物，擔心牠們可能會大量死亡、或滅絕的狀況。

例如：蛇。

二〇〇九年初，德瑞西收到了一位女士的來信，附上一張紅尾蚺纏在自己身上的照片。「我聽說你是病毒獵人，」女士在信上說，然後解釋照片裡的蛇是她的服務動物（service animal）*，名叫賴瑞先生（Mr. Larry）。

原來，她從獸醫那裡聽說德瑞西有一種能鑑定病毒的新晶片，她希望德瑞西可以用這種晶片調查一下，因為當時有一種神祕疾病，在世界各地造成蛇類大量死亡，她很害怕有一天，賴瑞先生也會感染上這種疾病而死亡。這些對德瑞西都是新聞，他從來不知道蛇也可以是服務動物，也不曉得牠們正大量死於某種新疾病。「哇！這太瘋狂了！」他回憶：「這封信在我桌上放了大概有一年，真是一封有夠怪的信。」

---

*編按：一般指經過訓練以協助殘疾人士的動物，例如導盲犬。但也有人認為寵物的陪伴有助於安撫自己的精神恐慌等問題，堅持也屬於服務動物。

德瑞西熱愛科學，但他認為科學在某些方面常被誤解，至少很多大人灌輸給孩子的內容並不正確。就因為這樣，科學的進展常常被描述得冷淡、缺乏熱情。科學家先形成某種假設，接著找出一種方法測試，最後發現某種新的真相（或否）。但德瑞西認為，應該多鼓勵科學家在完全沒有概念與預期的情況下去研究。「有時候科學家需要假設，」德瑞西說：「但有時候不需要。」他認為，沒有任何預設立場的人，才能看到前人未曾見過的東西。

「這是科學世界裡的陰暗祕密。」他說：「好吧，這也許不適用於天文物理學，但在醫學和生物學中，如果你認真去仔細查那些科學史上偉大的發現，有太多都是源自於偶然的觀察。」先有了好奇心，接著再利用科學當工具而已。科學的進步，一開始往往是某個人看到出乎意料的東西，然後說「噢，這就怪了」。

於是當德瑞西說「這就怪了」，不光是表示他有點興趣，更是一場研究的序幕。最後他的好奇心占了上風，於是打了電話給「賴瑞先生」的獸醫。

「聽說很多蛇正死於某種神祕疾病，真的嗎？」他問。

「喔，是真的。」獸醫說得好像每個人都該知道似的，當時世界各地的動物園正眼睜睜的看著園內的蛇類數量不斷減少。

「然後我上 YouTube 上搜尋『我的蛇生病了』，」德瑞西說：「結果發現許多來自世界各地的影片，許多蛇被這怪病搞瘋了，你看過大蟒發瘋嗎？」

他很快就發現，他想試著了解的，基本上就是一場蛇類的流行病疫情。在德瑞西的實驗室鑑定出SARS病毒的五年後，病毒獵人的武器庫已經擴大不少。各種又大、又快的基因體定序儀紛紛問世，做的事情跟他的「病毒晶片」一樣，但是增加了更多神奇的功能。今天的技術已經不是在載玻片上洗出遺傳物質，而是將遺傳物質倒入神奇的基因定序儀裡，讓機器弄清楚它是什麼。定序儀將遺傳物質切成小片斷，接著等於是把一百萬個小拼圖片交還給你。然後你可以將這些小拼圖片與儲存在基因銀行的大圖進行比對，看看它們屬於哪裡。「病毒晶片」只能讓德瑞西判別黏在晶片上的病毒片斷，新機器則可以讓他檢查任何不屬於已知基因的遺傳物質。

比如說，有人送來一件樣本，是從一位患有神祕疾病的人身上取得的。他可以找出、並丟棄樣本中所有人類遺傳物質的小拼圖片（因為人類基因體是完全已知的），只留下不屬於人類基因的小拼圖片——不只是病毒，還有細菌和單細胞生物等等。他可以拿這些小拼圖片，和基因銀行的所有內容進行比對。「看看這一小片拼圖，可以放進哪個完整大圖裡。」德瑞西說。

這項新技術應用在人類，或任何基因體完全已知的物種上，都非常有效。可惜，蛇不是這樣的物種。

「誰會花力氣去做大蟒基因體定序計畫？」德瑞西說：「沒！」

於是，他決定自己動手。他帶著自己那群博士後研究員團隊去舊金山水族館，從一條健康紅尾蚺身上抽血，基本上，就是開始建立蛇的完整大圖。完成後，他就可以從死於神祕疾病的蛇身上提取遺傳物質，丟進新的基因儀器，等著機器吐出所有的小拼圖片，然後丟掉一切屬於蛇的遺傳物質。「整個過程，就是要把所有屬於蛇和不屬於蛇的部分分開。」德瑞西說。

死於這種神祕疾病的蛇，確實感染了一種未被發現過的病毒。德瑞西實驗室發現，這種病毒屬於沙狀病毒科。這很奇怪，因為沙狀病毒主要是出現在囓齒類身上，另外還有少數不幸的人類。沙狀病毒會引起拉薩熱（Lassa fever）和巴西出血熱（Brazilian hemorrhagic），以及其他少數幾種致死疾病，但從未在蛇身上被發現過。

更奇怪的是，這種新的蛇類沙狀病毒有一個基因序列，不屬於任何已知的沙狀病毒，但是和伊波拉病毒的某個基因序列一樣。「我們發現的，實際上是伊波拉的古老祖先。」德瑞西說：「恐龍身上也有這種病毒。」

病毒學中有一套大家一致同意的證明標準，是十九世紀後期由一位德國柯霍醫生制定的，統稱為「柯霍氏準則」（Koch's postulates）。「證明一種病毒引起疾病的唯一方法，就是分離出這種病毒，注射到健康的動物體內。」德瑞西說。

為了證明他們分離出的這個病毒會害死紅尾蚺和大蟒類，他們先在實驗室培養這種伊波拉的遠古祖先，接著找到一些健康的紅尾蚺和大蟒類，用病毒感染牠們。要將病毒注射到一條非洲大蟒身上並不容易，因為蛇沒有可供注射的靜脈，唯一能注射病毒的地方，是蛇的心臟，但蛇的心臟和人的心臟不一樣，不會停留在一個地方，而是在身體裡上下移動。

因此，要給蛇的心臟注射病毒，需要動用兩個博士後研究員，加上一個教授——一個人將蛇緊緊握住，另一個人使用都卜勒雷達（Doppler radar）尋找蛇的心臟，第三個人則負責將注射針插入心臟。

這似乎就是那種考驗研究人員忠誠度的任務。

在德瑞西實驗室工作的博士後研究員，在德瑞西的堅持下，是一個混雜的組合，包括了生物學家、化學家、深度學習專家、各種專科醫生。他們都有一個共同點：願意接受任何挑戰。「我招募各式各樣的人，」德瑞西說：「但最後會被吸引而來的都有相同特質：不管做什麼，永遠全力以赴。」

那位教授和兩個研究員聯手，將沙狀病毒注入許多紅尾蚺和大蟒類的心臟。結果發現，那些紅尾蚺開始生病和死亡——和當時世界各地動物園裡的狀況一樣。

蛇不見了，怎麼辦？你他媽的趕快逃啊！

對蛇類來說，這個發現是一大勝利，動物園現在就可以將新入園的紅尾蚺先隔離，檢測看看是否有這種病毒，確定沒有，再讓牠跟其他的蛇接觸。而對人類來說，也可能是一種潛在的勝利，因為蛇類體內的任何病毒，有一天也可能會跨物種傳染到人類身上，要是真的發生了，那麼我們先知道這種病毒是什麼，絕對是一件好事。

最重要的是：德瑞西實驗室在無意中碰上一個驚人的發現。因為他們也幫幾隻大蟒類注射了這種伊波拉病毒的祖先，但是那些大蟒都沒死。「大蟒類是舊世界的蛇，而紅尾蚺是新世界的蛇。」[*]德瑞西說：「這種病毒對舊世界的蛇無害，卻使得新世界的蛇大批死亡。」

他猜測：也許早在很久以前，大蟒就演化出對伊波拉病毒的免疫性。也就是說，或許牠們就是伊波拉病毒的自然宿主物種。「找尋自然宿主物種這種遊戲，在冠狀病毒方面很常見，」德瑞西說：「但從來沒有人找尋伊波拉病毒的自然宿主。人類把這麼多動物從非洲搬到世界各地，卻從未發現這些動物竟是病毒的宿主物種。」

要解開這個謎，有兩種方法。一個比較不理想，就是去非洲收集一些大蟒，看看是否有任何一條身上有伊波拉病毒。一方面，你可能會發現真的有；另一方面，如果你沒發現，也不表示這樣的狀況不存在，可能只是你收集的這條蛇身上正好沒有。「這就是科學的特色，」德瑞西說，「陰性數據並不表示什麼，你從中沒有什麼收穫。」

德瑞西認為還有另一個更好的方法，就是抓一條大蟒來，將活的伊波拉病毒注射到牠身上，看看會發生什麼事，看看當伊波拉病毒在牠體內複製，牠是不是還能活得好好的。

如同德瑞西實驗室裡發生的大多數事情，這也是說起來容易，做起來不簡單。活的伊波拉病毒在使用上受到嚴格的限制，即使是好奇心最旺盛的病毒獵人想把活病毒注射到大蟒的心臟，都無法獲得許可。

位於馬里蘭州德特里克堡（Fort Detrick）的美國陸軍傳染病醫學研究所（United States Army Medical Research Institute of Infectious Diseases），是美國研究生物威脅的大本營。德瑞西和裡頭實驗室的人進行了長時間的對話。二〇〇一年的炭疽病毒，就是從這個實驗室外洩的。一位原本在這裡工作的科學家被指控寄出炭疽病毒郵件，造成五名美國人死亡，該科學家在二〇〇八年自殺身亡。

德瑞西的計畫，全美國只有這家實驗室做得到。但他們也覺得這個實驗太瘋狂了，光是實驗之前的討論就花上好幾個月。「我們討論了各種出狀況的可能。」德瑞西說：「例如萬一你給蛇注射了活的伊波拉病毒後，才發現籠子有個破洞，蛇不見了，怎麼辦？」

德瑞西的第一個反應是：「怎麼辦？你他媽的趕快逃啊！」

陸軍的實驗室最後同意，冒著種種風險做這個實驗。一位勇敢的美國陸軍科學家將帶有活伊波拉病毒的針頭，刺入幾條大蟒的心臟。結果那些大蟒都還活著——而且一點毛病都沒有。就連飼養的大蟒，也符合自然宿主物種的第一要件。不過，這樣並不足以保住那些蛇的性命，他們還得讓伊波拉病毒在那些蛇的體內繁殖一陣子，陸軍實驗室往下必須檢測那些蛇體內的病毒量，但是還沒檢

---

*編按：一般舊世界指歐亞非大陸，新世界則指美洲。大蟒類原產於非洲，而紅尾蚺則原產於中南美洲。

測，整個實驗就因違反安全規定而被中止，CDC送交國會的報告中，指稱該實驗室工作人員「系統性的未確保實施與風險相稱的生物安全和控制程序」。於是這個謎依然未解。「沒能完成，我們有點遺憾，」德瑞西說，「不過我那些蛇，可完全沒有違反安全規定。」

無論如何，這是紅色電話所接到的一類緊急求救：「你可以幫我們搞清楚是什麼殺死這些動物嗎？」紅色電話傳來的另一種求救電話，比起前一種緊急多了。打電話來的人通常會說：「有個人快死了，可是我們不知道原因。」

實驗室像極了科學界的奇幻糖果店

二〇〇七年時，麥可．威爾遜（Michael Wilson）第一次聽到德瑞西演講時，還是舊金山加大醫學院的學生。

那次的演講主題，是德瑞西實驗室如何幫助鑑定出最早的SARS病毒。「多數醫學院的講座都不會有什麼懸疑性，」他說：「可是他講得像暢銷小說一樣精采。」

威爾遜後來去了麻省總醫院（Massachusetts General Hospital）接受住院醫師訓練。他是神經內科的專科醫生，但是對腦部疾病特別有興趣，尤其是感染造成的。光是在美國，每年就有大約兩萬個腦炎案例。腦炎聽起來像一種病名診斷，但其實只是一種描述——聽起來比「腦部發炎」專業得多。每年有數千例的腦炎病例未能診斷出病因，醫生不知道到底是什麼原因導致病人死亡。在麻省總醫院和布萊根婦女醫院（Brigham and Women's Hospital），威爾遜和他的同學、年長的醫生們進行過許多精采的討論。

「很多對話都是這樣結束的：嗯，這次討論很有收穫，但我們仍然不知道病人到底得了什麼病。」

在住院醫師時期，威爾遜領悟到，如果他成為一位專精於傳染病的神經內科醫師，他就會有很多時間是在「放棄希望」中度過。「這些病人對我有一種吸引力，」他說，「但是某種程度上，也會讓我覺得很徒勞。」住院醫師的訓練期即將結束時，他認為德瑞西和他發明來鑑定SARS病毒的那個晶片，可能幫得上忙。「我在當住院醫師期間給他寫了兩封電子郵件，他沒有回覆。」威爾遜說，「我無法得到他的注意。」後來一位著名神經內科醫師、也正好是威爾遜與德瑞西的共同朋友，才安排他到舊金山加大的實驗室拜訪德瑞西。（「你跟德瑞西談的時候，」那位著名的神經內科醫師跟他說，「你會覺得他雙眼好像就要射出閃電來。」）

坐在德瑞西的辦公室裡，威爾遜明白為什麼德瑞西沒有給他回信。

「我站在他後方，可以瞄到他的收件匣裡，有超過一萬三千封未讀電郵。」威爾遜回憶。

但是等到威爾遜把自己的困境解釋完，德瑞西當場就答應讓威爾遜加入他的實驗室，幫他搞清楚是什麼感染了人們的腦部。談完時，德瑞西還說：「對了，還會有其他事發生。」

「什麼意思？」威爾遜問。

「到時候你就知道。」德瑞西回答。

德瑞西安排麥可．威爾遜和主導德瑞西實驗室蛇類調查的博士後研究員馬克．史騰林（Mark Stenglein）坐在一起。威爾遜很快就發現，德瑞西實驗室就像科學界的奇幻糖果店。「每個禮拜一次，」威爾遜回憶：「德瑞西會走進實驗室，說他剛接到一通電話，有時候是關於蛇，有時候是北極熊或鸚鵡之類的事情。雖然無法預測，但又完全料得到。」就像閃電。

有快樂結局，也有無解的謎

威爾遜加入後不久，有一天德瑞西接到一個朋友從威斯康辛州打來的電話。這個朋友是神經內科醫生，有一個少年病人因為罹患某種神祕的腦部疾病，正躺在加護病房裡快死了。醫生將少年的脊髓液檢體寄到德瑞西實驗室，而實驗室則做了曾用在蛇類身上的同樣檢驗。這些科學家花不到一天的時間，就把人類的遺傳物質去掉，鑑定出剩下的：鉤端螺旋體（Leptospira）細菌，這種細菌在極罕見的情況下，會在人類身上引起「鉤端螺旋體病」（leptospirosis）。後來他們才知道，這男孩去過波多黎各，在一個溫暖的湖裡游泳。

但在威斯康辛州的醫院裡，沒有人意識到他去波多黎各游泳跟腦部疾病有關。鉤端螺旋體病有治療的方法：盤尼西林。問題是，像德瑞西實驗室這種沒有CDC正式醫學執照的實驗室，依法不能向醫生報告任何結果。若要等取得CDC許可，那少年必死無疑。於是德瑞西去找了舊金山加大常駐生物倫理學家（真的有這種職稱）懇談，不管他說了什麼，應該都很有說服力。德瑞西把自己的發現通知威斯康辛州的朋友，而這個朋友幫少年注射了盤尼西林。不到一週，男孩痊癒出院，還給實驗室發了一段感謝影片：「嘿，各位，謝謝你們救了我的命……」

威爾遜在德瑞西實驗室待的三年半期間，常常會看到類似的快樂結局。但其實當實驗室的紅色電話響起時，通常都已經太晚了。會打電話來的，只會是某個絕望想求助、又剛好讀過德瑞西實驗室報導的醫師。或更常見的，是某個認識德瑞西或威爾遜的人介紹過來的。如果你碰巧即將死於未知的腦部疾病，又剛好你的醫師和威爾遜、德瑞西有共同認識的朋友，那麼你的生存機會就會增加。

那位華裔老太太就是很好的例子。

根據德瑞西的敘述，二〇一四年七月，這位不會說英語的七十四歲華裔老太太，走進舊金山東華醫院（San Francisco's Chinese Hospital）。她發燒了，渾身顫抖。醫生懷疑是泌尿道感染，給她開了抗生素，請她回家。

三週後，八月一日，老太太出現在聖瑪麗醫療中心（St. Mary's Medical Center），有發燒、咳嗽和視力喪失等症狀。這次醫生做了核磁共振，她的腦部圖像顯示曾有多次輕微中風，給她抗凝血劑以降低中風的風險，再次請她回家。

兩天後，昏迷不醒的老太太被親戚推著進入舊金山加大附設醫院。醫生再次做了核磁共振，赫然發現她的腦部有大量細胞死亡，已經難以挽救。儘管如此，舊金山加大醫院的醫生還是竭盡所能，給她治療真菌感染的昂貴藥物，以及殺死寄生蟲的更昂貴藥物。才一個早上，就用掉價值十五萬美元的藥，可是沒有任何一種產生絲毫效果。

八月十五日，他們幫她做了腦部切片檢查，沒有發現任何異常。一週後，也就是八月二十二日，他們又做了一次活體切片檢查，這一次發她腦部的血管已經全部死亡，沒有人知道原因。

兩天後的八月二十四日，離這位老太太去東華醫院看診已有四十五天、且送到舊金山加大的三週後，才有人想到紅色電話的存在。

四天後，老太太死了，她的醫療費用高達一百萬零一百美元——至於為什麼醫院硬要在帳單上多一百美元零頭，至今仍是個謎。老太太到底得了什麼病，也同樣無解。

死後解剖屍體時，負責的舊金山加大病理學家看了她的腦部，判定毀掉她原本健康腦細胞的那些小生物，是人類免疫細胞，正在全力攻擊某些不明感染。至於感染的原因，依然是個謎。

醫學的「最後一哩路難題」

德瑞西實驗室將老太太的脊髓液放入基因定序儀。幾小時後，完成一張分解成許多小碎片的圖片。脊髓液的一千九百萬個基因序列中，除了一千八百六十三個之外，其餘的都是正常的人類基因。換句話說，這一千八百六十三塊拼圖並不屬於人腦。和所有拼圖圖片比對後，發現其中一千三百七十七塊找不到任何資料，另外的四百八十六片完全符合一種已知的病原體，叫「巴氏阿米巴原蟲」（Balamuthia mandrillaris）。

巴氏阿米巴原蟲的拼圖圖片，當時還不完整，它的基因體定序只完成了一部分。一九八六年，在加州聖地牙哥野生動物園一隻死去的彩面山魈（mandrill，一譯彩面狒狒）屍體內，發現了這種阿米巴原蟲，於是其拉丁文學名的屬名是根據「彩面狒狒」的字根。至今人類對它所知甚少。少到當一位經驗豐富的病理學家看著它的圖像時，還誤以為那是人體免疫細胞。自從巴氏阿米巴原蟲被發現後，只被偵測到少數幾次，其中一次是在一名死去的四歲女孩身上。沒有人知道它除了吃彩面狒狒或人類腦部外，還會吃什麼。也沒人知道它是怎麼進入人體的。當有人要求他解釋時，德瑞西只能簡短的說：「巴氏阿米巴原蟲是一種變形蟲，它會吃掉你的腦部，而且無藥可醫。」

此時的威爾遜已經多次見識到德瑞西實驗室的神奇魔法，因而幾乎視之為理所當然。但他沒預料到的，是德瑞西接下來所做的事。「他本來可以撒手不管的。」威爾遜說：「他大可以說，『好吧，我們發現它是什麼了。』就像他當初也可以說，『我們找到一種蛇類病毒了。』然後就算了。但是他並沒有到此為止。」

鑑定並分離出巴氏阿米巴原蟲後，德瑞西開始在想，他的實驗室是否能找到治癒它的方法？畢竟，如果連德瑞西實驗室都找不到治療巴氏阿米巴原蟲腦炎的方法，還有誰能找得到呢？巴氏阿米巴原蟲每年出現的案例只有三、五個，藥廠無利可圖，沒有一家製藥公司會有興趣。

德瑞西要求他的團隊，測試每一種已經獲得美國食品藥物管理局或歐洲監管機構批准的藥物。「那些奇怪的俄羅斯藥物就免了，」德瑞西這樣說。他們總共測試了兩千一百七十七種已知對人類無害的藥物，每一天，實驗室裡的人員都會從世界上最危險冰箱的架子上取出阿米巴原蟲，看看有沒有任何藥物可以殺死它。「工作起來很可怕，」其中一個博士後研究員承認，但接著沒多久，就不覺得可怕了。因為他們終於發現，有一種已經獲得歐洲批准的藥物——一種藥商稱為耐挫索林（Nitroxoline）的藥——可以殺死阿米巴原蟲。德瑞西和他的博士後研究員寫下他們的發現，並將論文發表在二〇一八年十月微生物學期刊《mBio》上。

老太太的故事有幾個重點。首先，醫療企業體系的誘因實在非常扭曲，一方面，醫院會在藥物上花費一百萬零一百美元，卻無法確定哪一種藥物有效；另一方面，一群薪水很低的博士後研究員卻可以花幾個星期，就找到一種廉價的治療方法。

其次，就算你以為問題已經解決，但其實並非如此。在德瑞西和他的博士後研究員發表了巴氏阿米巴原蟲研究結果的兩年後，美國食品藥物管理局仍然沒有核准耐挫索林，即使這種藥物老早就已被歐洲監管機構批准。CDC網站繼續推薦另一種舊藥（兩千一百七十七種藥物中的另一種），而德瑞西實驗室已經證明這種藥物沒療效，只會產生令人不舒服的副作用。這表示美國公民有可能死於巴氏阿米巴原蟲，卻始終不知道自己生了什麼病，也不知道其實有治癒的方法。除非，他們聽過紅色電話。

這就是德瑞西從這個故事所得到的最重要啟發：他稱之為「醫學的最後一哩路難題」。企業只對賺錢的東西有興趣。學者們只對值得發表論文的東西有興趣，但是在論文完成後，他們就往往失去興趣了。照理說，政府應該要填補這些空白，但是到此時為止，美國政府的表現讓德瑞西非常不解。他曾拜訪CDC，向他們解釋新的基因體技術，得到的只是一臉無聊和呆滯的眼神。

反倒是在食品藥物管理局，他發現有一位女士試著重新整理已發表的學術文獻，讓醫生和患者可以輕鬆的獲取新知。這是她主動請纓的任務，沒有人要求她這麼做。「挺身而出的往往是個人，而且這些事根本不在他們原本的工作範疇內。」德瑞西說：「他們分布在不同的組織中，試圖盡一己之力，彌補整個系統的種種缺失。」

德瑞西的紅色電話可以救你的命——如果你及時打給它。但是整個政府的運作方式，往往讓你來不及打這通電話。

那一年，人人臉色凝重的廣東機場裡……

二〇二〇年年初，德瑞西前往柬埔寨，在廣東省的一個機場轉機。除了在舊金山加大的實驗室之外，他現在同時負責一個名為「陳與祖克柏生物中心」（Chan Zuckerberg Biohub，簡稱 Biohub）的新單位。

這個新單位是由 Facebook 老闆和他的兒科醫生妻子普莉希拉．陳（Priscilla Chan）捐贈了六億美元所創辦的，有一個看似荒謬的目標：在二十一世紀末之前，消滅地球上的所有疾病。

創立這個單位後，陳問自己：什麼樣的人能幫助她達成這個目標？她就讀舊金山加大醫學院時，聽過德瑞西演講，於是她想：也許德瑞西可以。

之後的那一天，德瑞西飛往柬埔寨，要在當地設置一個地區中心，日後將屬於一個檢測傳染病的全球網絡。「為新出現的病原體設置預警雷達。」他這麼稱呼它。

美國政府也曾對這樣的規畫有興趣。小布希總統時代，在白宮擬出了大流行病的應對計畫後，就衍生出一個名叫「預測」（Predict）的專案，打算要測試世界各地的動物，以確定哪些動物身上帶有的病毒可能會跨物種傳染給人類。但是川普總統上台後，刪除了這個專案的所有預算，「預測」到頭來就預測不了任何事了。

德瑞西很自然就想到，利用基因體技術，Biohub 就有了一個更簡單、更實用的方法，可以達到同樣的目標：在新病毒出現在人類身上的那一刻，就將其捕獲。當柬埔寨急診室出現一個不明原因發燒的孩子時，剛受過德瑞西訓練、會使用基因體技術的柬埔寨醫生馬上就能查明病因。如果是從未發生在人類身上的病原體，也會通報讓整個網絡都知道。

照理說，像這樣的全球性計畫，應該由美國政府或世界衛生組織發起。這種缺乏疫情預防機制，是制度缺陷的一個例子。比起可預期的種種優點，其成本根本微不足道，但是沒有一家公司或個人有動機去克服這個問題。「我們去過CDC，想爭取他們的支持，但是得到的回應很冷淡。」德瑞西說：「我們就說，『那我們出錢！』他們的反應是類似：『噢，這不妥吧。』基本上，他們就是不在乎。談完之後，我心底就知道我們只能靠自己了。」

Biohub最後和蓋茲基金會（Gates Foundation）合作，建立了一個全球傳染病警報網。德瑞西估計，他們會在二〇二二年完成該系統。

但是這個網絡會有一大漏洞，就是中國。因為中國一直拒絕參與該計畫。不過德瑞西認為，藉由在周邊國家拉起警報網，他們就可以來了解中國境內的狀況。這就是為什麼柬埔寨很重要，也是他前往柬埔寨的原因。它靠近中國，吸引中國遊客。如果一種新病毒會從中國擴散出去，柬埔寨很可能是最早受到感染的國家之一。

他在金邊及附近地區待了十天，離開時對他的新醫界朋友操作基因儀器的能力很滿意。但就在他於二〇二〇年一月十日準備回美國的路上，他感到非常不安。

再一次，他在廣東省的機場轉機——十幾年前SARS的那位超級傳播者（也就是那位中國醫生），就是來自廣東。和十天前相較，機場明顯被改造了。很多保全人員戴著口罩，乘客被要求逐一進入壓克力小隔間，以便檢查是否發燒。

「他們的態度非常認真。」德瑞西說。「我心想，這到底是怎麼回事？」他從來沒見過這種檢查發燒的小隔間，一走進去，他的胃立刻感到不舒服。

「我心想，這些人一定知道一些我們不曉得的事。」

｜第7章｜

神祕的「狼獾隊」

關乎生死的決定，怎麼做才不會讓你終生懊悔？

他們一起在白宮服務，已經是十多年前的事了，但直到今天，每當理查·哈切特想整理思緒、解決問題時，總是想寫信給卡特·梅雪爾。

哈切特於二〇一七年移居倫敦，負責管理一個名叫「流行病防範創新聯盟」（Coalition for Epidemic Preparedness Innovations，簡稱CEPI）的新組織，這個組織由歐洲各國政府、蓋茲基金會和其他財力雄厚的機構共同資助，目的是開發新疫苗，以及找出更快製造疫苗的方法。

二〇二〇年一月八日，梅雪爾寫信給哈切特。他在信中寫道：「我看到在中國爆發的疫情，是一種新型冠狀病毒。」

當時，梅雪爾返回亞特蘭大已經九年。他在歐巴馬總統第一屆任期結束時離開白宮，回任亞特蘭大的退伍軍人健康管理局。關於他過去六年去過哪、做過什麼事，他周圍的人如果不是從來不知道，就是聽過之後很快就忘記。這裡沒人會談白宮，也沒人會談流行病。他放棄了醫院的管理職，退伍軍人健康管理局給他的頭銜是「高級醫療顧問」，意味著這是一份閒差事，他幾乎可以做任何他想做的事情。「他們有點像是忘記了梅雪爾的存在。」哈切特說。

偶爾也會有人指派任務給梅雪爾，但大多數情況下，他都是獨自在體系內發現問題、解決問題。長久以來，他一直致力於提高醫院效率。有一回，他發現護士請病假的天數，和流感的流行狀況密切相關，意味著院方可以透過流感流行狀況，來預測護理站什麼時候會出現人手不足的情況。

梅雪爾重返工作崗位不久，院方因為讓病患等待時間太長而備受批評。當時有一位必須等六個月才看得到心臟科醫師的病人，在預定的第一次就診前，死於心臟病發作。「為什麼會發生這種事？」梅雪爾問：「因為醫生太忙，工作過度，人手不足，導致等待的病人越排越多？還是因為看診效率太低？」

他找來長期研究如何衡量榮民醫院醫生表現的艾琳．莫倫（Eileen Moran）。想也知道，她在退伍軍人管理高層中不受歡迎。「他們早就想撤掉她的職位，」梅雪爾說：「但我仔細看了她的工作報告，覺得她做得實在太好了！」

於是梅雪爾與莫倫聯手，建立了一套電腦系統，讓退伍軍人管理局能夠掌握每一個病患的情況。例如，當某個病患無法及時得到醫療服務時，系統能告訴你原因是出自醫師人手不足，還是在診療時出了什麼問題。

我是國家首席風險官，我……被波頓掃地出門

其實梅雪爾更想挑戰的，是一個更大的難題：大型政府機構應該如何分配資源？

國會每年撥給退伍軍人事務部超過一千億美元預算，各方人馬都想爭取比前一年更多的錢，但高層無從知道哪些人在亂花錢、哪些人真的工作努力且需要更多協助。「最後就是看誰有直通高層人脈的管道，誰就能拿到更多預算。」梅雪爾說：「我痛恨這種文化。」他特別討厭某些人，老是利用自己的低效率來製造需要更多資金的假象。那些有能力用較少資金就達成同樣成果的人，往往能分配到的預算卻更少。梅雪爾說：「我希望完成一套系統，來搞清楚到底發生了什麼事。」

總之，他從沒閒著。每年年底，他總是能洋洋灑灑地填滿四至五頁的自我評量報告。但事實上，他都是自己在管理自己。「我認為長官們完全忘了我的存在。」他說：「這給了我很大的發揮空間。」

話雖如此，好幾位白宮前同事仍然一直惦記著他。例如小布希總統的國土安全副顧問湯姆·博塞特（Tom Bossert）就是其中之一。

博塞特看著梅雪爾和哈切特重塑整個大流行病應對計畫，重新詮釋人類歷史上最大的大流行病，重新讓社會接受透過各種社交限制可以控制新疾病的想法，最後還變魔術似的讓CDC居功。川普進入白宮後，大多數與前總統有關係的人都離開了，但博塞特是個例外，受任命為國土安全顧問。

「我的工作，是國家首席風險官。」博塞特說。上任後，博塞特建立了一個團隊來處理生化風險，並立即打電話給哈切特和梅雪爾。「我只是想讓你們知道，」他說：「如果真的大事不妙，我的第一個求救電話就會打給你們。」他曾經考慮過先幫梅雪爾和哈切特完成進入白宮的背景調查，這樣一來，萬一真有疫情爆發，他們就可以立刻搭上飛機，進駐白宮開始工作。

但就在二〇一八年四月九日，川普指派約翰・波頓（John Bolton）為國家安全顧問，隔天波頓就解雇了博塞特，並降職或解雇所有生化威脅小組的成員。從那一刻起，白宮又回到很久以前雷根政府時期的潛規則：美國人面臨的唯一威脅，是來自那些民族主義國家的攻擊。小布希和歐巴馬政府為了因應其他威脅（例如傳染病）的努力，則被放逐到地下室。

波頓重新設計後的白宮，傾全力對付敵對國家，而不是自然災害或疾病。對付壞人，而不對付壞事。「在資源有限的世界裡，你必須做出選擇。」一位匿名的川普人馬如此告訴《華盛頓郵報》（*Washington Post*）。

每當生化威脅出現時，他們都是幕後英雄

於是，二〇二〇年一月八日，當梅雪爾寫信給哈切特談起中國爆發的新型冠狀病毒時，他人不在白宮，也不在退伍軍人事務部，而是坐在家裡臥室的「伊莎艾倫牌」（Ethan Allen）書桌前（搞

不好身上只穿著內褲）。

他們其實從未真正停止合作。以這兩人為首，後來形成了一個七人小組，清一色是男醫生，每一位都比即將年滿六十五歲的梅雪爾年輕，有的甚至比他年輕二十歲。這些成員多數都參加過伊拉克戰爭，而且曾在不同時間點和梅雪爾在白宮共事過。當初把梅雪爾和哈切特帶進白宮的拉吉夫・范凱亞，是唯一不曾從軍的人，現在任職於亞洲最大的製藥公司之一，負責疫苗開發。杜安・卡內瓦和詹姆斯・勞勒，來自美國海軍。馬特・赫本（Matt Hepburn）和戴夫・馬可茲，來自美國陸軍。

一旦發生大流行病時，小組中每一位成員都有自己的角色。例如，勞勒在內布拉斯加大學（University of Nebraska）負責「全球健康安全中心」（Global Center for Health Security）。該中心是聯邦資助的機構，任何感染致命新病原體的美國人，可能都會被送到那裡接受治療，並成為研究對象（他們曾經治療過一些伊波拉病毒患者）。

十多年來，每當有生化威脅出現時，七位醫生都會一起討論。無論是中東呼吸症候群（ＭＥＲＳ）、伊波拉病毒或茲卡（Zika）病毒，他們都曾在幕後以不同方式，參與了每一次疫情。在密集的電話和電子郵件中，他們試圖弄清楚最新局勢，以及可以做什麼來挽救生命。有人可能會誤以為他們是某種祕密社團——可能因為他們對外人的提問不是有問必答。甚至有人幫他們取了個稱號，叫「狼獾隊」（Wolverines）。那是小布希時代一位白宮前同事想出來的，不知道為什麼就從此跟著他們了*。

梅雪爾寄出郵件給哈切特（同時將副本寄給其他五位醫生）之後，就突然消失了，其他人也搞不清楚發生了什麼事。原來，梅雪爾沒告訴他們，他和妻子在信送出去後就開車出發，到一個隱密的世外桃源參加兒子的婚禮。過去，只要有新疫情爆發，梅雪爾總是身先士卒，率先提出看法。他沒有接受過流行病學、病毒學或任何其他相關領域的正式訓練，他只是對數據特別敏銳，而且有辦法從中找出線索。梅雪爾有一種天賦，可以在危機中，比別人更快速弄清楚正在發生的事件。

「我們通電話時，通常都是先問：梅雪爾，你怎麼想？」杜安．卡內瓦說，他在二〇二〇年一月，擔任國土安全部首席衛生醫療官：「他就像所有這類東西的專家。」

中國疫情，比你想像中嚴重……

梅雪爾消失九天後，也就是一月十八日，全世界仍沒有多少人關注中國這場看起來似乎只是局部爆發的小規模疫情。世界衛生組織表示，該病毒「沒有持續性的人傳人」，中國政府還允許武漢四萬個家庭參加一年一度的春節「萬家宴」。

但詹姆斯．勞勒覺得必須採取行動才行。「根據今天看到的未經證實報導，武漢新增了十七個病例。」他寫信給其他成員：「我在想，這玩意兒很可能比我們所看到的嚴重得多？」

那一天，正是中國前一次宣布新病例之後，隔了一個多星期的首度宣布病例數。感染者總數從四十五人上升到六十二人，大部分都在武漢。中國之外，已經從來自武漢的人中，發現了兩個病例，一個在泰國，另一個在日本。

勞勒指著那兩個病例問：如果國外已經有兩個來自武漢的感染者，那麼中國境內實際上不到一百個病例的機率有多大？然後他開始進行「梅雪爾式」的粗略估算，這種算法雖然在學術上站不住腳，但在實務上卻能提供非常有用的洞察力，算是一種「俗而有力」的「鄉巴佬流行病學」。

勞勒從旅遊資料下手，他找得到的最新資料，來自二〇一七年，那一年中國共有一億三千一百萬人次出國旅行。武漢有一千一百萬人口，略低於全國人口的百分之一，而且武漢人應該比全國人口平均更國際化，因此也更有可能出國旅行。勞勒推測，他們出國旅行的次數，應該比全國平均數多。根據他的推算，估計每兩個禮拜，武漢就有約一萬五千人次出國旅行。

接下來，他進一步假設留在武漢（也就是新型冠狀病毒最猖獗的地方）的人，被感染的機率至少和出國旅行的人一樣高。「我估計，在這個月的頭兩週，武漢至少有三千個病例。」他寫道。

這個理解問題的方式很有趣，首先，他會想像梅雪爾可能會如何解讀這個問題。因為用這種

＊出自一九八〇年代反烏托邦的冷戰電影《紅潮入侵》（*Red Dawn*）。蘇聯成功入侵美國。一些美國高中生在丹佛郊外山區聚集抵抗。他們以就讀的高中吉祥物為名，稱自己為「狼獾隊」。梅雪爾一點都不認為自己像個游擊隊戰士（而且電影中的蘇聯人又是在比喻誰？），但他認為這個團體有個名字是件很有趣的事。

「梅雪爾式」的方法來看問題，就不用費心去找完美的答案，畢竟可能永遠沒有完美的答案。直到今天，沒有人知道二〇二〇年一月十八日的武漢，到底已經有多少人被感染，但可以確定數字一定遠遠超過六十二人。二〇二〇年三月，香港一位數學流行病學家發表了一篇論文，估計到一月二十三日，武漢的感染人數約在一千到五千人之間。

而當你不再拘泥於完美的答案，你就有更多餘裕解決問題。病危的重症病人，不再只是研究對象，而是可以得到治療。這正是狼獾隊能貢獻心力之處，他們知道，自己走在正確的方向上，即便不能排除犯錯的可能性。而既然已經在正確的方向上，你就應該採取行動，挽救人命。

沒事，不過是一個從中國回來的人，一切都在我們掌握之中……

隔天，美國出現了第一個確診新冠病患，一名三十多歲男子一週前才從武漢回到西雅圖，但美國政府仍然沒有表現出任何有所警惕的跡象。

CDC採取的唯一行動，是發布旅遊警報，並針對從中國入境美國的旅客進行體溫檢測。「只是一個從中國回來的人，一切都在我們掌握之中。」川普說：「沒事的！」

說這話時，川普在瑞士達沃斯（Davos）參加世界經濟論壇（World Economic Forum），正好范凱亞和哈切特當時也在那兒。「今天早上我和范凱亞共進早餐，」哈切特寫電郵給其他成員：「我們想像著有人會在某個森林、洞穴或偏遠的迎風平原上找到梅雪爾，就像芮（Rey）會找到路克天行者（Luke）一樣……」*

此時，梅雪爾終於出現了。

「你和范凱亞一定有超能力，知道我在荒郊野外。」他回信給哈切特：「在回家的路上看完大家的電子郵件……同意你們的粗略估計。美國每個月約有百分之一的人到境外旅行，也許疫情已經比人們所看到的更嚴重許多。」

回到辦公室，梅雪爾收集了中國官方統計數據：病例數、住院數、死亡數。他將這些數據與他在中文部落格、報紙上能找到的資訊進行比對。

剛開始不太順利，因為他找到的大部分消息都是中文的。「一堆文章我根本看不懂，」他說：「只知道電腦螢幕一直跳出警告：這個網站不安全！」

於是，他只好將找到的內容剪下、貼到Google翻譯上。有些是死亡公告。他發現，官方每天公布的死亡人數，比實際死亡的時間晚。也就是說，武漢官方公布一月二十三日有三十七人死亡，實際上真正的死亡時間應該更早。

正確的時間點很重要。「我彷彿在試圖找出，現在看到的星光是多久之前發出的。」梅雪爾

---

*引用另一部電影：《星際大戰第八部曲：最後的絕地武士》（*Star Wars: Episode VIII, The Last Jedi*）。

說。從感染到死亡的平均時間，可能是兩週，因此死亡人數可以告訴你這種疾病在兩週前的傳播範圍。他注意到，雖然中國政府兩週前只公布了很少的病例數，但實際數字應該更多才對。「我尋找蛛絲馬跡，」他寫信給他的狼獾隊夥伴：「我看到中國在武漢蓋了一個有一千張床位的隔離醫院，只用了五天的時間。他們還找解放軍協助，這讓我想起被派往車諾比（Chernobyl）的軍隊。」

統計數據背後，似乎另有文章

所有狼獾隊的成員全都加入討論。哈切特和倫敦帝國學院疾病模型專家尼爾・弗格森保持聯繫，弗格森猜測這種新冠病毒的基本傳染數為三——也就是說，在疫情爆發初期，每個感染者都會再感染另外三個人。

這是個令人震驚的數字，因為有紀錄以來傳播速度最快的流感（也就是一九一八年那場大流行病），當時的基本傳染數也才一・八。而且中國這種病毒的繁殖週期大約為一週，也就是說，如果基本傳染數是三，一週前你有三百個案例，那麼今天你就有九百個案例。如果這三百例實際上是在一個月前確診的，那麼今天你就會有兩萬四千三百例。到了某個時間點之後，這些數據就成了數學，但要進行那些數學計算，你需要對病毒的移動速度到底有多快，進行合理推測。

梅雪爾說，通常人類在取得完整、清晰的病毒速度資料時，往往為時已晚。因此，他盡可能在資訊不明的情況下，推算出多套劇本。他使用的方法，是結合分析與類比。「你要找的是模式，」他說：「但你也需要微調，因為你看到的模式實際上並不存在。」

其實他想知道的是：這種病毒和其他什麼病毒最相似？顯而易見的第一個答案，就是跟這種新病毒在遺傳上親緣最接近的已知病毒：二〇〇三年的SARS。

梅雪爾徹夜未眠，建立一個電子試算表，將新型冠狀病毒和SARS並排在一起，列出它們從爆發以來的四十四天內所有通報病例及死亡人數。乍看之下，兩者是如此相似——同一天確診病例數和死亡人數相同。SARS在被控制住之前，只感染了八千人，造成八百人死亡，從官方統計數據來看，這次新型冠狀病毒的情況也很類似。

但梅雪爾發現，統計數據背後似乎另有文章。

例如，新型冠狀病毒從一個國家到另一個國家之間的傳播速度，比SARS要快很多。還有，中國政府所採取的行動也和當年SARS爆發時非常不一樣。

一月二十三日，中國政府下令武漢封城，禁止任何人進出。「它印證了哈切特曾經多次提過的論點：即使疫情就發生在你身邊，你也很難知道到底有多嚴重。」梅雪爾寫道：「也許我錯了，但這回我感覺並不輕微。」他想起一九一八年的大流行病。「武漢就像費城，希望我們能像聖路易一樣觀察和學習……因為我們很快就要準備逃命了。」

一月二十四日，CDC宣布美國出現第二個病例：一名從武漢入境的女性。再隔一天，也就是一月二十五日，中國公布了二千二百九十八個病例，比四天前的四百四十六個增加許多。

「流行病不會是這樣的。」梅雪爾寫道，新確診人數不會在五天內增加五倍。他懷疑中國政府正在加速修正過去所公布的數字，病例數的暴增令人震驚。他注意到中國政府開始在武漢蓋另一個有一千三百張床位的大型醫院。一九一八年大流感時，美國政府也在費城蓋了新醫院。他還讀到武漢一位著名的耳鼻喉科醫生死於新冠病毒的新聞，這意味著：這款病毒會人傳人，而且感染力強，即便是擁有足夠知識、曉得要穿戴防護裝備的專業醫師也有可能被感染。

「警示燈已經亮起了。」梅雪爾說：「或許是醫院控制不當，但也可能意味著更令人擔憂的事。」他找到另一篇文章，關於一名中國男子被確定為其他幾名患者的感染源，可是他自己卻完全沒有症狀。如果報導屬實，那麼不僅意味著實際病例數遠高於官方公布的數字，而且很多病例根本從未被發現。

總而言之，梅雪爾從公開資源中挖掘出來的故事，有助於解釋為什麼中國政府表現得好像病毒的傳播速度比它報導的數字要快許多，也比當初的SARS還要快。

為什麼美國政府缺乏危機意識？

但梅雪爾無法理解的是：為什麼美國政府缺乏同樣的危機意識？

「我懷疑已經有大批受感染的人，通過CDC的海關篩檢入境美國，並且很可能已經傳染給其他人。」他在給狼獾隊員的一封電子郵件中寫道：「我們掌握的資訊已經落後太多，火勢正在蔓延過來，但是我們離火場太遠，還沒辦法看到真正的火勢……」

梅雪爾最喜歡用「火」當比喻，來顯示一般人對呈指數成長的威脅有多麼難以理解。多年前，他和哈切特讀過一份火災研究報告，點燃了他倆豐富的想像力。

那是一場發生在一九四九年蒙大拿州的「曼恩峽谷大火」（Mann Gulch fire）。事件發生的十年前，美國林務局創立了一支由跳傘者組成的空降消防菁英小隊。八月的一個下午，這十五名年齡介於十七到二十三歲的年輕人，用跳傘進入他們認為是相當小且可控制的火場中。

他們在下午四點十分著陸，背著沉重的背包和雙向斧鎬，開始徒步進入曼恩峽谷。他們彼此不認識，分成好幾組前進。他們的右邊是一個陡峭的山脊，左邊則是一條小溪。他們被派去撲滅的火，在小溪的另一側燃燒，所以他們自認很安全。周圍沒有多少樹木，只有高高的草叢，但是他們看不到前方。沿著峽谷再往下走不到兩公里，小溪就會匯入密蘇里河。他們的計畫是走到河邊，越過小溪，背對著河滅火，將背後的大河當成他們的逃生路線。

沒想到，就在他們快走到密蘇里河時，眼前出現了驚人的景象：大火越過小溪，擋在他們和大河之間。更糟糕的是，大火正穿過草地，往他們的方向燒過來。幾分鐘前還看不見的火勢，一瞬間變成一堵九公尺高的可怕火牆。

這一刻，是五點四十五分。

他們轉身逃跑，但唯一的逃生路線卻是爬上陡峭的山脊。根據調查人員後來的測量，坡度為令人絕望的七十六度。每小時四十八公里甚至六十四公里的順風風速，加快了火苗的移動，火勢呈指數成長。

草叢大火比森林大火蔓延得更快。調查人員後來估計，當年輕人第一次發現草火時，草火以每小時一點九公里的速度移動。十分鐘後的五點五十五分，火勢變成以每小時十一公里蔓延。再過一分鐘的五點五十六分，其中一名年輕人的手表指針在原地融化——這就是調查人員確定十五人中的十人被燒死的確切時間，其中好幾人身上還帶著沉重的背包和雙向斧鎬。

剩下的五人逃出，其中有三人扔下雙向斧鎬爬過山脊，第二天其中一位因傷勢過重而死亡。第四位，後來也不治身亡。第五位，負責帶隊的三十三歲「老手道奇」（Wag Dodge），則活了下來。

你無法跑贏流行病：當你開始跑時，它已經在你身上了

在梅雪爾眼中，「老手道奇」的故事最值得一提。

當天下午五點五十五分，眼看著大火離自己不到一分鐘，並且以前所未有的速度向他撲來，他點燃了第二把火，扔向他前方的山丘。看著他點的這把火，燒光他面前的草叢之後，他走進了草

叢，撲倒在滾燙的灰燼上。

當時他不斷大喊，要其他隊員也丟下背包和雙向斧鎬，跟著他一起走進他剛點燃的火堆裡。但其他人不是沒聽見，就是以為他瘋了，他們跟老手道奇不熟，也沒有任何理由要相信他。

在這之前，歷史上還沒有消防員做過類似的事，但現在它已經成了消防人員對抗草叢火災的基本策略，他們稱之為「逃生之火」。以《大河戀》（*A River Runs Through It*）聞名於世的作家諾曼・麥克林（Norman Maclean），就對這起事件非常著迷，寫下了《青年與火》（*Young Men and Fire*）一書，來講述這個故事。

曾在歐巴馬政府負責管理醫療補助和醫療保險的醫師唐・貝里克（Don Berwick），在看過這本書後深感興趣，還以這起事件為題發表演講。梅雪爾聽了那場演講之後得到啟發：曼恩峽谷大火其實與火無關，或者應該說，不只與火有關。與流行病對抗，道理也相同。他慎重的寫下這幾段話：

> 你不能等待煙霧散去：等到一切看清楚，事情就已經太遲了。
>
> 你無法跑贏流行病：當你開始跑時，它已經在你身上了。
>
> 抓重要的，丟棄所有不重要的。
>
> 找出一種相當於「逃生之火」的抗疫策略。

這場曼恩峽谷大火，顯示我們對「指數成長」有多麼缺乏正確的理解。即使人命關天，也還是做不到。「人是被動的，往往只有在情況惡化時才會想有所行動。」梅雪爾寫道：「但往往低估了事情惡化速度。」

行動的速度越快，挽救的人命越多

一月二十六日午夜，中國當局宣布了二千七百個新的確診病例和八十個新的死亡病例。「我回想起二〇〇九年的豬流感，也就是H1N1。」梅雪爾在隔天早上六點寫道：「並想起我們從一九一八年大流感學到的教訓：下一次要小心，不要緊緊抓住一個模型，應該同時使用好幾個。這一次，我因為過度專注在SARS上，幾乎掉入同樣的陷阱。昨晚，我終於將數據拿出來重新檢視。」

從這些數據中，他發現雖然新型冠狀肺炎的死亡人數看起來很像SARS爆發初期的數字，但是疾病傳播的速度卻大不相同。它的移動速度快非常非常多，很像豬流感。「確診病例擴散模式不像SARS，反而更像H1N1。」

H1N1的傳播速度符合新病毒的數據，這是好消息，也是壞消息。好消息是，這意味著在病毒中倖存的人會多得超乎任何人預期。壞消息是，這種病毒的感染人數和死亡人數，將會遠超過當初的SARS。

梅雪爾找到CDC在事後對二〇〇九年未被發現或至少未被記錄的豬流感病例的研究資料，數字令人難以置信。相對於每一個記錄有案的病例，就有約十八到四十個病例被遺漏。他心想：如果這種新冠病毒，現在全世界各地的衛生當局只檢測到十八分之一到四十分之一的病例，那怎麼辦？

「昨天我們有二千七百個新病例和八十例死亡，」梅雪爾寫道：「如果我們假設實際病例數為十八到四十倍，那就是四萬八千六百例到十萬八千例。」

死亡的八十人，是因為大約兩週前感染人數少很多，所以才會這麼少。要計算出新病毒的致死率，你需要知道當時有多少病例。梅雪爾做了一些粗略的計算，假設傳染數的合理範圍介於二至三之間——也就是說，每週的病例數應該是前一週的兩倍或三倍。「兩週前的病例數，是四萬八千六百例到十萬八千例的四分之一或九分之一，也許是五千四百例到二萬七千例。」他寫道：「因此，兩週前八十人死亡，分母為五千四百例到二萬七千例預計病例，所以我們得到的致死率為百分之〇．三到百分之一．五。不過，這些全是非常粗略的估算。」

他知道這不是在寫學術論文，而是為了對病毒有足夠了解，以便做出決定。舉例來說，有了這些估算出來的數字，他可以幫助全美最大醫院系統做好準備，應付即將來臨的衝擊。其他的狼獾隊成員也要有所行動，行動的速度越快，能挽救的生命就越多。

例如馬特．赫本，過去十年大部分時間，他都在國防部菁英研究部門國防高等研究計畫署（DARPA）工作，致力於快速疫苗開發*。他需要知道，是否要讓這個龐大的機構投資大量心力去加速開發冠狀病毒的疫苗。在做出這個判斷時，他和其他狼獾隊成員一樣，必須依賴整個團隊的集體智慧，以及梅雪爾過人的探索天分。

「我們知道這些數據不能發表在任何地方，」梅雪爾說：「但我們試著很快推論出到底發生了什麼事，好讓我們可以採取行動。我們不是為聯邦政府這麼做，我們是為了**彼此**。」

顯然，武漢的篩檢仍有漏網之魚

儘管如此，他們還是無法忽視聯邦政府。一月二十九日，他們目睹了美國政府從武漢接回美國僑民。

第一批美國人回國後被送往加州河濱郡（Riverside）的馬奇空軍基地（March Air Reserve Base）。在二月初撤回的第二批，則分別送去四個不同的地方，其中之一是內布拉斯加州奧馬哈（Omaha, Nebraska）郊外的國民警衛隊基地（National Guard base），接受為期十四天的隔離。奧馬哈國民警衛隊基地距離「全球健康安全中心」（Global Center for Health Security，負責治療感染致命新病原體的美國人）只有很短車程。任職「全球健康安全中心」的詹姆斯．勞勒難以置信的發現，除非出現發燒症狀，ＣＤＣ不打算對任何接回來的人進行篩檢。ＣＤＣ認為，所有外國人在武漢上飛機前都被檢測過，這樣就已經很夠了。問題是，德國、澳洲和日本在從武漢接回僑民後，對所有人進行篩檢，發現有百分之一到二的人受到感染，其中還有許多無症狀者。顯然，在武漢做的篩檢仍有漏網之魚。

勞勒打電話給CDC，詢問是否可以對被隔離在醫院附近的美國人進行篩檢，確保不會有人在隔離結束後身上仍帶著可以傳播的病毒。

「幾乎沒有證據支持隔離期應為十四天，」他說：「顯然有些人的潛伏期長達二十一天。我認為我們需要知道他們在抵達時是否已經被感染、離開時是否已經沒有傳染力。」他和手下已經將世界衛生組織發明的篩劑加以改良，所以不需要CDC提供，只需要它的同意。

CDC派了一名流行病學家去拜訪詹姆斯．勞勒。會議結束時，那傢伙說他需要請示亞特蘭大。「第二天，我接到他驚惶失措的電話，」勞勒說：「他一路請示到CDC負責人羅伯特．雷德菲爾德（Robert Redfield）。他說我不能這麼做！我問他為什麼，他說如果我這麼做，就是在『對被監禁的人進行研究』。」

即使被隔離的五十七名美國人，也希望接受篩檢，但CDC就是不准。勞勒一直不明白CDC

---

*赫本最後成為「曲速行動」（Operation Warp Speed，譯註：美國聯邦政府於二〇二〇年五月宣布，為了研發疫苗以預防新型冠狀病毒在美國繼續傳播而發起的計畫，目的是加快疫苗的開發並且能夠達成大規模製造和銷售）疫苗開發的負責人。

反對篩檢的真正原因，是不是想避免發現新病例，以免川普不高興？還是他們擔心如果對無症狀者進行篩檢並發現了病毒，他們目前只對有症狀者進行篩檢的做法會遭到外界嘲笑？還是他們覺得由CDC以外的人進行篩檢，會讓他們感到尷尬或擔心？如果是這樣，他們為什麼不自己來篩檢呢？

不管原因為何，五十七名美國人在奧馬哈被隔離了十四天，然後在不知道自己是否已經被感染、也不知道自己可能會感染其他人的情況下，就離開了營區。「那五十七名從武漢回來的人，離開時不可能百分之百沒有傳染力。」勞勒說。

在那一刻，梅雪爾猜測新病毒的致死率（感染者死亡的百分比）應介於百分之〇・五到一・一之間。他進一步猜測，如果政府不加以控制，它將感染兩成至四成的美國人口。他和哈切特在二〇〇六年制定並移交給CDC的計畫裡，將流行病進行了分類，就像氣象局對颶風分級一樣。計畫中的分級標準，是「如果不加以控制，這疾病預計會造成多少美國人死亡」。其中，預計死亡人數不到九萬人的屬「第一類」，應對方法是只針對出現明顯症狀的患者，進行居家隔離。至於「第五類」（指的是超過一百八十萬人死亡）和「第四類」（有九十萬或更多美國人死亡），CDC就採取所有可能的措施，包括隔離病人、取消所有公共集會、鼓勵遠距辦公、強制保持社交距離和最長可關閉學校十二週等。

經過粗略計算，梅雪爾得出的結論是：如果不實施社交隔離，新病毒將會導致九十萬到一百八十萬美國人死亡。「預計爆發的規模，大到令人難以置信。」他寫道。

原來，他是莫德納、AZ的幕後大金主

根據大流行病應對計畫，這時候聯邦政府至少應該已經為美國準備好全套防疫措施。事實上，並沒有。

據梅雪爾所知，聯邦政府連追蹤病毒都不怎麼盡責。「昨晚我在上床前想到，」他在一月二十七日晚上寫道：「美國現在的確診病例只有五個，我們估計真正的病例數可能是它的十八至四十倍（即美國已經有一百到兩百個病例，而我們只知道其中的五個）。」當時的CDC說，手上有一百個正在接受調查的人。到當時為止，CDC檢測的人中，有七分之一受到感染。

為了找出梅雪爾想像中在美國各處走動的一百到兩百名帶原病患，CDC需要檢測相當於該人數的七倍，也就是七百到一千四百人。「現在我們必須採取圍堵策略，」梅雪爾寫道：「把在美國各地突然冒出的病例，視為可能引發火災的星星之火。我們應該盡快找到這些星火，將火撲滅。這種策略只有在病例來自外國或傳播鏈非常短的前提下才會奏效……它同時需要極高的警戒心，很容易令人疲於奔命。但是，星星之火可能墜落的區域如此廣闊，非常難以掌握。再加上，落在哪裡也很重要——它是落入池塘，還是掉在瀝青或混凝土停車場？是掉在綠色草坪上，還是非常乾燥的黃葉或枯松葉堆上？星星之火落在哪裡，附近是否有易燃物，火勢何時會開始蔓延變大，都只是機率問題。」

隔天，哈切特跟梅雪爾提起他最近的困擾。身為CEPI負責人，哈切特手上掌握數億美元的資金，準備提撥給那些有能力研發與生產疫苗的新創公司。哈切特注意到一個有趣的現象：在自由市場裡，很少人有興趣在早期階段為這些公司提供資金，多數資金都是由馬特·赫本在國防部的單位提供的。現在，CEPI能夠助這些新創企業一臂之力，加速疫苗的研發。

當時，他們挑選了波士頓一家名為「莫德納」（Moderna）的公司、以及英國一家名字很怪、叫「阿斯特捷利康」（AstraZeneca，簡稱AZ）的公司，還有另外其他幾家看起來很有機會開發出疫苗的新創企業。

照理說，CEPI的錢越早付出去，人們越早能接種疫苗，流行病也會越早結束。四天前，CEPI撥給莫德納一筆研究經費，支付前兩個階段的臨床試驗費用。哈切特認為，投入這筆經費後，很有機會在未來的流行病中發揮極大的作用。然而，「CEPI內部起了很大的反彈，搞得我焦頭爛額，差點控制不住。」哈切特回憶。到底該怎麼辦？「這種權衡利弊得失的困境。」他在給梅雪爾的信中寫道：「最需要你的建議。」

這種困境，梅雪爾早已司空見慣。他告訴哈切特，就像加護病房的醫生，面對任何一位有生命危險的病人，無論你正在考慮做什麼、或不做什麼，都要問自己：**哪一種錯誤決定會讓你最後悔？**哈切特同意梅雪爾的看法，從此不再猶豫。CEPI最終向多家製造商提供了超過十億美元的資金，加快疫苗的開發。

川普切斷了病毒從中國入境美國的管道，Really？

一月三十一日，美國政府終於採取進一步行動：限制外國人進入美國，並要求所有從中國回來的美國人，都要隔離十四天。川普說：「我們基本上已經切斷了病毒從中國進入美國的管道。」

但梅雪爾認為，病毒很可能已經在美國境內廣泛流竄，這時候才對外國遊客採取入境限制，其實已經毫無意義。「這只是在浪費時間，」他在川普宣布後寫道：「你守在前門，不讓入侵者進來，卻不知道他們正從後門搬走你家的東西。」

四天後，也就是二月四日，退伍軍人事務部一位名叫邁克爾・蓋爾曼（Michael Gelman）的傳染科醫生寫信給梅雪爾。包括蓋爾曼在內的一小群分散在各地榮民醫院體系的醫生，剛開始跟梅雪爾不熟，但後來發現當他們遇到無法解決的問題時，找梅雪爾商量是最好的辦法。他們知道梅雪爾不會主動給意見，但當你請他幫忙，他會給你最好的建議。蓋爾曼還記得自己第一次寫信給梅雪爾，請求他幫助解決一些關於醫院管理的複雜問題。「在我寫信給他三十七分鐘後，他回覆我一封想得超級全面、深思熟慮的長信。」蓋爾曼說。

蓋爾曼寫這封信給梅雪爾，是想知道梅雪爾對新型冠狀病毒的看法。接到信之前，梅雪爾已經寫信給他在退伍軍人事務部的長官，建議他們想像一下從中國入境航班最多（他查看了十二月初的航班時刻表）的六個城市——紐約、洛杉磯、芝加哥、舊金山、西雅圖和亞特蘭大——可能爆發的疫情。梅雪爾認為，醫院沒有做好準備。「下列是我認為會發生的狀況及原因，」梅雪爾在回信給這位年輕的榮民醫院醫生時這麼寫道（同樣的話他也和狼獾隊成員們說過）：

在已有旅客確診病例的美國，以及其他二十六個國家中，許多國家很可能有尚未被發現的社區傳染。除了從武漢撤離的人員外，沒有人對無症狀者進行篩檢，其中有些人可能已經通過了篩檢和隔離。這些數字需要一點時間才會增加到讓我們看得見的程度，目前我們追蹤的是曾經到過中國且有症狀的旅客，監測他們的密切接觸者，並在密切接觸者之間尋找零星的傳播——主要是家庭群聚，如加州和伊利諾州出現的夫妻感染病例。但是這就像魔術師的障眼法，在我們視線外蔓延的病毒，遲早會出現在某地急診室。而急診室的工作人員將會詢問病人旅行史，發現病患沒有出國史，所以將患者當成一般社區性肺炎治療。

他說，當醫生不積極尋找病毒，就不會發現病毒，直到更久一點的未來，才意識到已經被全面攻陷的戲劇化時刻來臨，到時候，一切都已經太遲了。

我們會發現，美國出現與中國相似的情況：社區中的感染者比想像中高出很多。我們會發現，原來自己就像身陷在曼恩峽谷大火的消防員，而時間已經來到五點四十五分。

五點四十五分，在曼恩峽谷火災中，你會怎麼做？看到九公尺高的火牆，朝自己的方向飛奔而來，你會如何反應？

州政府和郡政府衛生醫療官無法進行篩檢，因為他們需要的CDC篩劑，到現在都還沒做出來。梅雪爾認為，由於篩檢能量如此之少，如何聰明篩檢顯得更重要。

他想到一個點子：美國五個最大城市的醫院，應該對所有出現類似流感症狀的病患進行全面篩檢。「我心想，不如換個方式，」他說：「為什麼只把注意力放在我們認為病毒會出現的地方？」

於是，他開始追蹤醫院的相關病例，並將它們和前幾年的流感數字進行對比。很快地，他發現西雅圖和紐約市出現了奇怪的現象。他懷疑，這些突然暴增的流感病例，很可能是被誤診為流感的新冠肺炎病例。不過在進一步調查後，證實西雅圖只是虛驚一場，但紐約的數字後來越來越明顯：的確是未被發現的新冠肺炎病例，其中有很多是因為根本沒人想到要對患者進行篩檢。

pan 就是 all，demic 就是 people

梅雪爾仍定期與國土安全顧問湯姆．博塞特保持聯繫，希望博塞特成為他向白宮傳遞訊息的管道。博塞特原本和川普的關係不錯，所以雖然他被約翰．波頓開除，他仍覺得川普信得過他（儘管川普本質上不大相信任何人）。不過自從博塞特在第一次彈劾聽證會上，出面公開駁斥川普之後，白宮就和他一刀兩斷了。

博塞特持續關注梅雪爾寫的分析，並不斷嘗試與川普身邊的人聯繫。「我受到阻擋，一遍又一遍。」博塞特覺得，現在的白宮沒有一個夠資格的人，願意站在國民的利益上，為總統提供專業建議。「過去十五年來，持續規畫流行病應對策略的人，沒有一個在白宮決策核心。」他說。

梅雪爾在給狼獾隊成員的電子郵件中，表達他的沮喪。「我仍在試圖說服退伍軍人事務部的高層，因為他們不願意使用大流行病這個詞，也不想實施大流行病應對計畫中退伍軍人事務部該負責的關鍵部分，因為他們堅稱這還算不上是大流行病。」他寫道：「他們不願意說、也不願意用那個詞……他們希望看到CDC或世界衛生組織先開口，但是CDC也繼續堅稱這不是大流行病……我告訴他們，是不是大流行病，不該用美國現在的狀況定義，而是由世界各地正在發生的事情來定義，大流行病的英文為pandemic，拆成字根和字首，pan就是all（全部），demic就是people（人民），所以這個字就意謂著所有人……我相信CDC本意良好，但這種態度為官僚體系帶來極大困擾。」

他和哈切特等人花了數年時間，讓相關人員接受：如果行動迅速，可以防止大量美國人死亡。這些方法有效，但似乎沒有當權者願意使用它們。

「我們快瘋了。」梅雪爾說。每一位狼獾隊成員都在搜尋自己的通訊錄，希望能找到一位他們認識、且有能力影響美國政策的人。

范凱亞和俄亥俄州衛生署署長愛米・阿克頓（Amy Acton）曾是醫學院同學，透過她能直通俄亥俄州州長邁克·德溫（Mike DeWine）。戴夫·馬可茲現任職於馬里蘭大學醫學院，和馬里蘭州州長賴瑞·霍根（Larry Hogan）有共同認識的朋友。另外，詹姆斯·勞勒認識內布拉斯加州州長彼特·里基茨（Pete Ricketts），馬特·赫本可以聯繫國防部高層，麗莎·庫寧雖然已經從CDC退休，但她可以安排梅雪爾和CDC負責人會面。

他們都認識衛生與公共服務部「緊急整備及應變司」（Office of the Assistant Secretary for Preparedness and Response，簡稱ASPR）的負責人羅伯特·卡德萊茨（Bob Kadlec）。這個單位很神祕，但極可能擁有強大的力量。事實上，就是卡德萊茨在小布希政府末期時，給了梅雪爾和其他人「狼獾」的隊名。

他們的目標，是先找到至少一個州，帶頭採取大流行病應對計畫中的社交隔離等策略，希望能引起別州仿效。「必須讓我們的想法成為一種潮流。」梅雪爾說。

就在這時，杜安·卡內瓦想到自己認識一個極佳的人選。卡內瓦曾被派到伊拉克費盧傑戰場（Falluja）的休克創傷小組，和海軍陸戰隊一起工作。他也曾在歐巴馬時代的白宮和梅雪爾、詹姆斯·勞勒共事，但他並不認為自己和他們屬於同一個領域。「我認為這些人是美國最懂流行病的專家。」他說：「而我不是。」

歐巴馬卸任後，卡內瓦繼續留在川普政府擔任國土安全部首席醫療官。理論上，他在白宮的部門應該負責篩檢和預防美國遭受生化和核子威脅，並在各種醫療緊急情況下協助各州。他加入歐巴馬政府時，該部門已有近兩百名員工。但川普裁撤了這個單位，將其中某些任務併入其他單位，有些則乾脆放著不管。

約莫一月底二月初，卡內瓦被邀請到白宮，參加國家安全委員會會議，討論如果真的要行動，應該對新爆發的武漢疫情採取什麼措施。

他參加了會議後發現，與會人士對疫情缺乏了解，甚至缺乏資訊，他感到極度不安。他也發現遠在亞特蘭大書桌前的梅雪爾，比美國政府中的官員都更清楚來自中國的病毒。

卡內瓦感到震驚，卻又不怎麼意外。「CDC一直說，會根據得到的數據採取行動，可是他們手上並沒有數據。」卡內瓦說：「他們取得的數據都是落後指標，不具備預防功能。讓他們發號施令是不行的，我們需要其他人來指揮。」如果聯邦政府不願嘗試挽回美國人性命，州政府就得自己動手。

在川普政府國土安全部裡的兩年，卡內瓦和與美墨邊境各州公務人員常相往來，雖然很多鬧得不大愉快。此刻他想到一個人，一個能夠控制全州，並帶領全美跟進的人。

「我剛和雀樂蒂．迪恩醫師通完電話，」卡內瓦在二〇二〇年二月六日寫給他的狼獾隊夥伴。他也解釋了雀樂蒂．迪恩是誰，以及為什麼把所有電子郵件都轉發給她。

「她也認為，我們已經身陷曼恩峽谷。」

第8章
曼恩峽谷內
從中國回來可以四處亂跑，那實施武漢旅遊限制又有什麼意義？

現代科學的成就，讓我們很容易產生「人類已經征服大自然」的錯覺。
而所謂的「大自然」，似乎僅指兒童玩耍的海灘、國家公園——
公園裡僅存的幾隻灰熊，以安全之名被注射了鎮靜劑後，
安排到偏遠的林區生活。儘管有現代消防員陪著我們走進曼恩峽谷，
但我們仍應有心理準備，面對令人畏懼的宇宙、風暴仍此起彼落的宇宙。
——諾曼・麥克林《青年與火》

已經開始了。

雀樂蒂是醫生，她認為自己即使不算是科學家，至少也算有科學頭腦。她不相信自己或其他任何人擁有預知未來的神祕力量。她知道，人類的大腦會自我欺騙。她聽過「錨定效應」和「確認偏誤」之類的行為心理學現象。

但她也不能否認，自己確實有某種敏銳的第六感。當事情不大對勁時，她感覺得到。對她來說，這種第六感就像科學數據一樣有說服力。當初在湯瑪斯夫斯基的診所裡，她有這種第六感；後來在聖塔巴巴拉加大分校腦膜炎感染事件上，她也有這種第六感。

如果你在二〇一九年十二月二十一日問她：到底什麼東西已經開始了？她沒辦法告訴你答案，但她以前有過類似的感覺。她的腦海中有一個畫面：滔天巨浪、大海嘯。「這是一種預感，」她說：「知道某件大事即將來臨。就像季節替換，你可以在樹葉變黃和

氣溫轉變之前，就聞到空氣中的秋天。有些事情還沒發生，我就有預感，只是我無法詳述細節。」

話雖如此，當她接到杜安．卡內瓦的電話時，還是非常吃驚。

深夜裡，把好幾十個家庭趕下車

她與卡內瓦算不上朋友，實際上，還比較像仇人。兩人之間的糾葛，可以追溯到她在二〇一八年底接任新工作——加州公共衛生署副署長——的第一天。當時，她從聖塔巴巴拉開了好久的車，北上沙加緬度，好不容易在一家 Airbnb 安頓下來。沒想到幾個小時後，當時的加州州長傑瑞．布朗卻緊急交給她一項新任務，要她立刻返回南加州的美墨邊境……實際上就是要和川普政府對幹。

當時，州長才剛接到報告，顯示有好幾卡車想偷渡進入美國的墨西哥人，正朝聖地牙哥方向移動。聖地牙哥郡政府的衛生醫療官已經宣稱這是聯邦問題，然而，當時川普領導的聯邦政府似乎只想激化問題，而不是解決問題。

雀樂蒂曾經聽說，川普可能會利用這些剛到美國的墨西哥非法移民，當成他公關戰爭的武器。當移民收容所滿載之後，移民與海關執法局（Immigration and Customs Enforcement，簡稱ＩＣＥ）會派人在深夜將這些墨西哥人載進市中心釋放。「我聽說川普想製造危機，」雀樂蒂說：「試圖讓美國人對移民反感。我原本以為這都只是謠言，但是當我趕到現場時，發現一切都是真的！凌晨兩點，ICE的人真的在市中心街角，把幾十個家庭趕下車，試圖製造災難。」

她的任務，是降低這些新移民帶來的健康風險。當時是流感季節。幾乎可以確定，墨西哥的幾個州都會向美國「輸出」抗藥性的結核病。此外，雀樂蒂向來很擔心水痘和麻疹。麻疹的基本傳染數是驚人的十二到十八——也就是說，平均每個感染者會傳染十二到十八人。

在聖地牙哥，一群志工將這些被官員丟下的墨西哥人，送到提供庇護的瓜達盧佩聖母教堂（Our Lady of Guadalupe Church）。在教堂內，雀樂蒂看到好幾百個疲憊、害怕且明顯不健康的難民。教會志工告訴她，他們每天晚上都會接到二十五到一百二十五個非法移民。

「這裡一片混亂。」雀樂蒂說：「走廊上都是席地而坐的家庭，其中還有許多抱著嬰兒的媽媽。你能想像嗎？在這之前，他們一直被關在鐵籠裡。」她注意到那些比較小的孩子們異常安靜，且動也不動。「一般三歲小孩不是那個樣子，」她說：「他們看起來累壞了，也嚇壞了。」

一開始時，她比較不擔心看到的景象，而比較擔心她聞到的氣味。

光憑聞得到的（和沒聞到的）氣味，她就能判斷教堂裡有沒有壞疽、有沒有被細菌感染。「病毒是聞不到的。」她說：「但是當人們生病時，空氣中會有一種味道——你知道，就像你家孩子生病時，他們呼吸的氣味也會發生變化。」

此刻，雀樂蒂要在沒有政府支援的情況下，快速建立一個醫療服務系統。這裡現有的醫療用品，全是教會的善心人士從家裡藥櫃帶來的。川普領導的美國政府顯然要袖手旁觀，聖地牙哥郡也保持距離。她打電話給紅十字會，發現紅十字會也沒有意願協助（後來她才知道，因為紅十字會不想得罪他們的共和黨金主）。

整起事件如今成了加州州政府的問題，而雀樂蒂現在就代表加州州政府。最後，她找到一位朋友，是「直接救濟」（Direct Relief）的高階主管，這家總部位於聖塔巴巴拉的大型慈善基金會的主要宗旨是災難援助。雖然照顧這些跨越美墨邊境被拘留的非法移民不是他們原本的業務，但她相信對方應該不會坐視不管。果然對方一口答應。接著雀樂蒂在聖思多羅（San Ysidro）找到了一家願意收治重病患者的診所，猶太家庭服務處（Jewish Family Service）也提供協助。

看見美國民間的慈善力量，竭盡所能地對抗川普政府的殘酷行為，雀樂蒂非常感動。她自己也發揮助人精神，理論上，她不必看診，但她仍隨身攜帶聽診器，為孩子們做健康檢查。「只需要拿張紙，寫下『診所』二字，貼在哪裡，哪裡就是診所。」她說。

她在霍西醫生的訓練下早已學會，第一件該做的事就是了解患者的社交史。在這裡，弄清楚「你從哪裡來」是最關鍵的一個問題，病人的回答使她能掌握他們家鄉的疫苗接種率，並確定他們最容易感染哪一種傳染病。她的新移民醫療服務系統相當成功，在她創建的兩年之後，仍舊能夠有效運行。

她當時並不知道，其實就在她解決問題的過程中，聯邦政府中一直有人在觀察著她。

很明顯，他正在做一件會讓我們惹上麻煩的事

幾個月後，她收到國土安全部一封電子郵件，邀請她參加他們每週一次的邊境問題電話會議。不久前，美國ＩＣＥ看管下的墨西哥兒童死亡事件，引發群情激憤，國會要求川普政府出面說明，報告美墨邊境的醫療保健系統。但是，白宮根本沒有——至少沒有一個可以拿出來在國會聽證會報告的系統。於是國土安全部緊急聯繫雀樂蒂，想知道她是怎麼做的，因為國土安全部想在別的地方複製她的做法。

「他們的態度從原本的想要製造麻煩，變成了『糟了，得想辦法讓孩子不要死在我們手上』。」雀樂蒂說。

她那時已經知道，川普政府一直在用運輸機將非法移民從德州運往加州。一方面，是想占加州便宜，二方面，加重加州保健系統的壓力。她打電話給卡內瓦和他的一位德州同事。這位德州佬以強硬、欺負人的態度、明顯瞧不起女人的語氣，教她怎麼控制傳染病，並且否認有什麼運輸機。

「聽到這裡，我再也受不了，幹，我人在現場，是我親眼看到的！」幾天後，不再有載著新移民的運輸機飛往加州。

所以當接到杜安．卡內瓦的電話時，她態度冷淡。「我以為他是川普的人馬。」她說。但卡內瓦接下來要說的話，讓她非常意外。

「他的聲音聽起來，與以前很不一樣。」雀樂蒂說：「這次不但低沉，而且有點顫抖，我心裡想，他該不會扯上什麼違法的事了吧？」

卡內瓦告訴她，其實他屬於一個由醫生組成的小型、非正式祕密小組。小組中的七個成員，全都曾經在小布希與歐巴馬的白宮工作過，如今分別落腳在不同的城市，但不無影響力，正在暗中準備某種全國性流行病應對措施。

「很明顯，他正在做一件他知道會讓他惹上麻煩、也會讓我惹上麻煩的事。」她說。卡內瓦說，這個祕密小組需要她的協助，將他們的建議轉達給加州（美國人口最多的州）州長，希望在白宮毫無作為的情況下，加州可以成為帶領國家抗疫的火車頭。

「我當下心想，什麼鬼？」雀樂蒂說：「有一個祕密小組？在大流行病爆發時開會？」後來她轉念一想，卡內瓦正在做的事可能實際上並不違法，只是跟白宮的態度相左。他會找上她，顯然真的相信她可以幫得上忙。「光是看到他放低身段，親自打電話給我，我就知道這件事一定非同小可。」她說。

他們想要的，是一位有色人種

無論如何，這個杜安．卡內瓦顯然不是川普人馬，而是反川普分子。一旦被白宮發現，他很可能遭到開除。她向來喜歡勇敢的人，勇敢的人總是讓她傾心。「我當時不知道，他真的很有勇氣。」雀樂蒂說。

掛上電話後，她細讀卡內瓦轉發的大量電子郵件，郵件內容全是一頁又一頁對新冠病毒的深入分析，雖然CDC否認，但她相信疫情已經在美國境內擴散了。「我一口氣把他們所有的電子郵件看完，」她說：「就像快餓死的人把食物一口氣全吞進肚子裡。」

當時，她的人生也遭遇空前谷底。她已經賣掉心愛的房子，要帶著三個年幼的兒子離開聖塔巴巴拉。但她的前夫說不行，孩子們得留在南加州。對她而言，為了新工作什麼都能放棄，就是不能離開孩子。

更沒想到的是，這份新工作和她預期的完全不同。她原本以為，在州政府工作跟在郡政府沒什麼差別，只是管轄區更大、可以做得更好。但其實大多數時候，她都覺得自己被困在一個龐大官僚機構的辦公室裡，工作內容單調、沒人情味、一點也不刺激。她真的想將寶貴的時間花在「提高核發加州醫院執照和證書效率」這類事情上嗎？

此外，加州公共衛生署四千五百個員工中，大家似乎都不知道其他人在做什麼。她試著想弄清楚，可是大家都覺得她這麼做很奇怪。剛到沙加緬度的頭幾週，她會走到任何一個樓層（她和高階管理階層辦公室在七樓）自我介紹，試著弄清楚對方的工作內容，並告訴大家有任何需要，都可以到七樓找她喝咖啡談一談。直到有一天，一位同事善意地將她拉到一邊說：「我覺得你這麼做，會讓大家感到不舒服。」因為一般來說，七樓的主管們不會隨便下去其他樓層走動。從此之後，她就不再走進其他樓層了。

到目前為止，這份新工作中最讓她無法理解的，就是她新上司的想法。雀樂蒂一直以為，史密斯醫師離開後，她就會接下署長的位子，畢竟這也是當初史密斯醫師帶她進來的原因。打從史密斯醫師於二〇一九年六月離職後的幾個月來，雀樂蒂一肩扛起所有署長該負的責任。沒想到，四個月後（十月）她又變回了副署長。新州長葛文．紐森打破加州公共衛生署署長向來由本州衛生醫療官升任的傳統，找來了曾在CDC非傳染性疾病組工作的桑妮雅．安吉爾接任。

新署長既沒有在加州服務過的經驗，也沒有傳染病相關資歷。她前一個工作，是在紐約市公共衛生署的心臟病相關單位任職。紐森州長是直到後來安吉爾突然辭職之後，才說出當初請她擔任加州公共衛生署署長的原因之一，是她「曾在醫療保健領域致力於反種族歧視」。雀樂蒂也是後來才知道，州長根本從未考慮過讓她接任署長。「這是觀感考量。」衛生與公共服務部一位高級官員說：「雀樂蒂年輕貌美、滿頭金髮、太像芭比娃娃，但他們想要的，是一位有色人種。」而桑妮雅．安吉爾，一看就知道是拉丁美洲裔。

當初剛到州政府，凱倫．史密斯要求雀樂蒂做的第一件事，是解決美墨邊境的危機。而現在，安吉爾要她做的第一件事，卻是請她幫忙設定辦公桌電話上的顯示時間。

雀樂蒂從來沒用過桌上的電話，根本不知道時鐘要怎麼設定。這位新老闆說，沒有這個時鐘，她就無法得知時間，所以桌上電話的時鐘一定要修好。雀樂蒂一邊試著設定，一邊心想「這不是我該做的事情」。後來，她找了一個知道怎麼設定的人來解決問題。

她還為這位新老闆找了裁縫師、美髮師和乾洗店。剛開始，雀樂蒂誤以為新老闆要求她做這些事，是為了想和她交朋友。至於新老闆要求她做這些事，是否為了提醒她是下屬，她盡量不去想。

過去一年裡，她不斷告訴自己：她將心愛的一切留在聖塔巴巴拉，因為她肩負使命。未知的災難即將降臨，她要站在正確的位置上，才能對抗它。「我放棄一切來到這裡，接受這份工作。」她說：「我當時不停的想：天哪！我為什麼要這麼做？」

接著，新冠病毒來了。

一道宛如巨浪般的曲線：海嘯即將來臨

從一月初開始，約莫就在梅雪爾向狼獾隊成員們提出警告的那段期間，雀樂蒂也密切關注武漢。和梅雪爾一樣，她盡全力蒐集各種資料，和梅雪爾一樣，她對於資料這麼少感到十分驚訝。「我是美國人口最大州的公共衛生第二號人物。」她說：「我是傳染病專家，受過嚴格訓練，但是我找不到關鍵的數據。」沒有任何地方，可以讓她找到她需要的可靠資料，並據以預測——多少人被感染？感染致死率如何？平均感染後多久才會被送進醫院？

她想知道，人們從被感染到有傳染力（潛伏期），相隔多少天？如果會出現症狀，那麼從有傳染力到出現症狀，會經過多長時間？

和梅雪爾一樣，她開始使用 Google 搜尋、閱讀中文報紙。她發現，Twitter 是一個極好的消息來源，一月中旬，有人上傳了一段中國政府為了將病毒感染者關在室內，而封死武漢一棟民宅大門的影片。「看起來很像是真的，但我也無法確定。」她說。

數個月前，她曾經代表紐森州長接待了一個中國名醫代表團。她和代表團成員討論了很多主題，包括流行病、如何因應傳染病等問題。「我心裡想，在什麼情況下，這群醫生會建議政府把所有疑似病例的住家大門封死？」雀樂蒂說：「我的意思是，把病人關在建築物裡等死，不該是醫生應做的事。」她讀了《美國醫學會雜誌》（*Journal of the American Medical Association*）、《刺胳針》，以及其他所有報導武漢疫情的出版物。她發現，數據非常零碎，她永遠無法找到所需要的完整資料。就算可以，等到她取得完整資料再來採取行動，也已經太晚了。

不久後，她對武漢病毒有了大致理解，包括基本傳染數、住院率和死亡率之類的，並根據這些數據，沙盤推演在加州的傳染概況。她在辦公室白板畫了一個所謂的「傳染曲線」，y 軸是確診病例數，x 軸是時間，假設加州的第一個確診病例發生在一月初，基本傳染數為二．五，看接下來五個月的狀況如何。當她畫完，看到的是一道宛如巨浪般的曲線：海嘯即將來臨。

如果到了六月政府還不採取任何措施減緩病毒擴散，大約兩千萬加州人會被感染，兩百萬人需要住院治療，其中十萬人將因此喪命。這還不包括因為醫院沒病床，無法得到適當治療而死亡的其他疾病患者。

她將白板擦乾淨，改用最樂觀假設重新計算。「數字糟糕到令我無法置信。」她說：「在白板上重做一次，我不得不接受指數成長的恐怖真相。」

她很清楚，她的頂頭上司們不會想聽到這些數字，她隔了一個星期才向他們提起。但即便是又過了一週，她的老闆仍無法接受這個消息。「我告訴安吉爾事態嚴重，我們應該制定好應對計畫，但我話還沒說完她就打斷我。」雀樂蒂回憶：「她說如果這是真的，CDC會通知我們的。」

但雀樂蒂知道，CDC只會一再重申「美國人面臨的風險非常低。」CDC的資深官員南希・梅森尼爾（Nancy Messonnier）是這麼說的，二月底之前，安吉爾也經常跟著說這句話。「她以為CDC會提出預警。」雀樂蒂說：「可是CDC不知道怎樣提出預警。事實上，這個國家根本沒有預警系統。」

媽的不是我危言聳聽，是真的危險！

一月的第三週，雀樂蒂和梅雪爾一樣，都不相信美國人民面臨的風險很低。她認為，病毒已經在美國內部呈指數傳播*。她覺得好像只有她一個人看到了曼恩峽谷的大火惡化，沒有人願意跟著她一起轉身逃命。她向加州的醫院發送調查問卷，以了解各醫院有多少負壓病房、有多少張病床。她也去查了一下太平間的容納量。「大家往往忘了太平間。」她說：「醫療保健單位從未將太平間納入災難應對準備之內。」晚上睡覺前，她還想著要在哪裡設立大面積的墳場。

她找到了一份舊的ＣＤＣ大流行病應對計畫，將上頭的灰塵撣掉。就像所有ＣＤＣ論文，這份也做得非常好。「他們實在應該改名，」她說：「不應該叫疾病『預防與控制』中心，應該叫疾病『觀察與報告』中心，寫報告才是他們的強項。」

她不知道當初是誰寫了這份大流行病應對計畫，也不知道為什麼會有這份計畫的誕生，但這份計畫為她提供了一個起點，一個非常非常實用的起點。「它真的很實用，因為它基本上要告訴我們的是：假設現在是一九一八年，該怎麼辦？」她的頂頭上司沒有要求她草擬什麼作戰計畫，但她還是想為加州做好準備，以防萬一。

一月二十日，病毒消息登上了美國電視新聞。雀樂蒂抓住機會，與她的上司開會討論這個話題。「我知道自己措辭要謹慎，」她說：「不能表現得過於急切。」但雀樂蒂很快就意識到自己失敗了。會議之後，安吉爾禁止她再使用「大流行病」（pandemic）這個詞，並要她擦掉白板上的推算和曲線。「她說我在危言聳聽，」雀樂蒂說：「我說，媽的不是我危言聳聽，是真的危險！」

從那次起，雀樂蒂發現自己再也收不到相關電子郵件，再也收不到開會通知。「她將我排除在所有決策之外，讓我什麼消息都接觸不到，」她說：「擺明了讓我知道，這不是我該管的事。」

因此一月的前幾週，她寢食難安。「我會躺在床上，試圖想像事情會如何發展，哪些城市會先被封鎖？哪些人會因此死去？」一月二十二日，她的心跳異常，心臟專科醫師說她患了心律不整，給她裝了便攜式心臟監測儀，並告訴她要放輕鬆。「就像諾亞建造方舟，」雀樂蒂說：「身邊每個人都認為你瘋了。」

屈辱過後，你仍得面對戰爭

當時她正在讀（應該說是重讀）威廉・曼徹斯特（William Manchester）寫的《最後的獅子：邱吉爾傳》（*The Last Lion*，全書共三大冊）的第二冊《獨自一人》（*Alone*），書中描述了一九三二年至四〇年之間，邱吉爾（Winston Churchill）如何眼睜睜看著當時的英國首相張伯倫（Neville Chamberlain）姑息希特勒的坐大。過去一年半，這本書一直放在她的床頭櫃上。

＊美國紀錄上由新冠病毒引起的死亡首例，發生於二月二十八日的西雅圖。四月下旬，聖塔克拉拉郡（Santa Clara County）在確定之前的兩起死亡是由新冠病毒引起後，將它們重新分類。第一例發生在二月六日，第二例發生在二月十七日。兩名患者都是在死亡前一個月左右感染了病毒，由於兩名受害者都沒有離開居住地，顯然新冠病毒在一月初就已經在北加州舊金山灣區傳播。

張伯倫在一九三八年九月三十日和希特勒於慕尼黑簽下協定，為了避免和德國開戰，張伯倫屈服於希特勒對當時捷克斯洛伐克領土的要求。接著他返回英國，對英國民眾發表談話。在人群歡呼聲中，他說英國已經實現了「光榮和平」。但邱吉爾事後發表聲明，抨擊張伯倫。

「在戰爭與屈辱面前，你選擇了屈辱。」邱吉爾說：「可是屈辱過後，你仍得面對戰爭。」邱吉爾能見人所未見、看出希特勒的威脅，是因為他沒有被對和平的渴望蒙蔽。她在英國宣戰前的相關頁面上畫滿重點，並且在每一頁的空白處寫下心得。「張伯倫公開指責邱吉爾缺乏判斷力！」她寫道：「判斷力最差的領導者，自鳴得意的聲稱他們擁有最好的判斷力。」「當你需要將德國炸成碎片時，不要準備白皮書。」（張伯倫在開戰前幾天，寫了一份白皮書，為他的綏靖主義辯護。）「當上天證明你是對的，不會有人起立鼓掌。」最後她寫下：「邱吉爾也是一隻噴火巨龍。」

有時候，她會想自己總是處於紅色警戒狀態、防備著可能會也可能不會發生的事，是否可以算是一種精神官能症。「我一生都在準備應戰。」她說。但此刻的她很確定，敵人正在攻城，可是城內似乎除了她，沒人感覺到事態嚴重。

她在政府部門看到邱吉爾和張伯倫之間的差異。和平時期的掌權者，往往具有避免或至少掩飾衝突的天賦。相反的，驍勇善戰的人往往無法獲得重視，直到人民意識到危機降臨。然而通常到了這種時刻——當人們對傳染病了解夠多、足以讓他們感到害怕時，為時已晚。

每個人的腦海中，都有個講給自己聽的、關於自己的故事。我們的大腦也會一直講述、編輯或更新自己的故事。十年前，雀樂蒂認為自己是受害者，第三個孩子出生後，正常的飲酒量對她已經不夠了，她開始酗酒，每喝一杯，她告訴自己的故事會更好聽一點，就像抓癢抓到流血，雖然痛但感覺也非常好。最後她意識到，如果她不住手，總有一天會把自己抓得皮開肉綻、失血而死。在那一刻，她看到了一道呈指數級成長的火焰朝她飛撲而來，她決定自己救自己，找出逃生的路。

在這個關於自己的新故事裡，她不再是受害者。不管發生什麼事，她都應該負擔部分責任。這也讓她把重點從別人轉到自己身上，從她無法控制的事轉到可以控制的事。她開始相信，自己的人生是有使命的，她的任務不僅是弄清楚是什麼使命，而且還要確保自己完成這項使命。

過沒多久，雀樂蒂知道自己的使命是什麼了：和疾病對抗，拯救生命，甚至拯救國家。她辭掉郡政府衛生醫療官的工作，接受了州政府的職位，因為她感覺有大事要發生了。離開前，她曾跟朋友說，她感覺自己可能會到白宮任職。朋友聽了很疑惑，問她為什麼會這麼想，她說：「因為我有責任解決問題。」

有大事發生了，就像她曾想像的那樣。而如果她一如原先以為的接任署長，現在她就可以扮演應該扮演的角色了，但結果卻沒有。那種無力感沉甸甸的壓著她。她現在只能晚上在家裡的白板算數學。到了一月底，她走進州政府辦公大樓，電梯到七樓時，她向上天問：「你為什麼不讓我盡我的職責？」她又覺得自己被放逐了，那種絕望她已經有十年沒有感受到了。「我是全加州公衛系統裡唯一認為這是大流行病的，」她說。「我沒跟其他任何人說。我不確定自己是不是瘋了。」

紅潮入侵！我們不能再袖手旁觀！

然後，二月六日，她突然接到卡內瓦那通出乎意料的電話，卡內瓦接著轉寄了一堆電子郵件給她，還為這個新的電郵群組取了「紅潮入侵」的怪名字。

雀樂蒂立刻感覺到，電郵群組中成員的鮮明個性，其中一人尤其突出。「梅雪爾這個人，」她說：「從大家與他互動的方式看來，顯然把他視為大師。」從梅雪爾的超長郵件中，她讀到了許多與自己不謀而合的想法，還有更多她沒想到的見解。她覺得這群人非常聰明，很有見識，「我很想知道，梅雪爾怎麼有時間寫下這麼多信？」雀樂蒂回憶：「這傢伙不用工作嗎？光是比較南韓和日本的抗疫策略，他就寫了近兩千字。」

她發現「紅潮入侵」群組中其他六個名字，全是男人，全都不認識。她上網搜尋，發現全都是醫生，至少兩位正在川普政府裡工作。最後她終於想起在哪裡看過梅雪爾和哈切特的大名。「天哪！他們就是寫那篇論文的人！」*

當初看了梅雪爾和哈切特在論文裡對一九一八年大流感事件的全新解讀，雀樂蒂獲益良多。文中的重點，完全呼應她在聖塔巴巴拉的經驗：如果及早進行社交活動管制，會對疾病傳播帶來巨大影響；如果嚴格執行，甚至可以控制它。幾個星期前，她把論文列印出來，放進厚厚的三環活頁夾裡。那是她為自己製作的工作手冊，裡頭所有資料都支持著她上司不支持的論點：病毒已經進入美國，並且很可能導致類似一九一八年的大流行病。如果想要預防大量人口死亡，最好現在就開始採取行動。

三天後的星期日，卡內瓦邀請她加入狼獾隊的電話會議。但她沒有直接回覆電子郵件，因為她在州政府電郵帳戶裡寫的任何東西，都有被公開的可能，她擔心如果有人懷疑她和川普政府進行私下對話，不知道會引發什麼風波。她告訴卡內瓦，她會參加，但只會聽，不會發言。「即使是旁聽，我還是擔心會被開除。」她說。

於是，她加入了第一次電話會議。一開始，卡內瓦請梅雪爾分享他最近的看法，她很快發現這是每通電話會議的固定流程。「梅雪爾一開口，」雀樂蒂說：「我就知道我找到了我一直想找的人。」他對當時局勢的看法，是她未曾從其他人口中聽到的。一般的醫療專家、CDC、Twitter和電視上的所謂流行病學家，總讓她聯想起從未翻過一片土、沒擠過一滴奶的鍵盤評論員，滿口理論，卻對實務操作一無所知。

梅雪爾建議，應該分析被送進美國各地急診室且出現流感症狀的患者人數，藉此快速找出病毒

---

* 這裡指的是他們發表關於一九一八年大流感的兩篇論文之一，不是大流行病應對計畫。雀樂蒂一直要到幾個月後，其他人告訴她時，才知道為美國編寫最初大流行病應對計畫的人就是梅雪爾和哈切特。梅雪爾和哈切特從未向她提過此事。

可能聚集的大略方向。接著，將這些數字與季節性平均值比較，或許能循線找到已爆發疫情的地區，然後開始在當地進行病毒篩檢。

「到目前為止，我們只發現了兩個被中國入境旅客傳染的病例，而且被感染的兩例都是配偶，」他寫道：

我認為目前的問題是：我們只能從已知確診者（來自海關入境篩檢）的疫調中，找到延伸出去的感染鏈，才能確定有沒有社區傳播。但假如當局一直否認新冠病毒已經進入社區的可能性，感染源不明的感染者就無法被看到或被診斷出來。現在正是流感活躍的季節，新冠病毒的症狀與流感看起來很相似，因此很可能被誤診為流感。即使患者出現發燒和下呼吸道症狀，並且流感篩檢結果呈陰性，CDC也還是不會對他們進行新冠病毒篩檢。如果你一直相信它不可能在社區裡存在，也拒絕尋找，那麼你要如何找到你想要的東西？

他將所有相關數字概算了一遍：美國大約有五千家醫院，每天有兩萬三千個就醫的病患出現類似流感的症狀，所以平均每家醫院每天只需要測試五個人就夠了。如果這樣聽起來還是太麻煩，其實還有辦法可以取巧：只要專注在流感症狀人數上升、流感篩檢結果呈陽性下降的醫院就可以了（這正是紐約市即將發生的狀況）。「他說得似乎只是在修理汽車，」雀樂蒂說：「一切就是那麼簡單，但我一直在想，天哪，這見解實在太棒了！梅雪爾很低調，可是他的想法就是那麼閃亮耀眼。」

她一邊想，一邊好奇為什麼會邀她旁聽。電話會議進行到接近尾聲時，她終於知道原因。

雖然她和卡內瓦事前協議好只是來旁聽，但這時卡內瓦出其不意的點名要雀樂蒂發言。從卡內瓦介紹她的方式，雀樂蒂意識到這個小組成員似乎誤認她是加州大流行病應對措施的負責人。他們似乎還認為，只要她在加州採取正確的行動，就有可能以加州的成果帶動整個美國，將病毒應對措施導向正確的方向。「他們顯然誤認為我是加州公共衛生的前線指揮官。」她說。

從中國歸來，卻連地址也沒留下

原本雀樂蒂打算保持沉默，但現在不想了。「旁聽了四十分鐘後，」她說：「我知道這裡有一群人和我的想法一致，而且顯然想聽聽我的意見。」卡內瓦可是國土安全部的首席醫療官，他當然也知道參與這個小組很可能會害他被炒魷魚，既然他這麼勇敢，為什麼她不能和他一樣勇敢？

於是，她開始向狼獾隊成員報告她的想法。她首先解釋，加州的郡政府衛生醫療官才是真正擁有實權的人，美國有些州制度也相同，她無法強迫他們去做她想叫他們做的事，只能嘗試以引導的方式進行。「我們都知道新冠病毒接下來會如何發展，」她說：「但我們不知道的是，人類接下來會做什麼。」

當時，CDC負責監控從中國飛回來的美國人，其中很多人會從加州的機場入境，雀樂蒂親眼看到CDC的處理有多麼不當——沒有人篩檢這些旅客，包括從武漢回來的也都沒有篩檢。當地的衛生醫療官（也就是雀樂蒂的朋友和前同事們）想追蹤這些可能被感染的美國人、想確定他們是否遵守隔離規定時，卻發現CDC連這些人的地址都沒留下。

郡政府衛生醫療官打電話給CDC，抱怨旅客在住址欄竟然填上「洛杉磯國際機場」、造成追蹤困難時，接電話的人竟然毫不在乎的回答：「那就不要追蹤那個人啊！」如果從中國返美後可以四處亂跑，那麼實施武漢旅遊限制又有什麼意義呢？

在加州某些部分與中國有直飛班機往來的城市，CDC正與當地衛生機關舉行電話會議。雀樂蒂的上司不讓她參與、不讓她與CDC的人交談。但雀樂蒂不管那麼多，決定不請自來，並直接對CDC高級官員提出質疑：「如果連病毒篩檢都不做，你怎麼能確定美國人感染的風險很低？」對方沒直接回答她，而是轉移話題。「社區裡有多少尚未被發現的病例，」雀樂蒂說：「我們根本不知道。」

雀樂蒂認為，新冠病毒已經在快速擴散。她試圖在加州敲響警鐘，卻反而讓她的新上司禁止她參與有關此事的任何討論。從州政府到聯邦政府，也沒有人出面帶領人民防疫。她知道，許多郡政府衛生醫療官都會選擇服從CDC的指示，這樣一來他們就用不著自己做出艱難的決定。

但是，比較有擔當的郡政府衛生醫療官卻不會這麼做，雀樂蒂估計加州至少有好幾位郡政府衛生醫療官，會鼓起勇氣走自己的路。「會有人揭竿起義的！」她對狼獾隊成員說，遲早會有幾位郡政府衛生醫療官決定落實篩檢、追蹤病毒，他們會找到大量感染者，證明州政府、CDC、聯邦政府大錯特錯。

說到這裡，她簡短的發言終於被狼獾隊成員打斷，因為他們不認為會有郡政府衛生醫療官敢不聽從CDC或加州政府。「那是因為你們不認識我，」她說：「我就當過郡政府衛生醫療官。」說完，狼獾們全安靜下來，讓她繼續說下去。

不過，雀樂蒂沒有告訴他們，她對新上司與CDC的看法。她試著就事論事，具體描述CDC的表現，不涉及她自己的意見。儘管如此，她還是希望狼獾們知道，無論他們想像中的情況有多糟糕，實際上都只會更糟。她心想，或許過不了多久，她剛剛說的話會被傳出去，然後她就會因為違抗上級命令，和她的上司爆發更嚴重的衝突。「這實在是太刺激了。」她說。

雀樂蒂和狼獾們第一次通話後不久，衛生與公共服務部要求詹姆斯・勞勒飛往日本，將鑽石公主號郵輪上的四百三十名美國公民送上貨機，載他們返回美國。勞勒並非衛生與公共服務部的人，但他欣然接下任務。勞勒打電話給他的朋友兼名譽狼獾隊成員麥可・卡拉漢（Michael Callahan），請他一起去。他們將一堆負壓頭盔塞進七個巨大行李袋後，啟程前往日本。看到這件事，雀樂蒂決定加入這個有著怪名字的團隊。「我很欣賞他們，」她說：「這是行動，而不是白皮書。」

雀樂蒂確定加入之後，一位狼獾隊成員發訊息給她：「你真是天上掉下來的禮物！」另一個人開始以「狼獾」稱呼她。「我們立刻就喜歡上她了，」梅雪爾說：「她真是一隻噴火巨龍！」

第9章

L6

我們此刻需要的是邱吉爾，不是張伯倫……

加入「紅潮入侵」電郵群組的人越來越多，在雀樂蒂看來，這群組基本上仍是「梅雪爾個人秀」。

不過，她也注意到，雖然梅雪爾不斷上傳資料給大家，可是他一點都不想要別人注意到他。他的態度從來不是「看看我多厲害」，而是要大家「看看這資料多重要」。群組裡現在已經有好幾個州的衛生醫療官，以及幾位川普政府前任和現任官員，包括湯姆．博塞特、公共衛生服務軍官團團長傑羅姆．亞當斯（Jerome Adams）、由川普的白宮醫生轉任總統顧問的羅尼．傑克遜（Ronny Jackson）。另外，還有一小群衛生與公共服務部的人也加入，包括緊急整備及應變司的負責人羅伯特．卡德萊茨。

雀樂蒂看到這些檯面上的重要人物，拿著梅雪爾傳給大家的見解和數據，反覆在電視節目和 Twitter 上發表，一副好像那是他們自己研究出來的心得似的。「這些人都在占梅雪爾便宜。」她說。

但梅雪爾不但一點都不介意，相反的，他要大家儘管拿去用。

至於選在週末舉行的電話會議，照理說是讓大家暢所欲言，分享一些在公開場合說出來可能會惹上麻煩的想法。不過雀樂蒂覺得自己未必能在電話上暢所欲言，因為她不確定電話會議中有多少人在旁聽，也不能保證說出去的話不會外流。「每次電話會議都有十四個人左右在電話另一端沉默的聽，從未表明身分。」她說：「我不確定這些人到底是誰。」後來她才知道，包括安東尼．佛奇、白宮幕僚，以及總統的新型冠狀病毒特別工作組成員，都曾在不同時間點旁聽過他們的電話會議。

不知道為什麼，雀樂蒂在電話會議中講的話，有時候會產生真正的影響力。例如二月中旬的一次電話會議中，她抱怨CDC規定只有住在加護病房、且有中國旅行史的美國人，才有做 COVID-19 篩檢的資格，實在是太過愚蠢。這種疾病顯然已經在美國境內蔓延，幾乎可以確定許多人就算沒去過中國，也會被傳染。如果連有流感症狀的人都不進行篩檢，如何能控制疫情？

一個禮拜後，CDC將沒有旅行史的重病患者，也納入篩檢對象。

「雀樂蒂幹得好！」梅雪爾在當天給群組寫的電子郵件結尾寫道：「他們把你的意見聽進去了。」

雀樂蒂搞不懂的是，她在電話會議中所講的話，是否會傳到決策者的耳朵裡？又是如何傳過去的？另外，這些決策者到底是誰？有回她問了詹姆斯．勞勒這個問題：「這回的疫情到底是由誰負責的？」「沒有人，」他回答：「但是如果你想知道其實算是誰在負責，那就算是我們了。」

美國政府如果不是無法聞到煙味，就是根本不願聞到煙味

梅雪爾正在向人數越來越多的團隊成員，解釋他與哈切特、麗莎，以及鮑伯和蘿拉父女在十四年前發現的真相。

「我想用投影片，來解釋我們所謂的早期目標和分層干預是什麼意思……」他在二月初的一封電子郵件中，帶領大家回顧一九一八年大流感時，費城和聖路易防疫上的不同策略，以及為什麼此刻應該將中國的武漢視為費城、並努力讓美國有機會成為聖路易。

接著，他用了他最喜歡的比喻。「我們可以將社交距離管制視為滅火器。」他寫道：「如果失火時很快被發現（比如炒菜時著火了），滅火器的確可以有效滅火。可是一旦火勢蔓延、房子已經燒了一半，用再多的滅火器也無濟於事。同樣的道理，太晚實施社交距離管制，為時已晚。所以，速度是最大關鍵，必須在疫情惡化之前實施才有效。」

還有，當房子失火時，我們需要做的第一件事不是拿滅火器，而是要聞到煙味。對梅雪爾來說，這正是「鑽石公主號」的最大貢獻。美國政府如果不是無法聞到煙味，就是根本不願聞到煙味，在他們看來，發生在武漢的事根本是只有中國才會發生的奇譚（他們怎麼可能在一個週末就建出一千張床位的醫院？）。的確，中國政府提供的資訊未必可信，但「鑽石公主號」所傳達的訊息再清楚不過了。「郵輪上兩千六百六十六名乘客，在年齡上與美國老人院或退休安養機構非常類

似。」梅雪爾寫道：「而那一千零四十五名船員，則和年輕健康的人口相似。」

於是他找出郵輪的行程，重新整理船上每一天所發生的事情。

他發現，「鑽石公主號」於一月二十日離開橫濱，五天後停靠香港，一名八十歲的乘客下了船。二月一日，這名留在香港的乘客被驗出新型冠狀病毒確診。郵輪接下來要去的所有港口，都撤銷了它的登陸許可。二月三日，「鑽石公主號」駛回始航港——東京灣。兩天後，第一位乘客篩檢呈陽性，再過兩天，確診人數達到六十一人。

「想想看，」梅雪爾在二月九日寫道：「如果那個八十歲老翁飛到美國，待了五天，然後飛回家才被發現感染了新冠肺炎，你們認為透過美國的標準程序，我們能找到這六十一個確診案例嗎？何況，這位八十歲老翁不是從中國來的，因此根據我們的規定，他根本不必接受篩檢！」

那時的美國境內，基本上沒有做 COVID-19 篩檢。食品藥物管理局堅持各州和地方的醫療官員必須等CDC提供篩檢劑，而CDC卻認為美國人感染這種病毒的風險非常低。整個國家都不理會鄉巴佬流行病學家從武漢所看到的。

一份被忽略的日本國立感染症研究所報告

相較之下，日本人警覺性很高。他們有自己的實驗室，並打算篩檢郵輪上的每一個人。在這之前，梅雪爾覺得自己有點像是拿著火柴、在黑暗的山洞裡探險的人，現在日本人就快把照明燈抬進山洞了。他所謂的「山洞」，指的不僅是郵輪，還有他的大腦。他在腦海中根據新聞報導拼湊出的武漢，並不是真正的武漢。「我不斷提醒自己，我們腦中的模型可能是錯誤的。」他說。

他當然知道，船上的病毒傳播方式（一艘載有三千七百一十一人的郵輪被困在東京灣，旅客只能待在自己的船艙裡），與在美國城市裡的傳播方式不完全相同，但我們仍可用它來推測病毒在美國城市裡可能出現的行為。其中，最重要的是致死率會有多高。這是第一次（也許是唯一的一次），在計算感染者的死亡率時，他們可以確切推估有多少人將受到感染。

在接下來的三天裡，郵輪上的確診病例從六十一上升到一百三十五。這個數字，連梅雪爾都感到震驚。「令人難以置信，」他寫道，「我們遠遠落後於曲線。」他拿出二〇〇九年豬流感爆發頭十天資料，和郵輪上的確診數字對照。豬流感當年之所以如此可怕，是因為傳播速度非常快，而眼前這種新病毒的傳播速度，竟然有過之而無不及。

在接下來的十天裡，確診數字呈指數增長。二月十六日，當勞勒和卡拉漢從船上撤離三百二十九名美國人時，確診人數已經高達三百五十五人。到了二月十九日，兩名乘客死亡，六百二十一人被感染。兩天後，梅雪爾在日本國立感染症研究所的網站上，發現了一份與郵輪疫情相關數據的報告。

「我不明白為什麼沒人注意到它，」他說：「這簡直是一座金礦！」

從這份報告中，我們可以看到這款新病毒傳播的詳細資料，不僅描述了有多少人被感染，還記載了他們的年齡、首次出現症狀的時間，以及與他們共用船艙的人數。報告中還記錄了病患首次出現症狀的日期，並顯示有百分之五十一的感染者在被篩檢出呈陽性前，並無任何症狀。

這個數字令人吃驚，因為直到當時，還沒有人對無症狀傳播進行過任何研究。但這個數字也解釋了為什麼中國政府對武漢疫情如臨大敵，原來就是因為傳播率這麼驚人。「我所擔心的是，」梅雪爾寫信給這群狼獾隊成員：「我不確定美國政府與人民是否理解即將到來的災難。還記得曼恩峽谷的故事嗎？我們現在的處境相當於火牆包圍前的五點四十四分，我預計當五點四十五分來臨的那一刻，將會是一片混亂和恐慌，到時候採取任何措施都為時已晚。」

所謂的溫和爆發，以及對政府的誤判

從開始追蹤中國網路消息以來，梅雪爾一直在修正自己的判斷。「鑽石公主號」的攻擊率為百分之二十，也就是在一個月內，五分之一被關在自己房間裡的旅客遭到感染。這數字和他腦袋裡的模型相符，剩下的就是死亡率的計算了。

武漢的死亡率計算相當棘手，因為無法得知到底有多少人被感染。郵輪的死亡率計算也很棘手，因為大多數可能會致死的病例還沒有死。或許還要再過三週，郵輪上的疫情嚴重程度才會更明朗，但梅雪爾不認為美國政府還可以等上三週。他推斷，重症患者很快就被送入加護病房——不是在日本，就是在他們返回的母國。梅雪爾關注相關的新聞報導，追蹤這些病患的下落，最終準確計算出進入加護病房的「鑽石公主號」乘客人數，以及被送入加護病房的郵輪患者中，因為各種原因導致呼吸衰竭的的死亡率：四分之一到二分之一死亡。

梅雪爾估計，郵輪上的感染死亡率約在百分之一到二之間，並據此推估美國總體死亡率為百分之〇．五至一。「我認為這些數據應該足以讓人們相信，新冠病毒將會帶來極糟糕的狀況，我們需要啟動所有非藥物公衛防疫措施（例如社交距離管制）才行。」梅雪爾在二月二十八日寫道：「唯一的問題是：什麼時候（時機）啟動？」

他指出，在一九一八年，聖路易在第一批本土病例發生後的一週內，就啟動社交距離管制措施，費城則等了三週。現在，美國境內已經有許多城市落在聖路易之後，甚至也在費城之後。「我們應該以治療中風和急性冠心症的態度來治療美國：在搶救病人時，行動越快，損壞的組織越少。」梅雪爾寫道：「現在，我們的行動越快，被傳染的人數也會越少。」

他對病毒的研判是正確的，但卻錯在對政府的研判。每天都有更多證據顯示，政府不願意依據所看到的危機採取行動。二月二十六日，川普在記者會上宣布，只有十五名美國人感染新冠病毒，他說：「當你只有十五個案例，而且再過幾天這十五個就會下降到接近於零，表示我們做得很好。」隔天晚上，川普更直截了當的說：「它會消失的，將來的某一天。就像奇蹟一樣，它會消失的！」

至於CDC，仍舊動作緩慢。三月一日，CDC宣布將對外國入境旅客進行篩檢。「換作是我，我不會在旅行管制或旅客篩檢上浪費時間，」梅雪爾寫道：「美國境內的感染數，已經和歐洲國家幾乎不相上下。」

每耽誤一刻，就多喪失好幾條生命，又過了一週，政府還是沒有任何作為。「我看得出許多人很困惑。」他在三月初寫道，「他們聽說超過八成的感染者只有輕微症狀，總體死亡率約為百分之〇．五，因此他們說這是溫和爆發。」為了幫助大家理解這種所謂「溫和爆發」的實況，他利用郵輪上的數據推估，根據最保守的假設——百分之二十的攻擊率和百分之〇．五的死亡率，最終將會有三十三萬名美國人死亡。

梅雪爾是那種自己的車被追撞，還會反省「是不是因為自己煞車不當」的好人，他永遠站在對方的角度看問題。「我在這群組中，看到很多人來自衛生與公共服務相關部門，」他在十一日寫道：「在過去幾週的討論中，你們都保持沉默。我呼籲你們細讀我剛才發出的文章，並向你們的上級匯報……歷史將會永遠記住我們在這個關鍵時刻做了什麼、不做什麼。現在是採取行動的時候了，保持沉默的時間已經過了，疫情不會神奇的自行消失。」

他常會想像自己在兩週後，問自己一個問題：如果兩週前我就知道我現在知道的一切，我希望當時的自己做什麼決定？

在大流行病的早期階段，這個問題尤其關鍵。一旦知道病毒傳染數，就不難看出兩週後會發生什麼事：感染數將是今天的好幾倍。如果你缺乏篩檢病毒的意願或能力，那麼這個數字會令你大吃一驚。

看看義大利。二月二十日，義大利的COVID-19確診病例只有三例，而且都不是重症。到了三月十三日，義大利的病例數已經達到一萬七千六百六十人，其中一千三百二十八人在加護病房、一千兩百六十六人死亡。「根據美國CDC的指導，二月二十一日的義大利應該做些什麼？」梅雪爾寫道：「CDC會如何看待義大利的疫情？CDC只會建議按兵不動、保持密切觀察。」他曾經給CDC內部的人發了好幾封電子郵件，「但他們一句話都不回應，根本像個黑盒子。」

三月十五日，CDC建議在接下來的八週，應避免超過五十人以上的聚會，但學校應該繼續開放。

這讓梅雪爾怒不可遏，「五十人以上不能群聚一、兩個小時，數十萬個孩子卻可以群聚八個小時？這完全違背常理。」他寫道。他終於知道，美國政府跟他想的不一樣——照理說政府官員應該為未來各種情況做準備，如今卻什麼也不做。

三月初的一個早晨，梅雪爾和妻子黛布拉去亞特蘭大郊區購物。平常逛街時，他們會買一般日常雜貨，但現在他們找的，是梅雪爾擔心很快就會缺貨的各種補給品。黛布拉負責選購，梅雪爾站在一旁陪她。「我對她說，看看周圍這些人多麼無憂無慮，但是在一兩週內，一切都會改變。這些人還不知道，接下來會發生什麼事。黛布拉還回答我說，什麼都不知道，未嘗不是件好事。」

從他們身上，我感覺到一種傲慢

雀樂蒂一直認為，CDC就像那種對外界肯定與恭維照單全收的人——當大家都以為你能說流利的法語，你就算根本不識法文，又何必出面澄清？大家都說你在高中的美式足球校隊當主將，而實際上你只在體育課上接過幾次傳球，又有什麼關係呢？CDC讓外界相信，他們是與病毒開戰的指揮官，一旦爆發大流行病，他們會站出來主導防疫。

「自從遇到梅雪爾，我整個人都變了。」她說：「我不再是那個胡思亂想的瘋子，我更義無反顧。」有一天，她一改平日穿的深色套裝和粗跟鞋，換上了運動鞋和一件印有「撒旦今天別煩我」字樣的T恤。「我闖進安吉爾的辦公室，」她說：「把梅雪爾的圖表直接放在她桌子上。」她把曲線畫在白板上，寫上「大流行病」這個詞，並鼓勵同仁過去細看。原先安吉爾規定她，不可以在給同事的電子郵件上發表自己的想法或建議，她也不再理會。「電子郵件會留下紀錄，」雀樂蒂解釋，她開始把想法寫在電子郵件裡，比方說，二月二十八日，華盛頓州出現了首例沒去過中國、找不到接觸者的COVID-19確診病例。隨著新冠病毒在西雅圖一帶散播，雀樂蒂寫了封郵件給上司，建議西海岸的三個州（加州、奧勒岡州和華盛頓州）應抓緊時機，結成抗疫聯盟。她建議，不應等待CDC的篩檢劑，而是應該利用這三州既有的民間實驗室，自行研發篩檢劑。

「她在晚上九點打電話給我，尖叫著責備我把這些寫在電子郵件裡。」雀樂蒂回憶。

雀樂蒂所蒐集的資料一天比一天厚，並且成了一種武器。除了美國醫學期刊的熱門文章外，資料夾中還放了梅雪爾和哈切特寫的一九一八年大流感論文，以及鮑伯．格拉斯父女一起撰寫的論文。她會闖入安吉爾不讓她參加的會議，將這厚重的資料夾用力放在桌上，讓它發出「砰！」一聲，宣告她的在場。但雀樂蒂發現，很多人對她檔案夾裡的某些內容，根本不感興趣。

當她提出帝國學院尼爾．弗格森最新的分析時，她的同事會注意聽（但雀樂蒂覺得，那只不過是梅雪爾電子郵件中分析內容的學術版而已），但是當她試圖解釋美國可以從一九一八大流行病中學到什麼教訓時，同事們只是一副小心翼翼的態度，像是正常人在容忍狂熱者的模樣。「我從他們身上感覺到一種傲慢，或是不情願，他們根本不願意去了解，一九一八年的美國對這種疫情的了解，可能比我們現在所知更多。」雀樂蒂說。

加州共有五十八個郡政府衛生醫療官，雀樂蒂和其中約二十位分享疫情消息。這些人她大都認識，也為她提供源源不斷的在地情報，而她也不斷為他們提供各種行動建議，以彌補聯邦政府和州政府的無作為。例如，利用當地民間企業的實驗室，自行開發COVID-19篩檢劑，並自行決定如何使用。「我基本上就是在鼓勵他們反抗。」她說。雀樂蒂腦海中一直有一套防疫計畫，她知道——或者說她認為她知道——加州需要採取哪些措施才能控制這種新病毒。「我想打敗它。」她說。

許多國家已經開始控制新冠疫情，雀樂蒂對此感到欽佩，認為美國應該效仿這些國家。她主張加州應該封鎖州界，直到弄清楚到底有多少病毒、在何處傳播。加州應該開放篩檢並允許所有微生物實驗室開發自己的篩檢劑，應該篩檢所有就醫且出現類似流感症狀的病患。

她也想在加州複製幾個亞洲國家正在推行的策略。例如泰國要求所有入境旅客佩戴全球定位系統腕帶，這樣一來不但可以確保這些旅客遵守防疫規定，並且當他們違反規定時，你能掌握他們可能感染了哪些人。還有新加坡，當時要求所有入境旅客接受隔離，他們動用警察將旅客送到隔離地點，並確保他們在那裡待滿十四天。「我們在控制結核病時就是這麼做的。」雀樂蒂說：「公衛護士把人帶到飯店房間，然後由警察看管。很多人說不能這麼做，事實上，這不過是結核病控制的標準程序。」

在追蹤接觸者方面，日本有個相當聰明的做法。也許是從對「鑽石公主號」的近距離觀察，日本公共衛生當局很早就發現，超級傳播者在 COVID-19 疫情中所扮演的角色，比一般流感吃重得多——少數人在疾病傳播中，發揮了巨大的影響。大多數感染者，沒有傳染給任何人；少數三五個感染者，卻可能一人傳染給二十多人。因此日本衛生當局在發現新確診病例時，不會浪費精力請感染者提供過去幾天的接觸者名單，來追蹤可能被感染的人（因為大多數感染者沒有傳染給任何人），相反的，他們要求確診者提供一份在更早之前有過互動的人的名單，然後循線找到把病毒傳染給這個新確診者的人，就有可能找到超級傳播者。只要找到一個超級傳播者，你就可以在他傳染給下一個超級傳播者之前阻止他。你可以在小火變成大火之前，搶先撲滅它們。

雀樂蒂認為，州長應該每天舉行一次記者會，來回答民眾的問題，並解釋在確定疫情失控的情況下，他將在什麼時候開始實施各種社交距離管制措施：學校停課、禁止群眾集會等等。「這些都是二〇〇七年那份大流行病應對計畫上寫的。」雀樂蒂說：「我認為只要直接告訴人民，大家還是有能力接受壞消息的。民眾討厭的，是不確定感。老實告訴人民真實的狀況，讓大家明白未來有一場硬仗要打。當你告訴他們會發生什麼事，那麼他們就能做好準備。」

一天晚上，她走進桑妮雅．安吉爾的辦公室，告訴她關於這件事的重要性，並提醒她身為加州公共衛生署署長，應該向州長報告。「你必須告訴他，趕緊制定一個防疫計畫，不然就開除你。」她告訴她的上司：「如果州長不聽，那麼你可以回來開除我。」

安吉爾沒有去跟州長報告，於是雀樂蒂眼睜睜看著沒這麼做的後果上演。二月十九日，加州大學戴維斯分校醫療中心收治了一名有流感症狀的病人，但因為沒有旅遊史，不符合CDC的篩檢標準。話說回來，事實上醫院也沒有篩檢能力，說得更精確一點，其實整個沙加緬度郡都沒有篩檢能力。「當時就連非洲的辛巴威都有篩檢能力，可是加州沒有。」

醫院於二月二十三日將樣本送到亞特蘭大的CDC，CDC遲至二月二十六日才判斷為陽性。而且CDC也沒將它視為社區感染的警訊，草率地將這個病例和從中國回到加州、搭郵輪回到美國的病例混在一起，直到加州州立實驗室主任黛布．沃德福德（Deb Wadford）發現這個致命的疏忽。在二月十九日至二月二十六日之間的七天裡，醫院工作人員在不知情的情況下接觸了新冠病毒。在這七天裡，人們原本有機會知道新冠病毒不再只是來自境外的威脅，而是已經在境內進行人與人之間的傳播。

本來，真的有機會防堵的。

股市暴跌一千一百點，川普怒吼連連

二月二十三日是個沒上班的週日。第二天一早，桑妮雅・安吉爾和加州五十八個郡的衛生醫療官舉行了電話會議。「剛開始的氣氛就像老朋友聚會，」其中一位衛生醫療官回憶：「沒有其他人，只有我們衛生醫療官。但談到疫情時，安吉爾打開麥克風，竟然冷冷地說她無法多談病例的細節。我們全都不可置信的大喊，有沒有搞錯？」

從來就沒有任何法律禁止加州公共衛生署署長，和郡政府衛生醫療官分享病例詳情。加州大學戴維斯分校醫學中心的病患當時已被轉移至加護病房，並且接上了呼吸器。衛生醫療官們必須掌握這位病患的症狀，並了解病況是怎麼發展的。他們需要知道病患是誰，以便追蹤接觸者。他們需要知道所有細節，以避免更多人跟著喪命。他們還需要集中資源，來對抗新的病原體。由於病患來自索拉諾郡（Solano County），因此附近幾個郡的衛生醫療官都開始緊張了起來。

「對我來說，她這麼做暴露了她完全不知道州政府和郡政府衛生醫療官之間，應該怎麼合作。」其中一位參與者談到安吉爾時說：「她打從一開始就搞砸了。從那一刻起，再也沒有人相信她。」川普曾經說，每個州都要靠自己。但在那通電話裡，加州政府等於是在向各郡政府衛生醫療官宣布，每個郡也要靠自己。

由於安吉爾不讓雀樂蒂參加和郡政府衛生醫療官的任何會議，所以雀樂蒂是在各地方衛生醫療官們紛紛打電話給她大吼大叫、告訴她情況有多離譜時，她才知道發生了什麼事。但她注意到，當時CDC的態度似乎出現了微妙的轉變：從原先的冷處理，如今改為主張疫情已經無法被控制。過去近兩個月裡，CDC總是一再重複同樣的說法：美國人被大規模感染的風險很低，而且沒有證據顯示有境內傳染的情形。但他們虛構的表象於二月二十五日被戳破，CDC位於亞特蘭大的實驗室證實，加州大學戴維斯分校醫學中心那位確診COVID-19的患者，完全沒有外國旅遊史。當天CDC的南希·梅森尼爾召開記者會表示，疾病傳播已無可避免。「與其說問題是這種情況會不會發生，」她說：「不如說是這種情況何時會發生，以及到底會有多少美國人感染後成為重症。」

股市暴跌一千一百點，川普怒吼連連，嚇得CDC其他人從此不敢再多說一句。副總統麥克·彭斯（Mike Pence）辦公室發出命令，要求衛生與公共服務部的任何人都不得發表可能引起恐慌的言論。或許有人會說，梅森尼爾真是勇敢，居然敢承認疫情已無法控制。但看在雀樂蒂眼裡，梅森尼爾的說法根本是CDC舉白旗投降的避戰宣言。

當時，雀樂蒂和安吉爾除非必要，否則已經互不交談。不過，兩人交不交談也無所謂了，因為雀樂蒂有了一群更重要的聽眾。三月初，一次「紅潮入侵」的電話會議裡，正當她說明加州和美國各州應該採取什麼措施時，突然一個陌生的聲音發言了。「我是肯恩。」國土安全部代理副部長、川普新冠病毒特別工作組成員肯恩・庫奇內利（Ken Cuccinelli）說。「他對我說，『雀樂蒂，你需要加把勁讓州政府做這些事情。你是唯一能做到這件事的人。』」

他這番話，讓雀樂蒂大吃一驚。「他基本上是在暗示我，白宮不會做正確的事，白宮不會保護美國，所以加州必須出來帶頭。」她這下才知道，原來一直有白宮官員在旁聽他們的電話會議。「他是國土安全部代理副部長，明明可以直接去和總統談，但他卻想靠某個不認識的女醫師來拯救國家，這不是在搞笑吧？」

群體免疫，要付出多少代價？

三月六日，加州州長紐森召集了上百位加州高級官員討論新型冠狀病毒。桑妮雅・安吉爾告訴雀樂蒂，「沒有你的事。」安吉爾說：「所以你不必參加。」但雀樂蒂不相信安吉爾有能力解釋目前的狀況。「我有個預感，她很可能到時候會臨時出什麼狀況。」雀樂蒂回憶。果然，會議當天早上，雀樂蒂接到電話，說安吉爾臨時無法參加會議，請雀樂蒂代替她上台報告。

那天她講了二十分鐘，接著紐森州長和其他官員花了四十五分鐘提問。會議結束後，有大約二十個人上前和她說話。「太好了！」有人對她說：「終於有人把整件事情說清楚。」

幾天後，她接到加州緊急服務負責人馬克．吉拉杜奇（Mark Ghilarducci）的電話，請她飛到奧克蘭一起監控另一艘COVID-19肆虐的郵輪「至尊公主號」（Grand Princess）旅客的入境過程。

到了奧克蘭，她被帶到聯邦緊急事務管理局（FEMA）大帳篷的一個房間內，裡面有一大塊白板和一群紐森州長最重要的顧問。她向在場人士說明了為什麼呈指數方式傳播的疾病，很容易讓人掉以輕心。尤其當大量病患無症狀、而且沒有獲得篩檢時，情況會更加嚴重。在這種情況下，我們能得到的唯一明確信號，就是死亡。一開始，只有一人死亡，看起來似乎沒什麼大不了的。但是一旦你意識到，感染這種病的人只有百分之〇．五的人會死，你就可以推測，每當有一個人死亡，就意味著有一百九十九個人正帶著病毒四處走動。當出現第一起死亡病例（加州已經發生過了），就等於在告訴你早在一個月前，就已經有兩百個感染病例。

所以，你不得不問：這兩百個病例的成長速度會有多快？雀樂蒂告訴他們，有一位「全世界最優秀的流行病學家」（雀樂蒂沒有提到梅雪爾的名字）已經發現，每一個感染者都會再傳染給另外二至三人。謹慎起見，你必須假設傳染數為三。每週感染人數都會是原本的三倍。算一算，在沒有免疫力的加州人中，從今天開始的七個星期後，將會有一千一百八十萬九千八百個病例。其中多達一成左右——也就是超過一百萬加州人——需要入院治療。百分之〇．五，或者說超過五萬九千人，將會喪命。

這一切的源頭，都來自第一起死亡病例。「這不是理論。」她告訴那群人：「這就是即將發生的事，這就是一九一八年發生過的事。」

當然，她繼續說，那是在政府不採取任何措施阻擋病毒的情況下才會出現的驚人數字。照梅雪爾的說法，世界上不存在完全遵照指數成長的流行病，因為即使政府什麼都不做，民眾也會調整自己的社交行為。但不管人們做什麼，雀樂蒂解釋，疫情只能靠「疫苗」或「群體免疫」收場。

當時疫苗尚未問世，倒是實現群體免疫所需的感染數量是可以計算的，因為它是傳染數的簡單函數（公式為1-1╱R_0，其中R_0是基本傳染數）。簡單說：疾病的傳染性越強，在達到理論上的群體安全之前，需要感染的人數就越多。例如麻疹的最高傳染數為十八，這意味著九成五的人口需要對麻疹免疫，麻疹才會停止傳播。這也是為什麼我們麻疹疫苗接種的目標會設為人口的百分之九十五。這樣算下來，需要三分之二的加州人被感染之後，COVID-19才會停止傳播。

雖然只是白板上的一堆數字，但雀樂蒂感覺到州長高級顧問們非常重視。幾天後，她接到加州衛生與人道服務局局長馬克・加利（Mark Ghaly）的電話，從現在開始，雀樂蒂直接向他報告。

在組織結構圖上，從領導人往下數六層

三月中旬，科技創業家托德・朴（Todd Park）發簡訊給一位擔任紐森州長經濟顧問的朋友，告訴他如果需要什麼儘管打電話給他。朴創立了三家價值數十億美元的醫療保健技術公司，之後進入

歐巴馬政府擔任三年的白宮科技長。他以擅長解決別人的爛攤子聞名，為人很低調。

於是這位州長經濟顧問請朴協助加州，找出應對新冠病毒的方法。朴招募了兩位歐巴馬時代的官員，分別是曾為歐巴馬提供醫療保健方面建議的醫師鮑伯・克歇爾（Bob Kocher，現已改行當創投業者），以及曾經擔任美國第一位首席數據科學家的ＤＪ・帕蒂爾（DJ Patil）＊。帕蒂爾召集了一個由矽谷最頂尖程式設計師組成的團隊，立即開始收集對規畫和預測有幫助的相關數據。幾天之內，他們掌握了從加護病房病床數，到收費站和電信業者手機用戶的數據，讓政府能掌握人們在加州境內的活動方式。「平常沒人關心數據。」同意提供幫助的前Slack首席數據工程師賈許・威爾斯（Josh Wills）說：「只有在事態惡劣時，人們才會在乎數據。」

這些歐巴馬時代的數據和科技官員，現在搖身一變成了加州志工。朴、帕蒂爾和克歇爾驅車前往沙加緬度和紐森的技術顧問麥克・維爾克南（Mike Wilkening）會合。雀樂蒂在白板上推算新冠病毒將在何時以什麼形態在加州爆發時，維爾克南是觀眾之一。朴和帕蒂爾知道怎麼建立模型分析數據，但他們對傳染病一無所知。沒有病毒的相關假設——傳染數、住院率、感染死亡率等等，加州的數據對決策者沒有任何用處。「我們擁有的數據點只有中國、兩艘郵輪和一些義大利的早期資

＊我在《第五風暴》中寫過ＤＪ・帕蒂爾的故事。ＤＪ當時在LinkedIn工作，需要為因網路經濟而產生的新分析工作創造一個職稱，於是「數據科學家」應運而生。

料。」帕蒂爾說。他們必須設下大量的假設，但必須要合理，不僅對病毒本身，還有對不同政策（如：關閉學校或禁止大型集會）在傳播上產生的影響。「我們告訴維爾克南，我們需要最厲害的公共衛生專家，他說他知道該找誰。」朴說：「他說我們需要雀樂蒂。」

他們在加州政府辦公大樓的會議室找到雀樂蒂。「她有一個超級厚的活頁夾。」朴說。雀樂蒂向他們解釋她如何在六週前，對病毒的所有重要特徵做出相當準確的估計。她沒有提起的是，在過去六個星期，其實她一直在和（也許是）世界上最偉大的民間流行病學家對話。朴和帕蒂爾靜靜的聽她說完，並提出問題。

朴突然轉向帕蒂爾說：「她是個L6。」

朴在聯邦政府任職期間處理過一場又一場的科技危機，他發現一個他之前在民間企業就看見的模式：在任何大型組織中，任何危機的解決關鍵通常都不在重要的高層身上，而在組織結構圖中某個非常下層、沒沒無聞的員工身上。例如有一天，國務院用來處理簽證申請的程式故障，美國政府一張簽證都發不出來。朴派了一組人去找原因，「他們從負責人往下數六層，找到兩個真正知道問題出在哪裡的約聘人員。」

L6——在組織結構圖上從領導人往下數六層（six layers），埋在組織底層的人，忽然發出微弱、但迫切想被外界聽到的聲音。「我感覺她當初並未獲准參加決策會議。」朴講述他對雀樂蒂的印象：「很明顯，她一生都在為此刻做準備。」

和雀樂蒂相處了幾個小時後，朴和帕蒂爾認為他們能為加州做的最有用的一件事，就是將雀樂蒂的想法送到州長紐森的辦公桌上。「我們的任務就是把她腦子裡的所有東西呈現給州長。」朴回憶。當時他對雀樂蒂說：「我想讓你知道，我相信上天派我們來這兒，就是為了找到你。」

雀樂蒂就是一個L6，有四層官僚階級阻擋在她和組織圖最上層的L1——州長——之間。這顯示了大型組織的僵化，在挖掘出被深埋在裡頭的L6之後，才會知道雀樂蒂正是他們需要的人。

雀樂蒂其實不怎麼信任電腦，也不信任什麼電腦模型。她看著朴和帕蒂爾帶來一組人，開始重新編寫約翰霍普金斯大學創造的疾病預測模型程式，好讓它在整合大量加州相關數據後運算得更快。看著他們輸入她和梅雪爾關於病毒的假設，電腦模型計算出的結果，居然與她和梅雪爾的推估不謀而合，雀樂蒂感到很欣慰。

但這樣的結果，顯然和CDC、白宮以及加州州政府的官方態度南轅北轍。

在朴前往沙加緬度前，紐森州長的顧問曾經交給他一份由公共衛生署人員做的電子試算檔案。根據他們的計算，加州七萬五千張病床足以應付新冠疫情。「我不知道做的人是誰。」朴說：「但那份檔案從頭錯到尾。」根據他們重組的新模型，如果不採取措施設法將病毒傳播減至最低，到了五月中旬，加州就需要七十萬張病床。「可以看到，我們真的完蛋了。」帕蒂爾說：「病床嚴重不足。」

然而，如果加州採取如同聖路易在一九一八年所採取的行動，最顛峰時的住院人數將減少至七萬人左右。也就是說，各種社交距離管制可以將感染數、住院數和死亡數減少至原來的十分之一。

三月十八日，朴和帕蒂爾向紐森州長的資深顧問解說了模型的運算結果。「當我們告訴他們模型計算所代表的意義時，大家臉色凝重，沒人說得出話來。」朴說。紐森州長在隔天發布了美國第一個全州居家令。在記者會上，他說「因為得到新的資訊」，所以才做出這個決定。

「非常酷。」改寫運算程式的賈許．威爾斯說：「我看到紐森州長在 Twitter 上發布了一些我製作的圖表。」

如果你在那一刻上網搜尋雀樂蒂，就像當初雀樂蒂搜尋「紅潮入侵」電郵群組成員那樣，你只會找到幾張她參加杜蘭醫學院同學會的模糊照片、她幫《聖塔巴巴拉獨立報》（*Santa Barbara Independent*）所寫的一些專欄文章、她在聖塔巴巴拉郡政委員會報告的影片，以及當地反疫苗者對她的惡毒攻擊。然而現在，因為她所提出的假設，而推動了加州的政策。

電腦模型讓州長別無選擇，只能對整個加州下封城令，承擔起本來該是聯邦政府的責任，只因為CDC和總統都沒有勇氣做這個決定。「梅雪爾的電子郵件應該被視為國家紀念文物。」雀樂蒂說：「這些郵件改變了加州。」*

寫一份「邱吉爾計畫」吧！

問題是接下來要做什麼。你把人民關在家裡，限制他們的行動也不能太久，否則他們就會受不了，照樣跑出來。朴轉頭對雀樂蒂說：「把你自己關在一個房間裡，幫加州寫出一份防疫計畫吧。」

但還有一個問題。雀樂蒂原本有一份清單，列舉了許多控制這種病毒要做的事項，但這些只有在病毒廣泛傳播之前才有作用。「我為加州寫了一份計畫書。」當她從房間裡走出來時說：「但是我無法只為加州擬定計畫，必須從整個國家的防疫策略著手。如果其他州不也跟著做，加州做什麼都沒用。」

朴回答：「好，那你就為整個國家擬定計畫吧！我們可以打電話給其他所有的州長。」

於是她回到房裡，在鮑伯・克歇爾的幫助下，為全國寫了一份計畫書，交給朴。他們都知道，雀樂蒂希望不要讓外界知道她是這份計畫書的作者。萬一被她的上司發現，她可能馬上就會被開除。

這份長達數頁的計畫書有三大特點。首先，是總統宣布以全國為範圍的居家令，直到新冠病毒的篩檢能量不再是個問題。當總統宣布居家令時，應該同時解釋第二個特點，也就是解封的原則，每個社區會根據幾項簡單的指標：人均病例數、COVID-19 篩檢呈陽性的百分比、占社區病床百分比。每個社區劃分成熱區、暖區或冷區。只有極少量病毒的冷區生活幾乎不受限制；病毒肆虐的熱區必須嚴守居家令；仍有病毒傳播、但繁殖速度較慢的暖區則可以放寬某些規則（例如可以舉辦婚禮和葬禮，並開放大眾運輸服務）。

---

* 不僅是加州，接下來俄亥俄州和馬里蘭州也在密切注意梅雪爾的分析後，很快下達了封州令。

「這些限制可以根據社區在任何特定時間的熱度，加以擴大或縮小。」她寫道。她認為這一切都應該公開透明，以便人們可以根據郵遞區號查詢每日狀況。她挑了紅色、黃色、綠色分別代表熱區、暖區、冷區。模型小組認為這樣很棒，越簡單、越一目瞭然，效果越好。後來她將顏色從三種改為八種，並且明白列出每種顏色需要遵守的社交距離管制清單。這一切，都是受到哈切特和梅雪爾的啟發。

雀樂蒂也根據她當郡政府衛生醫療官的經驗，特別設想了計畫的執行方式。她希望各地郡政府衛生醫療官無須為此提心吊膽。「我希望能以非強制的方式執行。」雀樂蒂說：「我希望透過這份計畫讓他們明白：不會有人來救你們，你們要自己救自己。」

雀樂蒂認為，要使計畫奏效，控制權必須握在地方政府手上。以郵遞區號劃分的地方行政區，能決定哪些限制可以放寬、哪些不行。每一個區都有負責人，掌握鼓勵良好行為的最佳方法。總之，就是要消除「政府」強加限制在人民身上的感覺。她在計畫書的最後寫下：「所有美國人本著愛國主義精神團結起來，展現如同我們祖父母那一輩，為了對抗第二次世界大戰所激發的活力和頑強的決心。」

原本她為這份計畫書定下的標題為「邱吉爾計畫」，顯然是刻意彰顯邱吉爾的精神。「托德看到後告訴我，這標題不行。」她說。最後雀樂蒂還是給它取了一個奇怪的標題：「每個人都有自己的 R_0」，翻譯成白話，就是每個人都應該對病毒在自己社區裡的傳染數負責。

最重要的關鍵是，不由CDC主導

雀樂蒂交出計畫書後沒幾天，朴和帕蒂爾將它轉交到有能力真正採取行動的人手中。她先是接到Google資深高階主管的電話，告訴她Google可以創建一個平台，讓所有人都能上網查詢美國每個郵遞區號的疫情資料。接著，托德小組的一名成員來找她。「他說，安迪．斯拉維特（Andy Slavitt）對我的計畫很感興趣。」雀樂蒂回憶：「我問他，誰是安迪．斯拉維特？」

後來她才知道，原來安迪．斯拉維特是位銀行家，在唐．貝里克離開後，負責為歐巴馬政府打理醫療補助和醫療保險。奇怪的是，在政權輪替後，安迪．斯拉維特居然還經常和川普總統的女婿、白宮新冠病毒工作團隊裡的供應鏈小組成員傑瑞德．庫許納（Jared Kushner）交換意見。

安迪．斯拉維特親自給雀樂蒂發了電郵，表示他以她的計畫書為基礎，重新改寫，稍微簡化，並添加一些關於政府可指派哪些人執行哪種任務的內容，並請她在送出之前過目、編輯一下。他所做的大部分更動，雀樂蒂都認為沒關係，無傷大雅，直到她看到斯拉維特自作主張的加上這句話：「依據CDC定義的標準，將社區劃分為熱區、暖區或冷區。」

「不行！」雀樂蒂寫道：「這份計畫書最重要的關鍵點，就是**不由CDC主導**。它是由一群在爆發的疫情前線作戰、具有豐富實務經驗的人集合起來運行和監督的。」她在回覆斯拉維特的電郵中強調自己的感受，並重新編輯了文件。「非常重要的一點，」她寫道：「是實施／領導這個計畫的是誰？領導的團體／機構／象徵人物必須有邱吉爾的性格，而不是張伯倫。」

然後她豁出去，管他去死，乾脆坐下來為美國總統擬了一份談話要點，和計畫書一起發送回去。之後她就沒什麼事可做了，只能等著看她的上司們會不會因此而開除她。畢竟，她是民主黨籍的加州州長手下的員工，卻偷偷兼差幫共和黨籍的美國總統出主意。

她再也沒有收到安迪．斯拉維特的消息*。但幾天後，Google高階主管打電話給她說：「庫許納很喜歡你的計畫，已經去向他的岳父總統大人報告了。」帕蒂爾寫了一張紙條給雀樂蒂：「現在你知道，你改變了一切。」

但其實一切尚未改變。那只是庫許納給川普的報告，還不是總統本人對國家新策略的承諾。所以她還在等。如果你問她當時在等什麼，她會告訴你，她在等的最好情況是，總統全面推動她所擬定的國家級計畫——只要在二〇二〇年三月底之前實施，就還來得及。

她還抱持著希望。

在她等待的同時，加州州長做了一件讓她更信任他的事：他撥打了紅色電話。

---

* 斯拉維特將計畫書重新命名為「戰勝COVID-19」，並將它當成自己的作品，交給了庫許納。

第3部

| 第10章 |

失控與失能

幸好他們心中，有一個道德指南針

「紅色電話」並不是很理想的救命工具。這一點，喬・德瑞西絕對第一個承認。

大多數生命需要挽救的人，從來就不知道它的存在，即使打電話來，往往也已經太遲。這些病患的結局，就像那個有巴氏阿米巴原蟲的華裔老太太一樣，在醫師花費一百萬零一百美元的無效治療之後，他們才想到也許是阿米巴原蟲作祟。

即便如此，紅色電話也還是能帶來啟發。它會告訴你，你錯過什麼，這樣你下次再錯過同樣東西的可能性就降低了。它也可能揭露重大的系統性問題——畢竟，如果你會撥打紅色電話，通常正是因為你無法在正常體系內找到答案。

一所改寫新冠篩檢歷史的實驗室

三月的一個晚上，紅色電話響了。喬・德瑞西看著來電顯示，是一個陌生號碼，他差點選擇不接。

來電所顯示的區碼，是他的故鄉沙加緬度。於是他決定往好的方面想，拿起了話筒。「我原本以為是推銷員，但是接起來後，對方說他是加州州長葛文．紐森。」

紐森告訴他，自己正遭遇棘手的問題，但不確定問題有多嚴重。他請德瑞西替他列出兩張清單：第一張，是加州州長在應對新冠病毒時，可以採取的三項最佳措施；第二張，則反過來列出三項最糟的措施。

「我告訴他，最重要的是篩檢。」德瑞西回憶：「因為如果連篩檢都做不到，就根本不可能找到解決的方法。」篩檢是發現病毒並預測傳播方向的唯一辦法，德瑞西告訴紐森，因為篩檢實在太重要了，相較之下，他要求的兩張清單上的其他項目都無關緊要了。

美國聯邦政府的公共衛生體系不僅讓加州州長失望，也讓其他州長失望。CDC第二度嘗試開發一種可以大量生產、分發給全國各地公衛官員的COVID-19篩檢劑，結果並沒比第一次好到哪兒去。由於缺乏聯邦政府的領導，加上美國醫療保健體系紛亂破碎的特質，使得這種病毒的篩檢劑若非無法取得，就是處理速度慢到派不上用場。

德瑞西就看過報導，人們必須等待長達十天，美國控股實驗室公司（Labcorp）和奎斯特診斷公司（Quest Diagnostics）這兩家美國最大的民間實驗室才能交出篩檢結果。「即使直接把樣本送到CDC，結果也要等上好幾天，而不是幾個小時。」德瑞西說。

需要十天才能得到結果的篩檢，是毫無意義的篩檢。在缺乏快篩劑的情況下，就算實際上大多數人並未感染新冠病毒，醫院也只能將所有出現類似症狀的病人當成確診者。特別劃分出的新冠病毒病房區的床位，也會被許多不需要的人占用。護士和醫生為數不多的防護裝備，照理說應該保留給真正的確診者，現在卻浪費在未感染者身上。

最嚴重的，是無法知道病毒去過哪裡、沒去過哪裡。沒有快速篩檢劑，你無法隔離需要隔離的人，也無法釋放不需要隔離的人。紐森並沒有在加州進行大量篩檢的計畫，何必呢？和其他州長一樣，紐森原本也以為聯邦政府會確保美國有足夠的篩檢能力來追蹤新型病毒。

德瑞西看得出來，CDC無法解決這個問題。但他想到一個解決辦法：美國的微生物研究至今仍領先全球，擁有數以千計的微生物實驗室，由私人公司、大學和非營利組織營運，他在 Biohub 主持的實驗室便是其中之一。

德瑞西決定，他要盡快將 Biohub 改為 COVID-19 篩檢中心。紐森州長也同意發布一項行政命令，允許未認證的臨床實驗室從事篩劑的研發工作（「我們很怕被告啊。」德瑞西說。）。

來自美國、台灣、中國的熱心科學家志工

於是，德瑞西開始招募志工。一群以舊金山加大為主的研究生和博士後研究員，自動自發的趕

來幫忙。「他們成群跑來，」德瑞西說：「一進來就問他們能幫什麼忙？該怎麼做？從頭到尾沒人要求酬勞。」

這些人出生、長大的地方，分布全球各地——中國、台灣、科羅拉多州、坦尚尼亞、立陶宛、佛羅里達州、加拿大、鳳凰城、比利時……當你問他們來自哪裡時，美國人會回答你來自什麼城市、什麼州，非美國人則會告訴你來自哪個國家。每一位都是研究科學的，其中許多人擁有博士學位。

基本上，他們都沒做過即將要做的事。可是他們在短短幾天內完成了訓練。他們分成不同的小隊，這樣萬一有人受到感染，就只會影響一個小隊，而不會癱瘓整個團體。每個小隊分成好幾個階級，每個人除了自己的任務外，同時還得學會上一級的工作，以便在必要時可以取代。「我們的架構是作戰升遷制，」德瑞西說：「這和他們習慣的可以自由來去、只需做自己的事的正常研究實驗室不同。這裡比較像個工廠，或說像一條生產線。」

這條生產線由許多檢驗站組成，裡頭負責的都是願意長時間無償工作的志工。「我以前會夢到一百個客人在特價時段突然湧入，同時點了雞尾酒。」其中一位曾在酒吧打工當調酒師的博士後研究員說：「現在我也會做類似的夢，只不過換成了數千人同時跟我要篩檢結果。」

第一個 COVID-19 篩檢實驗室，就在一個籃球場大小的房間裡成形。整個設立的過程，也讓德瑞西第一次真正見識到醫療產業複合體（medical-industrial complex）。這種複合體的設計，不是為了應付危機，只可能是為了要讓擁有壟斷權力的業者將利潤最大化。這種複合體的一個例子，就是當時每做一個COVID-19篩檢，Labcorp和Quest就會向州政府收取一百六十美元的費用，而且判斷速度慢到讓結果變得毫無用處。

生產篩檢機器的公司也一樣，那些所謂「餵入樣本、得到答案」的花稍機器，有個很重要的特徵：都有傻瓜裝置，任何一位低薪技師只要將患者樣本放入插槽，壓下按鈕，就能等待機器吐出結果。這樣的設計可以替企業將失誤與訴訟的風險降至最低，但是面臨危機時，就完全不適用。而且當機器故障，只能付錢請製造商來解決，你無法直接打開修理。還有，這些機器只能使用製造商專賣的昂貴化學品，就像你買了刮鬍刀和印表機，即使品質不佳，也只能買原廠的刀片和碳粉匣一樣。

更糟的是，辨別病原體所使用的化學品，只能針對一種病原體起反應。如果你想篩檢愛滋病毒，你就要購買能夠辨別愛滋病病毒的化學藥劑；要篩檢C型肝炎，你就要買辨別C型肝炎的化學藥劑。所以如果你想要藉由大量篩檢來追蹤病毒，光是耗材就要花上一大筆錢。

二〇二〇年三月，仍然沒有任何化學藥劑可用來篩檢新冠病毒。舊金山加大實驗室裡許多設備根本無用武之地。其中一部叫「黑豹」的機器，德瑞西很喜歡。「它們的名字都很酷。」他說：「黑豹！黑豹現在睡著了。」在大流行病的頭幾個月，這台黑豹一直在冬眠狀態，因為製造它的公司還在研發篩檢新冠病毒時會用到的材料。

美國所有的微生物實驗室都有同樣的挫敗感：沒有刀片可以用的高級刮鬍刀，其實就等於廢物。

於是，德瑞西打電話給舊金山加大的校長山姆．霍格德（Sam Hawgood）。「每次和德瑞西交談，他都會有一些新的想法。」霍格德是澳洲人，有趣的是，他居然以管理美國人為職業。「如果是其他人，我會說，哎呀，我去看看可不可行。但因為是德瑞西，我不會這麼說。」

在霍格德的允許下，德瑞西和他的團隊帶走了該校各實驗室裡所有化學品和液體處理機器人，以及沒有傻瓜功能、卻可以篩檢 COVID-19 的機器。他們自己動手組裝機器。在三月中旬的一個雨夜，或許你曾看到德瑞西拉著一輛載有報廢機器的手推車，獨自走過舊金山街頭。這些機器為了分析樣本，還需要特殊的化學品，而這些化學品在市場上也因為搶手而變得昂貴，但是就像這些機器一樣，在危機關頭，市場對他們也特別配合。

有一天你去上班，發現他們辦公室的百葉窗放了下來……

此時德瑞西也學到（或該說是再度學到）有關民間企業經營的一課。在就讀史丹福大學研究所時，他就曾見過一些原本敞開心胸、樂於合作的同業，在拿到創投資金後就再也不肯分享了。「有一天你去上班，會發現他們辦公室的百葉窗放了下來。」他說。

一次又一次，他看到民間企業在「創造知識」這件事情上的效率有多糟，以及一些有前景的研究因為公司經營不善而胎死腹中。他很厭惡這種現象，很厭惡追求財富的野心阻撓了科學與進步。當病毒威脅美國、所有經濟活動必須暫時停止時，他感覺到民間企業散發出一種他很不喜歡的氣味。

進行篩檢時，需要用到一種酶，他找到了一家最大的供應商。「我們打電話告訴對方我們在做的事，以及我們想買一百萬美元的貨。」德瑞西說：「通常購買量這麼大時，一定會給折扣，可是他們拒絕了，堅持我們必須支付全額。」

他實在是太生氣了，於是他繼續找別的廠商。終於讓他發現一家規模較小、名叫「新英格蘭生物實驗室」（New England Biolabs）的公司，也在賣同樣的酶。「這家的態度完全不同。」德瑞西說：「他們說，能幫上忙真是太棒了！價錢算六折就好！」

他們在採購的過程中，類似的事情不斷上演：有些公司想利用這場危機大賺一筆，另一些則想提供幫助。「我們很快發現，有些公司有道德指南針，有些公司卻沒有。」德瑞西說。

三月十八日，也就是這個想法誕生的八天之後，Biohub 的新 COVID-19 實驗室開張了。德瑞西的新團隊打造整個實驗室的時間，甚至比當時 Quest 和 Labcorp 判斷一例新冠病毒篩檢還少了兩天。新實驗室有兩百多名優秀的年輕科學家，每天可以處理兩千六百六十六例篩檢，準確度不比任何美國實驗室差。他們能在一天之內就將篩檢結果交給患者，在緊要關頭，甚至可以在三小時內給你答案。更重要的關鍵是：他們不收費，不會寄帳單給你。你只要把鼻咽拭子放入試管交出去，Biohub 就會告訴你有沒有被傳染。

德瑞西本來頗為合理地估計，因為篩檢免費，湧上門來的大量需求很快就會讓他這個志工新團隊忙不過來。前一個星期，全加州總共才收到不足兩千例的 COVID-19 篩檢結果。超過五萬五千位加州人的鼻咽拭子試管，此刻還散落在各實驗室裡排隊等待檢驗。接下來如果進展順利，加州政府不再需要將每天兩千六百六十六例送至大型企業實驗室篩檢，只要改送到德瑞西的實驗室，不僅可以每天省下四十二萬六千五百六十美元，還可以更快獲知結果。

免費篩檢！你們為什麼不送樣本過來？

但是他們沒有被湧上門的需求搞得忙不過來。最初幾週，樣本以每天兩百多個令人失望的緩慢速度送來。於是德瑞西開始打電話給當地醫院，告訴大家這項服務。但是，由凱薩醫療機構（Kaiser Permanente）經營的私立連鎖醫院告訴他，他們計畫在不久的未來建立自己體系的非免費篩檢實驗室，在那之前，他們將繼續將樣本送到緩慢而昂貴的大型篩檢公司。

德瑞西很快就發現，美國私立醫院若不是與這些收費高昂的篩檢公司簽合約，就是已經習慣將篩檢送到營利取向的實驗室，而這些營利取向的實驗室一點都不想加快速度，因為不管快或慢，反正都收得到錢。

至於公立的衛生保健中心（由郡政府公共衛生部門經營的診所）則是另一個問題：他們太忙了，根本沒空接聽電話。Biohub 裡的一個團隊寄信給加州五十八個郡的衛生醫療官：「免費

COVID 篩檢！二十四小時內完成！」可是仍然毫無反應。祖克柏的妻子普莉希拉・陳甚至親自安排了和加州各郡公衛主管的電話會議，她開門見山地問大家：「篩檢是免費的！你們為什麼不送樣本過來？」

在那之後，確實有比較多樣本送來，但距離他們滿載的處理量還差很遠。德瑞西想不通問題出在哪。「我們問自己：是信任問題嗎？還是因為 Biohub 掛了祖克柏的名字？後來我們發現，和這些一點關係都沒有。」

他們花了一個月才搞清楚，為什麼一個如此迫切需要篩檢的國家，在得知有免費篩檢時，接受的速度如此緩慢。線索之一，來自 Biohub 和最近才改名的「祖克柏舊金山綜合醫院」（Zuckerberg San Francisco General Hospital）接洽時的談話內容。

「送去你們那裡篩檢要花多少錢？」祖克柏舊金山綜合醫院的女士問。

「這是免費的。」Biohub 的人說。

「對方沉默了好久。」當時在線上旁聽的德瑞西回憶。

「我們不知道免費要怎麼做。」綜合醫院女士說。

「什麼意思？」Biohub 的人問。

「建立資料時，如果我們在醫院系統的成本欄輸入『零』，會出現錯誤訊息。」綜合醫院女士說：「系統不接受零。」

「你們不能隨便放個什麼千分之一元之類的嗎？」德瑞西忍不住問。

不能。系統不允許。

和「巴氏阿米巴原蟲」遇到的問題一樣，這是一種系統缺陷。如果病人無法獲得你的治療，就算你有治療方法有什麼意義？今天，擋在病人和治療之間的，就是美國醫療企業複合體。

過去，德瑞西從未真正了解過醫療體系的內部運作。現在他開始發現，這個體系扭曲了裡頭每一個人的行事動機。像接受免費新冠病毒篩檢這樣簡單的事情，居然需要付出不尋常的努力，或是具備真正的勇氣。

有棉花棒、睫毛刷，就是沒有篩檢用的鼻咽拭子

在聖昆丁（San Quentin）州立監獄，你需要努力，也需要勇氣。

早些時候，德瑞西打電話給這個著名監獄的官員說：「你們這裡很危險，一旦病毒進入，一定會有人喪命。」四月間，聖昆丁官員送來了一批樣本，但要求 Biohub 對此保持沉默，因為他們擔心，為加州監獄提供服務的篩檢公司會不高興。他們說，如果被 Quest 發現，一定會終止與他們的合作。

儘管如此，他們送來第一批樣本之後（沒有驗出任何 COVID-19 陽性），就再也沒送樣本來

了。後來他們解釋，那是因為他們沒有時間處理文書作業。五月下旬，奇諾（Chino）監獄爆發COVID-19疫情，一輛巴士將受刑人從奇諾轉移到聖昆丁。奇諾受刑人在離開前幾天接受了篩檢，但抵達聖昆丁時並沒有再篩檢一次。至少有一人已經染疫，最後在聖昆丁造成超過一千人確診、二十八人死亡。

其實，德瑞西所提供的免費篩檢服務無法被充分利用，還有一個最大原因：篩檢套件短缺。如果你在大流行病開始的頭幾個月被送進醫院，並且要求篩檢，護士會告訴你：「抱歉，我們已經沒有篩檢套件了。」他們指的，其實是插入鼻腔深處的半透明細長棒，大流行病開始時，那是唯一可靠的病毒樣本採集方法，但是嚴重缺貨，到處都買不到。Biohub調查後發現，除了中國，全世界只有兩家工廠生產，一家在義大利北部，另一家在美國緬因州，兩家都已經賣到斷貨。

那是他們唯一向聯邦政府求助的一次。衛生與公共服務部負責管理被稱為「國家戰略儲備（Strategic National Stockpile）」的物資，價值七十億美元的藥品和供應品存放在倉庫裡，至於裡頭有哪些藥品則屬於機密。看過這個倉庫的人（例如梅雪爾）說它看起來很像《法櫃奇兵》（*Raiders of the Lost Ark*）最後一幕的巨大倉庫。

三月十三日，Biohub的一位流行病學家派屈克・艾斯庫（Patrick Ayscue）寫信給衛生與公共服務部的加州負責人，表示他們現在是加州（甚至可能是全美）篩檢速度最快的大型COVID-19篩檢實驗室，但他們需要篩檢套件（尤其是鼻咽拭子）才能正常運作。他要求取得四萬個鼻咽拭子，大約為兩週的需求量。衛生與公共服務部的盧卡斯・辛普森（Lucas Simpson，他本人不願具名，這是我替他取的假名）十分幫忙，他打電話給華府的上司，請他們聯絡白宮裡負責管理醫療用品的人。「如果你要的是萃取套件我還得再問問。」他在三月十五日回信給 Biohub：「但鼻咽拭子絕對沒問題。」

Biohub 的成員無不歡欣鼓舞。紛紛回信給盧卡斯：

「了不起的盧卡斯！」

「盧卡斯，你是我最好的朋友。你真的挽救了數百條生命。」

盧卡斯回信，卡車已經離開倉庫，估計兩天車程會到。結果貨車載來的鼻咽拭子不是四萬個，而是十萬個。

「謝謝盧卡斯！你真的是救命恩人。」

「盧卡斯，如果你有孩子，請告訴他們，他們的爸爸是個真正的英雄。」

第二天，在白宮的新聞發表會上，川普向美國州長們喊話。「防護口罩、呼吸機——所有的設備，試著自己解決。」他說完後，轉身在 Twitter 上發文抨擊那些抱怨聯邦政府不出來領導的各州州長。

載著鼻咽拭子的卡車，朝著沙加緬度駛來，Biohub 的氣氛簡直像在過平安夜。三月十八日，也就是卡車預定到達的那一天，大家心情卻往下沉。「卡車沒來，沒人知道它開到哪兒去了。」德瑞西說。

三天後，盧卡斯打電話告訴他們，卡車在西沙加緬度尋獲，可是裡頭沒有鼻咽拭子。其實，他因為太過尷尬而沒說出口的是，卡車裡運載的根本不是醫療用鼻咽拭子，而是一般的棉花棒，國家戰略儲備裡從來沒有什麼鼻咽拭子。

類似的烏龍事件，在整個大流行病期間層出不窮。川普往往大張旗鼓的聲稱，物資正在運往各州，但許多地方政府根本沒有收到這些所謂的物資。從呼吸機、潛在抗新冠藥物瑞德西韋（Remdesivir）到疫苗，無一例外。白宮這麼做，造成了許多不良後果，其中之一便是破壞了聯邦政府公務員的信譽。

在那之後，德瑞西提到聯邦政府時，總是語帶譏諷。四月初，他告訴打電話採訪的記者——以及任何看起來可以幫得上忙的人——他需要鼻咽拭子。「如果我能回到過去並改變一件事，」他說：「我希望我之前買了十萬支鼻咽拭子。」

有一天，一位大老級的創投業者打電話給德瑞西，聲稱幫他搞定了鼻咽拭子的問題。「我認識一個有鼻咽拭子的人。」他說。

德瑞西不太相信。「我說，你真認識這樣的人？證明給我看。」創投業者說，他這位朋友明天就會直接快遞五千支鼻咽拭子給他。

第二天，德瑞西半信半疑的去了快遞公司取貨，發現真的有個標示著「醫療用品」的大盒子在等他。

「我打開盒子，裡面看起來是有五千根沒錯。」德瑞西說：「看起來也有點像拭子。」但問題是，它們未經殺菌，甚至沒有單獨包裝，所以他立刻就知道這根本不是醫療用品。德瑞西端詳了老半天，才發現手上的玩意兒竟然是睫毛刷！看來是某個黑心商人買了這批睫毛刷，然後貼上醫用拭子標籤，轉賣給這位創投業者，大賺一筆。

抱歉，辦公室裡老舊的傳真機，最多只能接收六頁

川普政府不出面統籌領導，引發了大流行病相關供應市場的大混亂，造成美國人和美國人自己爭奪著這個市場上大都由中國製造的物資。

賽富時（Salesforce）首席執行長馬克・貝尼奧夫（Marc Benioff）從中國返美時，搭乘的飛機上裝滿了一盒又一盒雖不理想但堪用的鼻咽拭子，等著送去舊金山加大的醫療中心。矽谷灣區一家化工公司的老闆克里斯・卡瓦加（Chris Kawaja）則找到另一家不怎麼有名的中國鼻咽拭子供應商，試圖和他們聯絡。「我問他們，有賣這東西嗎？」卡瓦加回憶：「對方馬上回答，有，我有二十五萬支。」

這些鼻咽拭子是現貨，但卡瓦加還來不及下單，對方已經發訊息告訴他：「休斯頓有人買走了

二十萬支。」卡瓦加立刻拿出信用卡，買下所有剩餘的數量，每支七十美分，相當於平常市價的三倍，並吩咐對方分散成好幾批送到 Biohub，以免中國海關官員找麻煩。「為什麼需要我去找這些東西？」卡瓦加說：「為什麼我這個馬林郡（Marin）的一介平民，只是在報紙上讀到關於喬・德瑞西需要鼻咽拭子的報導後，得想盡辦法去找？」

最後，德瑞西終於找到了需要的東西。四月初，Biohub 不僅能夠每天進行兩千六百六十六例新冠病毒篩檢，而且能夠提供篩檢套件給任何需要的人。每天深夜，一排又一排的博士們在籃球場上組成生產線，為資源匱乏的公共衛生部門組裝篩檢套件。

這是德瑞西首次有機會從內部觀察美國的公共衛生體系。他知道每一個郡都有衛生醫療官，但他並不了解他們是做什麼的。直到他的團隊開始提供免費篩檢套件給郡政府衛生醫療官，他才明白為什麼他們對接受 Biohub 提供的免費篩檢反應那麼遲緩：許多郡政府公共衛生辦公室不僅人手不足，設備也不足，連使用篩檢套件都有困難。大多數辦公室無法以電腦接收篩檢結果，只能使用傳真。更糟的是，有些傳真機機型實在太舊，一次最多只能接收六頁。另外還有些辦公室連傳真機都不能正常運作，因此 Biohub 在發送篩檢套件的同時，也開始購買、運送傳真機給郡政府公衛辦公室。

德瑞西在 Biohub 成立一個四人小組，幫助郡政府衛生醫療官追蹤新冠病毒，但他們對美國公共衛生體系的了解和德瑞西一樣少。他們只是一群有創造力的人，處在一個奇怪的情況下，一邊做事，一邊試著搞清楚美國政府如何運作——或不運作。

約書亞・巴特森（Joshua Batson）就是一個很好的例子。他從麻省理工學院拿到數學博士學位時，並不知道自己想用數學做什麼，也從未想過他最後會把數學用於生物學或醫療保健。後來他大學時代的好朋友突然死於一種神祕腦炎，不久之後，約書亞認識了對腦炎謎團瞭如指掌的德瑞西。

「當時剛好是 Biohub 要成立的時候。」巴特森回憶：「我當時心想，這就是我想做的事。」德瑞西希望巴特森利用他的數學專長，設計一種搜索引擎，在 Biohub 的新全球病毒偵測系統中，搜索出在實驗室人工合成、要拿來當生化武器的病毒。然後大流行病發生了，巴特森發現自己的工作，能將美國人從公共衛生體系中拯救出來。

一開始，他以為美國公共衛生體系應該已經做好準備，只要將自己創造的複雜工具安裝好就可以了。他會分析基因體資料，向衛生醫療官展示病毒如何在他們的社區中傳播，並且在衛生醫療官的帶領下，投入戰鬥。

然而，實際的情況是：沒什麼人搭理他。二〇二〇年四月下旬，他覺得自己好像在打一場根本沒有指揮官的戰爭。「你衝到前線，心裡想著：來吧，接下來我能做什麼？」他說：「結果沒有人告訴你該做什麼，因為每個人都忙著自己的事。」

大衛・戴納蒙（David Dynerman）是德瑞西的公共衛生小組另一名成員。他也是數學家，有著非常獨特的觀點。他在波蘭出生，兒時移居美國。他印象中的波蘭是個共產主義政權，政府無能，完全失去服務公民的能力。如今看著美國郡政府公共衛生辦公室，讓他想起在共產主義崩潰前的波蘭政府。「現在的波蘭不是這樣的。」戴納蒙在看過美國公共衛生辦公室之後說：「現在的波蘭效率提高許多。」

醫生跑去度假了，X光片還在桌上

一如以往常見的，這場戲劇始於一通公衛護士打來的電話，她告訴雀樂蒂，聖塔巴巴拉郡的聖瑪麗亞貧民區，有個年輕人被發現肺部有「四個＋」以上的結核病。

郡政府公衛實驗室根據他們可以在片子上算出多少結核桿菌，為每一個病例標示等級。「四個＋」意味著片子上的結核桿菌太厚了，厚到他們沒辦法算。要達到這個等級，會先經歷過其他所有階段，換句話說，病患可能已經被傳染了好幾個月。他住在貧民區的小房子裡，區內住滿了來自墨西哥瓦哈卡州（Oaxaca）移民。

當時（二〇一三年初），雀樂蒂擔任衛生醫療官才一年。年輕病患來自一個姓澤費里諾（Zeferino）的大家庭，全家族共有十八人同住，包括六個大人和十二個小孩。

聽到年輕人的名字：奧古斯丁．澤費里諾（Agustin Zeferino），她震驚到說不出話來。因為他的結核病早在九個月前，就被聖瑪麗亞醫療保健中心（Santa Maria Health Care Center）的護士發現了。雀樂蒂記得他，一來是因為這是她就職後遇上的前幾個病例之一，二來是因為他的結核病對其中一種藥物產生抗藥性，需要服用額外的藥丸。奧古斯丁接受了九個月的治療，雀樂蒂讓他住在汽車旅館的房間裡好幾個月，直到篩檢出他不再具有傳染性，才讓他離開。

雀樂蒂從未聽說有人在完成治療後，不僅身上帶有結核桿菌，還具高度傳染性的。

「我說，樣本不可能是他本人的痰，一定有其他人在他的杯子裡吐口水。」她不明白，為什麼奧古斯丁要把別人的唾液拿給護士檢驗。據她所知，奧古斯丁曾經因販毒被捕，難道他也是癮君子？若是如此，或許他什麼事都有可能做得出來。

她打電話給聖瑪麗亞的護士，請她去澤費里諾家走一趟，並且向全部十八個人都採集樣本。

「我心想，家裡一定有其他人是四個＋。」雀樂蒂說。

但是當檢驗報告送回來時，她的心沉了下來：奧古斯丁本人確實患有四個＋的結核病。

她不知道他體內發生了什麼奇怪的變化，當下她有兩個選擇：一，將奧古斯丁的唾液送到CDC，等兩個月才能完成這種細菌的全基因體定序，二，將樣本送到加州州立實驗室，雖然那裡沒有進行全基因體定序的技術，但至少有一部能夠搜索特定突變的機器。

兩個月實在太長了，所以她決定將樣本送到加州實驗室。

兩天後，實驗室打電話告訴她，奧古斯丁·澤費里諾的肺結核產生了在美國從未見過的突變。這種過去僅在瓦哈卡州出現過的特定突變，具有兩個可怕的特徵：一，它不只對一種結核病藥物有抗藥性；二，直到感染者接受了普通結核病治療之後，它才會顯現出來。在奧古斯丁接受治療的九個月中的某一天，他體內的細菌在遺傳密碼上出了錯，讓它從那些設計來殺死它的藥物下逃脫。「沒有什麼比不適當的治療方法更糟糕的了。」雀樂蒂說。

「殺不死你的，會讓你變得更強大」這句話，套用在人生上未必正確，不過套用在細菌上倒是一點都沒說錯。在奧古斯丁體內，結核菌進化成足以抵抗任何治療藥物。雀樂蒂不得不假設任何和奧古斯丁一起生活或工作過的人，全感染了這種新致命病原體。她必須追蹤、篩檢許多並不想被追蹤或篩檢的瓦哈卡人。公共衛生護士前一天還到澤費里諾家的小房子，探訪那十八名成員，隔天卻發現他們全部搬走了，一個都沒留下來。

雀樂蒂要公共衛生護士特別關注醫院的病例，如果有姓澤費里諾的兒童病人出現在郡立診所，要立刻告訴她。有一天早上，她接到了聖瑪麗亞公共衛生診所的電話。一個姓澤費里諾的男嬰剛被診斷出「生長遲緩」。生長遲緩其實應該算一種描述，而非判斷。營養不良會導致生長遲緩，但也可能是其他因素，包括結核病。

正好那天雀樂蒂很忙，非常忙。她知道得了結核病的嬰兒會有特定的症狀，生長遲緩是其中之一。但她沒有親自調查，只是請兒科醫生給孩子拍了胸部X光片，並告訴他如果有異常就打電話給CDC。兒科醫生沒有向她回報後來的進度，她也沒有主動追問。

一個月後，她又接到了一通電話，聖瑪麗亞醫院護士想為加護病房裡的一名男嬰檢查是否罹患結核病。雀樂蒂立刻意識到，一定是一個月前的那名男嬰。

檢驗結果顯示，嬰兒的結核病篩檢呈陽性。她急忙打電話給兒科醫生，才知道他將嬰兒送去做胸部X光檢查之後，沒等到片子回來就休了一個月的長假。護士將X光片放在他桌上，等他回來處理。雀樂蒂拿到片子，看到了結核病。但在過去一整個月的大部分時間，X光片就放在醫生桌子上。嬰兒的體重不斷迅速下滑，當他的父母終於抱著他出現在公共衛生急診室時，他已經不大會動了。

這時，醫院打電話給他父母，打算告知他們，孩子已經腦死，但對於接下來聽到的回應，院方完全沒有心理準備。

「你們搞錯了，我們沒有兒子。」對方說。原來，來自瓦哈卡州的墨西哥人拒絕接受生理上有嚴重缺陷的孩子，他們會當作孩子從未出生。雀樂蒂被告知，這個小男嬰將在醫療孤兒院度過他最後的日子。

這件事在她心頭烙下一個深深的印記。身為一名衛生醫療官，你永遠不能輕忽任何事情。「經過這件事之後，」雀樂蒂說：「我絕對絕對絕對不會再讓這種事情發生了。」

隔離旅館，最好不要靠近脫衣舞廳

接著，她把奧古斯丁關在獨棟汽車旅館的一個房間裡，並將所有被他感染的孩子照片掛在牆上。她通知聖瑪麗亞的兒科醫生，指示他們對任何出現類流感症狀且父母講米斯克特語（Mixtec）的孩子，進行皮膚篩檢和胸部X光檢查。

另外，她發布一項命令，要求聖塔巴巴拉郡每一例結核病都必須在其基因體中搜索突變基因。結果發現，它出現在奧古斯丁的兄弟、奧古斯丁的姪女、姪子的體內。它也出現在他們居住的社區裡，聲稱自己不認識奧古斯丁的人身上。公共衛生護士調查後發現，他們不但認識他，而且還在奧古斯丁違反隔離命令時和他見面。

雀樂蒂原本從未聽說過有人使用病原體的遺傳指紋，來追蹤它在社區中的活動。現在，她看到了基因體學（genomics）在懂得使用的人手中，將會是多麼強大的防疫工具。不過就當時而言，它的主要用途是揭露奧古斯丁．澤費里諾違反了隔離命令。

幾年後，奧古斯丁仍在公共衛生護士的監控下，住在聖瑪麗亞的汽車旅館二四〇號房。當護士送食品和藥物給奧古斯丁時，會將房裡的東西記錄下來。某一天，一雙高跟鞋；另一天，高跟鞋的主人——一個妓女；又一天，顯然是大型派對留下的垃圾。有時候護士來訪，會發現找不到奧古斯丁。結果是他的突變結核病，出現在妓女、朋友和更多姓澤費里諾的孩子身上。曾經一度，聖塔巴巴拉郡公共衛生護士珊蒂．艾塞克（Sandy Isaacs）手上，就有二十六個被奧古斯丁傳染的結核病病例。

雀樂蒂簽署了一道命令，將奧古斯丁逮捕入獄。監獄將他關押了一小段時間，就將他釋放了——雀樂蒂猜想，應該是監獄的官員也嚇壞了，不敢把他留在監獄裡。「我可以把他關進去，但我沒辦法把他留在裡頭。」她說。

於是，她得到法官的許可，在奧古斯丁腳踝上綁了一個全球定位系統監視器。這就是為什麼某天晚上，她能夠在奧古斯丁離開汽車旅館房間時，追蹤到他沿著街道散步到一家名叫「綠薄荷犀牛」（Spearmint Rhino）的脫衣舞廳。「我提醒自己，」雀樂蒂說：「下次不要選附近有脫衣舞廳的飯店當隔離旅館。」

二〇一四年八月十一日，一名公共衛生護士拿藥到汽車旅館給奧古斯丁，發現他的房間空無一人，他的全球定位系統監視器被扔在垃圾桶裡。雀樂蒂對他發出逮捕令。她告訴郡警察局局長，他應該是聖塔巴巴拉郡危險性最高的逃犯。她發布了一份印有奧古斯丁照片的新聞稿，但追捕行動沒有成功。以疾病控制的術語來說，發生了「個案漏失」的狀況。

奧古斯丁最後去了哪裡，當然很重要（一般猜測他可能逃回墨西哥了）。找出他沿途停留過的地方也同樣重要。雀樂蒂認為，加州需要對所有發現的結核病例進行基因體定序。結核病相當擅於隱藏，如果你不幸吸入，會發生以下兩種情況：一，你將會出現結核病症狀；二，它會進入潛伏狀態。

如果它處於潛伏狀態，你可能永遠不會知道自己身上有結核桿菌。但從此之後，你等於帶著一顆不定時炸彈四處走動，因為有百分之十的機會，它將在你生命中的某個時刻重新發作。可能兩年，可能十年，一旦發作，多重抗藥突變就會再次出現。最可靠的救命方法，就是找出基因。

「你要一路找到他留下的痕跡，直到墨西哥。」雀樂蒂告訴加州公共衛生署的人，可是該署沒有這個預算。「這太扯了。」雀樂蒂說：「我向你保證利用基因序列，可以找到被他傳染的個案，但我們沒辦法去找，因為我們沒有預算！」

他們窮到……別人幫不上忙

衡量貧窮的方式之一，是看一個人所擁有的是多麼的少。另一個方式，則是看一個人有多麼不容易獲得別人的幫助。

Biohub 免費提供的篩檢服務，但只有極少數郡立公衛中心有能力加以利用。「他們不知道該如何要東西。」普莉希拉．陳說：「因為他們向來要不到。」從一開始，非營利導向的 Biohub 能為這些公衛中心提供的協助，就遠比任何營利性質的實驗室多。商業實驗室設立的目的，是為了處理含有人類遺傳物質的試管，然後給出最簡單的答案：陽性或陰性。它們不會為陽性樣本進行病毒基因體定序。但是在這場與新冠病毒的戰爭中，基因體學才是關鍵中的關鍵。

病毒會發生突變，也就是遺傳密碼在複製時出錯。不同的病毒，會以不同的速度出錯。完全穩定的病毒，因為不會再發生突變，於是就無法追蹤。每一個感染者體內的病毒遺傳密碼，將會完全相同。光是靠檢查這些密碼，你無法確定是誰將病毒傳給了誰。例如，疱疹病毒突變非常非常緩慢，光看遺傳密碼幾乎無法辨別傳播路線。

然而，另一種極端情況——也就是病毒突變得非常快時，我們同樣也無法追蹤。例如，引起普通感冒的病毒發生突變的速度很快，光是存在一個人體內的時間，就足以替換掉整個基因體，也因此可以躲過任何疫苗產生的防護力。追蹤快速突變的病毒，就像是追蹤一個留下數十億個不同指紋的竊賊，根本就不可能。

從追蹤病毒的角度來看，COVID-19 其實非常好追蹤。它以非常規律的方式，從一個人傳染給另一個人時，每一至二次就會發生一次突變。如果我從你那裡感染了病毒，我們病毒基因序列若非完全相同，就是只有一個突變。藉由觀察這些變化，就可以在社區中追蹤病毒傳播的過程。

早在二〇〇三年，德瑞西就曾花了一大筆錢對原始SARS病毒基因體中的一段進行了基因序列分析。但最近幾年來，基因序列分析的成本呈指數下降。「我在二〇〇一年花了一萬美元做的事，現在只需要一分錢。」德瑞西說。也因此，到了二〇二〇年，要分析大量病毒基因體已是輕而易舉的事。

二〇二〇年四月下旬，Biohub 新冠病毒實驗室與舊金山加大的研究人員合作，針對舊金山米慎區（Mission District）一個四方形街區裡居住或工作的人進行普篩。

這就是美國人口普查編號〇二二九〇一的整個區域。追蹤病毒的人之所以對這一區特別感興趣，因為它並不是一般常見的美國社區，而是包含了各種美國社區的樣貌——有迷人的維多利亞式建築、不那麼迷人的大型住宅群，以及密集的粗獷主義公寓樓房。這裡有遊民，也有上流和中產階級，還有真正的窮人。這裡有在家辦公的人，也有建築工人。整個區域有四個教會、一條零售商店街和一個公園。區內有大量的拉丁美洲裔藍領人口，另外還有許多文青和科技從業人員，就像餅乾裡的巧克力碎片般點綴其中。

總之，它就像有人把好幾幅拼圖拆散，扔進同一個盒子裡。幾乎每棟建築的低樓層全裝了鐵窗，到處掛著告示警告陌生人不要靠近，壁畫和塗鴉上常有辱罵移民署警察的髒話。不戴口罩的男人遛著沒有項圈或牽繩的狗，要是你在街上和他們擦肩而過，人和狗都會用斜眼瞄你一下。如果有人願意開門讓你看看，保證你大開眼界。本來應該住五個人的三房公寓，擠了四十個人。他們將二十四小時劃成好幾梯次，大家輪流睡覺。

病毒是怎麼進入家庭的？

二〇二〇年四月下旬的四天中，官方統計的四千零八十七位居民中，約有三千人接受篩檢，結果有超過百分之六的拉丁裔居民感染了新冠病毒，大多數病毒量極高，儘管許多人沒有出現任何症狀。

研究人員可以從篩檢結果，看出某些趨勢。舉例來說，越富有的人，被感染的機率越小。拉丁裔僅占受測人數的百分之四十四，卻占陽性結果的百分之九十五。在接受篩檢的九百八十一個白人中，沒有任何人受到感染。最大的收穫，似乎是大家後來才想通的：必須出門工作的有色人種，遭受最嚴重的病毒襲擊，其中有許多感染者繼續四處走動，對自己已被感染一無所知。

然而，對於德瑞西來說，這些都不算最大的收穫，左頁的圖表才是。

這個圖表，是二〇二〇年四月下旬在舊金山那個區域裡，所有已發現病毒在遺傳親緣關係上的簡化圖。你必須仔細多看一下，才能看出它代表的意義。仔細觀察，從病毒的角度來看，你會發現一種可怕的新型武器。

「在歷史上，我們從來沒有一幅病毒傳播的清晰畫面。」德瑞西說：「現在，有了。」圖表的真正起點不在舊金山，而是二〇一九年十二月，病毒開始出現的武漢：那才是尚未改變、最原始的基因體。

德瑞西喜歡以中世紀隱修士的手抄本中所出現的錯誤，來比喻之後的突變：錯誤是隨機的，但可能出現在令人難以置信的位置。

觀察圖表中的任何一組人，你會開始看到無法以其他方式看見的真相。例如，圖表上稱為「範例一」的這個家戶，同住三人感染了同一種病毒——也就是說，他們體內病毒的基因體是完全相同的。這不算什麼重大發現，很可能是其中一名成員傳染給其他人。

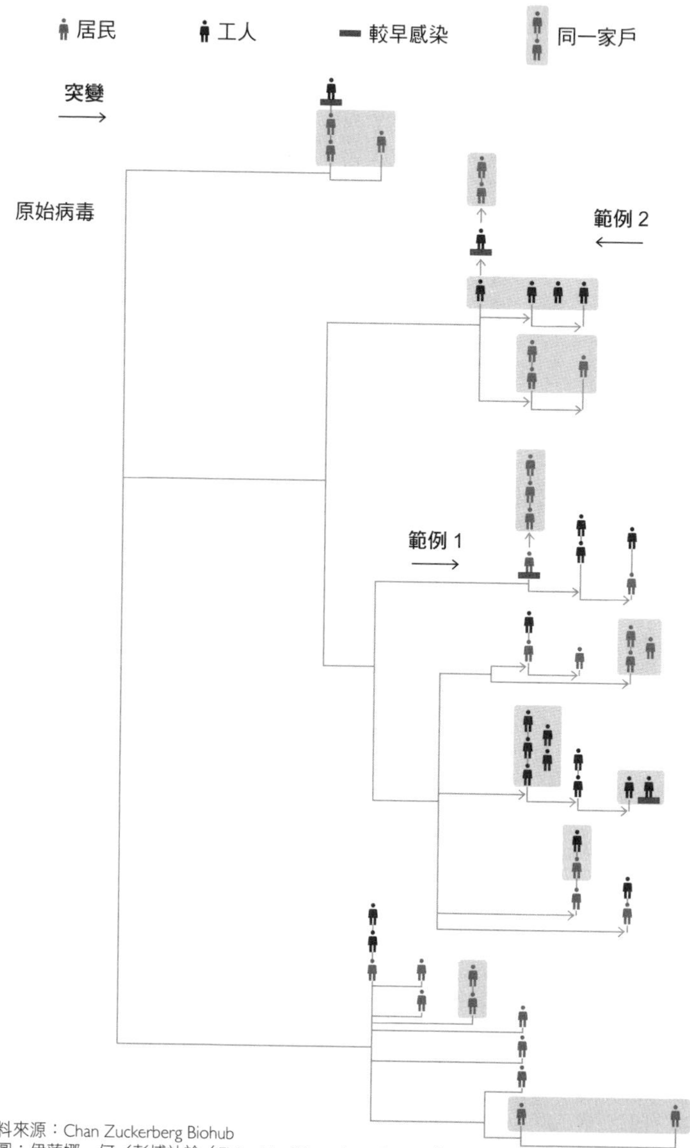

資料來源：Chan Zuckerberg Biohub
製圖：伊蓮娜·何／彭博社論（Elaine He / Bloomberg Opinion）

真正的重大發現是，病毒是如何進入這個家戶的——很可能來自同一條垂直線上的那位米慎區居民。他有一模一樣的病毒，但感染時間更早，這就是為什麼他有抗體、而其他人沒有。圖表上，人形下方有粗線者，表示感染較早，而在他上方和右側的人，都可能被他傳染。「可能傳染給這個家戶的那位居民，或許也傳染給另外兩名根本不住在米慎區的工人。」德瑞西指著「範例一」家庭右側的另一個工人家戶說：「他們之間或許有一個共同接觸者——他傳染給那個人，那個人再傳染給他們。最多一個，絕對不會再多。」

病毒來自家人，家人的病毒來自毒販

如果沒有病毒的基因體資訊，你可能永遠不會知道這些人之間有任何關係。即使以篩檢找出了傳染給這個家戶的人，而這個人也接受了疫調人員的詢問，但是很有可能在疫調中完全不會提到那個家戶。那個人甚至可能沒意識到他們之間有所連結，也有可能他知道、只是想隱瞞。一旦我們知道這些人一定有某種社交連結，問題就變成了：是什麼連結？他們搭同一輛公車嗎？他們有外遇嗎？他們的孩子一起玩嗎？「各式各樣的猜測都有，」德瑞西說：「小孩可能是隱藏的帶原者嗎？或者搭乘電扶梯時，會從扶手上沾到病毒嗎？坐在公園水泥牆邊的那些傢伙，會是他們引起的嗎？還是公園裡那些玩牌的傢伙？」

同樣在二〇二〇年四月上旬，很多人忽然明白，新冠病毒並非以有條不紊的方式傳播。就像在公司裡，百分之九十的工作其實是由百分之十的人完成的一樣，少數感染病毒的人，其實應該對大多數的確診病例負責。

範例二中，感染時間最早的那個人，就是這種會比分內多做很多事情的人。他很可能不只傳染給他上方的那個家戶，還傳染給另一名米慎區的工人，甚至可能一併傳染給他右方的兩小群人。

病毒基因體資訊不只揭露了將這個人隔離的急迫性，同時更常見的是，也會引導你去發現他可能在做什麼傳播疾病的行為。要是沒有基因體資訊，圖表上所有其他小群體的人，其互動方式可能永遠不會被揭露。「所有的故事，最後全分毫不差的拼成一幅完整的圖，實在太不可思議了。」德瑞西一邊瀏覽他們創造出的第一個圖表，一邊讚嘆。

科學現在可以把新型冠狀病毒轉變成一則則紀實短文。大概就在米慎區調查進行的同一時間，一名在洪堡郡（Humboldt）的安非他命毒販COVID-19篩檢呈陽性，公共衛生護士在他被感染後不久就找到他，他也同意自我隔離，但護士們懷疑他晚上還是會偷溜出去，尤其在他一個朋友A先生也被感染後，護士們就更懷疑他了。

這位A先生和兒子、兒媳住在一起，兒媳在尤里卡（Eureka）的奧爾德灣安養院（Alder Bay Assisted Living）上班，沒有任何症狀，但奧爾德灣安養院的工作人員和住民，在一週內就有十多人確診，其中四人死亡。原本公共衛生護士找不到感染源，後來他們收到Biohub送來的病毒基因序列分析，證實奧爾德灣的每一個確診患者，都是被A先生的兒媳傳染的。她的病毒來自A先生，而A先生的病毒來自毒販。「這就像刑事案件裡的DNA證據。」洪堡郡公共衛生護士艾瑞卡・戴克豪斯（Erica Dykehouse）說：「我們拿到報告時很振奮，因為終於有證據證明傳染的途徑，看吧，不是我們想像力太豐富！」

任何對抗病毒行動的中心理念，就是必須創造出安全、可防禦的空間——無論是安養院、學校、辦公室、整棟公寓，或是一般社區。基因體學可以讓你看到，你的安全空間內是否有病毒傳播，以及你的安全空間會因為什麼事情而變得不安全。它讓你了解病毒如何、何時滲入了安全空間，並提醒你什麼時候有必要思考你的「邊境管制」。

對於想繼續保持開放的社會而言，搞清楚內部傳播和外部入侵之間的區別，是非常關鍵的。

舉例來說，在米慎區普篩後不久，加州鄉間一家魚類包裝廠的兩名工人出現了COVID-19的症狀，Biohub 篩檢後發現兩人都感染了病毒。就在我們生存的這個時代，即使這家魚類包裝廠已經採取了必要防疫措施來確保工人安全，還是面臨被迫關閉的危機，因為大家會假設，是其中一個工人傳染給另一個人的。幸好，Biohub 對兩名受感染工人的病毒進行了基因體定序，發現他們的病毒在基因上相距甚遠。兩人應該是在工廠之外的地方分別受到感染。因此魚類包裝廠可以繼續營運，所有工人也能保住飯碗。

早就發明了坦克，將軍們卻不會用

二〇二一年一月下旬，Biohub和舊金山加大的研究團隊回到米慎區同樣的那個四方形街區。這一次的普篩，有超過一千人COVID-19確診。其中一個人身上發現了一種當時美國從未見過的突變病毒，之前僅在二〇二〇年十月的巴西、一名二次感染的三十七歲女性醫護人員身上出現過。這種突變使病毒能逃過她的免疫系統在與COVID-19第一次戰鬥中所產生的抗體。能夠逃過抗體的病毒變異株，也能可以躲得過疫苗。「那只是一種化學物質的一次改變，」德瑞西說。「適者生存，演化就抓到機會了。」往後演化還會抓到其他化學物質、其他病毒株，尤其是人類接種疫苗後，病毒就更有逃脫的壓力了。

如果沒有病毒的基因體資訊，不管是疫苗製造公司，或者是整個社會，都不可能有辦法適應不斷演化的病毒。然而，在這場疫情發生的將近一年後，也就是二〇二一年二月，美國進行的基因體定序數量卻少得不成比例：不到病毒篩檢呈陽性的人之中的百分之〇．三四。相較之下，英國當時對百分之十的陽性結果進行了基因體定序；丹麥則設下對所有陽性結果進行定序的目標。

此時美國的基因體定序數量，比任何其他工業國家都少，而它之所以沒有掛零的唯一原因，是多虧了一些非營利組織自動自發提供免費協助。在疫情的第一年裡，小小的Biohub就貢獻了加州將近一半、超過全美百分之五的基因體定序。一個社會對科學貢獻的接受速度如此緩慢，讓德瑞西感到不可思議：這就好像人類早在南北戰爭前就發明了坦克，而當時的將軍們卻完全不知道該怎麼利用它一樣。「我們的聯邦政府應該要協調各方來做這件事，」他說。「至少，我們的州政府應該要做這件事。這是一個理性社會該做的事情。但是整個制度故障了，故障得太厲害了。」

回首疫情的第一年，德瑞西可以清楚指出，他對整個制度的最後一絲希望破滅，是在哪個時間點。那是發生在二〇二〇年四月二十九日下午，他懷著希望參加了普莉希拉·陳和加州州政府之間的視訊會議。普莉希拉·陳想不通，為什麼各郡資源匱乏的公共衛生官員們，不使用 Biohub 來篩檢和追蹤病毒。「我覺得好像輪不到我講這些話，」她說。「但是你已經看得出來，各種病毒變異株將會成為一大問題。德瑞西則是老在說，『瞧！你看得到它們！還可以看得出它們是從哪裡來的！』」

她曾寫信給加州衛生與人道服務局局長馬克·加利，提議舉行一場會議。加利很熱心的回覆了，並且安排了時間。「我非常渴望政府高層出來領導大局。」德瑞西說：「我以為加州理所當然擬定好了整體戰略，可以指引我們方向。我們手上擁有對抗疫情的武器，來，好好的利用我們吧！」

開會的那個下午，他坐在辦公桌前看著電腦螢幕，普莉希拉·陳出現在另一個視窗裡，另外兩三位 Biohub 的人也在場。會議參加者中，只有一個是州政府官員，名字顯示為「雀樂蒂·狄恩」，但她的視窗一直是黑的。

經過尷尬的幾分鐘後，大家才知道加利局長不會出席。雀樂蒂終於打開了攝影鏡頭，以及她的麥克風。

第11章

陽台上的塑膠花

我一直搞不懂，為什麼政府運作會那麼嚴重失能？

二〇二〇年四月，美國政府出現一種極為怪異的現象：對外表現出的態度，和內部的理解截然不同。如果你身在加州政府內部，或是川普政府內部，你對政府裡發生的一切或許不會意外。但看在不相干的局外人眼中，政府的所作所為實在令人費解。

保羅．馬可維奇（Paul Markovich）就是這樣的局外人。

擊退入侵地球的外星人

馬可維奇是加州藍盾公司（Blue Shield of California）執行長。藍盾是一家很大的健康保險公司，和六萬名醫生合作，為四百萬名保戶提供服務。

當馬可維奇看到三月底，加州居民接受COVID-19篩檢比例在全美排名墊底，他向加州政府施壓，要求改善。結果州長紐森乾脆邀請他擔任工作小組的召集人，負責解決這個問題。除了馬可維奇之外，紐森也同時指派創投家鮑伯・克歐爾和雀樂蒂・狄恩參與這個小組。馬可維奇認識克歐爾，但從未聽過雀樂蒂，於是他四處打聽關於她的事。

四月初，工作小組設定了目標，希望能在八月底前每天對六萬名加州人進行篩檢。結果他們在五月底就提前達標，到六月底，數字更成長了一倍。三個月內，無論依據哪種計算方式，加州的COVID-19 篩檢比例從全國倒數第一或第二，變成全國第一或第二。

接下來，為了解決喬・德瑞西和 Biohub 遭遇的材料短缺問題，工作小組必須克服規模極大而複雜的物流管理障礙，取得所需的資源——例如一千萬個鼻咽拭子。

加州在這方面得天獨厚，不但擁有大量民間實驗室，還有世界上數一數二的公立大學系統，以及在危機時願意挺身而出的企業，再加上許多支持篩檢重要性的人民。除此之外，能進展得這麼順利，還是要歸功於工作小組的努力。

「感覺實在就像擊退了入侵地球的外星人。」馬可維奇說。

州長紐森將這項成就列為自己的政績之一。伊利諾州和華盛頓州都邀請馬可維奇和雀樂蒂向兩州州政府官員簡報。白宮和聯邦各機構打電話來，想知道他們是怎麼辦到的。有一次電話會議結束時，參議員黛安・范士丹（Dianne Feinstein）辦公室的一名工作人員感嘆的說：「我從未像現在這麼以身為加州人自豪。」

這個工作小組的努力，值得被大學拿來當專案管理課的案例研究，但這裡要討論的重點不在細節，而是它成功之後所帶來的影響。

馬可維奇在這項專案的執行過程中，目睹了美國政府的失能。例如加州陳舊的電腦系統，顯然無法處理新冠病毒測試帶來的大量數據。馬可維奇表示，他曾提出免費替州政府更換軟體，但他永遠想不通為什麼州政府不願意。

還有，加州政府僵化的採購系統，並沒有快速支付貨款的功能，因此馬可維奇為了購買鼻咽拭子，只好刷藍盾公司的信用卡。

州政府的人事管理也同樣怪異。「感覺非常不對勁。」馬可維奇說：「在我打聽關於雀樂蒂的消息時，每個人都告訴我她在力挽狂瀾，很明顯她就是州政府裡主導這項任務的人。可是，她是公共衛生署的署長嗎？不，她不是。那署長哪兒去了呢？」他四處打聽，得知原來署長名叫桑妮雅·安吉爾，但他從未見過她。「這是有史以來最大的公共衛生危機，」馬可維奇說：「她卻躲起來不見人。」

任務結束後，馬可維奇離開工作小組，回去經營健康保險公司。離開前，他問雀樂蒂一個他認為顯而易見的問題。

「我問她，如果他們要你接任安吉爾的工作，你會怎麼說？他們之前的決定很蠢，但我認為他們不會永遠蠢下去。她回答我，她需要考慮一下。」

其實雀樂蒂沒有告訴他的是，她早就考慮過了，而且很確定會怎麼說，以及為什麼要那麼說。

這些假花中，哪一種看起來最像真的？

雀樂蒂在二十四歲剛離婚時，還住在紐奧良，當時她租了一戶位於一樓的小公寓。招租廣告上宣稱它是「豪華」公寓，其實它只是因為剛完工而已，事實上那一帶的治安不太好。

那是她第一次擁有屬於自己的陽台。雖然圍著鐵欄杆，但每一個經過的路人都能看得一清二楚。她覺得一定要把陽台弄得漂漂亮亮的。「我想學我媽。」雀樂蒂說：「我想證明我也可以打理家務。」於是她買了風鈴、圓形花盆、長方形花盆、泥土、肥料和大量有著鮮豔花朵的植物，將她的陽台好好打扮起來。

住在同一棟公寓的年輕上班族和大學研究生，回家經過她的陽台都會告訴她陽台好美。鄰居偶爾也會過來她的陽台閒聊，連街上的陌生人都稱讚她的陽台。有一段很短的時間，雀樂蒂被封為「陽台上開滿鮮花的年輕女子」。

後來，她種的花慢慢枯萎了。最先是其中一個花盆中央禿了一塊，於是雀樂蒂從家裡拿了一束塑膠花填補。從遠處看，根本看不出那是假花，因為掩蓋得非常成功。「事情就是這樣起頭的。」她回憶：「為了遮掩花盆裡鮮花枯死後留下的空間。」

接著更多的鮮花枯萎了。雀樂蒂雖然在研究所修讀雙學位，但她對園藝既沒興趣也沒天賦。她一直以為，種花只要澆澆水就可以了。現在，她得面臨風鈴在光禿禿的花盆上搖曳的窘境。「我只好開車去大型手工藝品店，買一大堆假花。」她回憶：「挑選假花時，我問自己：這些假花中，哪一種看起來最像真的？」

然而，就算最逼真的假花，也無法與真花相比。於是她只好想辦法不讓鄰居靠近，找各種藉口不讓他們靠近她的陽台。她會一邊給塑膠花澆水，一邊揮手和經過的陌生人打招呼，她感覺自己好蠢，但還是在陽台上替假花澆了好幾個月的水。「很討厭。」她說：「但是我擺脫不了。」

其實塑膠花底下，不時會冒出植物的綠芽，然後會因為被塑膠花擋住太陽而枯死。她知道，自己設下的假象總有曝光的一天，但她還是不斷的努力維持著。終於，有一天下午，一個和她住在同一層的男士走進了她家，她還來不及阻止，他已經走上陽台，伸手去摸花。當他發現原來是假花時，驚訝不已的把手縮了回去。

明明不知道，硬要裝出知道的樣子

美國應對大流行病的方式，讓她想起尷尬的那一刻。

「CDC營造出的最大騙局，就是讓全世界以為我們不可能控制病毒。」她說：「我們還沒跟病毒開戰，就已經輸了。」雀樂蒂在想，或許CDC跟過去種花的她一樣：明明不知道該怎麼做，但為了要表現出看起來知道的樣子，投入了大量的精力。

「剛開始，只是填補一些小落差。」雀樂蒂說：「可是當你讓假的東西一直累積，慢慢的，假貨成了主體。到最後，你不再只是填補禿掉的部分，為了維持表面上看起來的樣子，你的心理負擔越來越重。」雀樂蒂已經決定辭職。小時候，她和姊姊會以「黑煙」來形容心中的不安。如今她看見黑煙隨著病毒飄進了加州政府。三月下旬，她向馬克．加利提出辭呈，他希望她緩一緩，並指派她先去改善加州 COVID-19 篩檢體系，讓她足足忙了六個禮拜。接著他又要她和加州公共衛生署的另外兩名女性一起主導大流行病應對策略。

但有一個附帶條件：她們必須同意讓安吉爾當檯面上的領導人——也就是說，維持「部門負責人」是「實際負責人」的假象。

為什麼要這麼做？「因為你不能在大流行病期間，開除州政府的公共衛生署長。」一位加州政府高級官員向雀樂蒂解釋。有人認為，其實加利只是想保住自己的面子，畢竟安吉爾就是他聘來的。不管什麼理由，加州政府高層正在想盡辦法保持「公共衛生署內部一切都在軌道上」的錯覺。

但是，除非加州政府正式認可雀樂蒂的領導地位，否則她無法真正主導加州的大流行病應對措施。想要有所作為，她必須得到法律賦予加州公共衛生署長的權力，但這件事顯然近期內不會發生。

光是為了參加 Biohub 的電話會議，她就得委曲求全。「加利很清楚的告訴我，這是他的地盤。他說我可以參加，但是不准開鏡頭，而且全程不准開麥克風，什麼話都不准說。」他還說，雖然她是小組真正的負責人，但是紐森開記者會宣布新測試小組時，她絕對不可以露面。

換句話說，她做的是加州公共衛生署長應該做的事，但沒有人知道做事的人是她，因為高層不希望外界質疑為什麼加州公共衛生署長沒做那些事。她除了要完成任務，還得幫高層掩飾謊言。

太棒了，我們明天就對外宣布！結果……

那天，和 Biohub 的會議原定於四月二十九日下午一點半開始。時間一到，雀樂蒂打開麥克風和鏡頭，想先和普莉希拉．陳閒聊一下孩子們的趣事。

過了一會兒，陳說：「會議是不是該開始了？」

喬．德瑞西出現在螢幕上。他有一張看起來比實際年齡小的面孔，即使以流行病學的標準，他的一頭金色亂髮也是茂密到失控的程度，讓她想起電影《回到未來》（*Back to the Future*）中的怪博士。

一開始，他就開門見山地說，只要加州州政府同意，他和他的團隊會全力以赴。「沒有一句客套話。」雀樂蒂說：「直接切入重點。」那一刻，她心裡泛起一種自從離開聖塔巴巴拉郡控制疾病爆發的工作後，再也沒有產生過的感覺。「那種感覺，就像你走在街上和某個人擦肩而過時，聞到的古龍水或香水，讓你想起某個你深愛的人。」

擔任聖塔巴巴拉衛生醫療官時，雀樂蒂曾目睹過遺傳分析的力量。湯瑪斯夫斯基醫生診所內感染C型肝炎病毒的五個病患，其關聯就是他們的病毒基因體相同。後來又因為結核桿菌的一次突變，她才能夠追蹤到奧古斯丁·澤費里諾。

可是在先前的這兩個例子裡，基因定序不但耗時、費力，而且非常昂貴，她不知道原來現在這項技術已經變得便宜又快速——便宜又快速到可以用在大量確診者身上，並揭露病毒的即時移動方向。她的前同事們——也就是全加州郡政府的衛生醫療官——正在與一種他們只在老黑白照片上瞥過一眼的病毒搏鬥。如今，Biohub的出現，可以讓他們把病毒看得更清楚——就像將黑白照片升級成彩色電影一樣。

Biohub的新武器，可以助加州——應該說，整個美國——一臂之力。它可以讓郡政府衛生醫療官利用病毒之間的基因關係，揭露人與人之間的危險社交關係。如果病毒發生突變或更糟的情況，所有衛生醫療官都可以立刻知道，並採取應對措施。新的資訊連結，可以創造出這個國家急需的一樣東西：真正的網路。它們曾經只是一堆在地圖上四處散落的點，但現在卻形成了緊密的網路。「這就是疾病控制的未來。」雀樂蒂說。

接下來那週，她有個難得的機會，可以在篩檢任務小組進行工作報告時，和州長紐森對話。當天，主管們都在會議室裡，她報告了自己被指派的任務之後，就在州長起身準備離開時，她決定冒個險。

「州長，我可以再講一件事嗎？」她問。紐森坐下，聽完她對基因體定序的簡介。她講完後，州長轉向他的危機溝通顧問尼克・夏皮羅（Nick Shapiro）說：「我們接下來就這樣做！你跟她兩個人，把事情搞定！」

雀樂蒂花了兩小時，在白板上向夏皮羅解釋運作的流程。夏皮羅還沒聽完，就脫口而出：「這他媽的太棒了！」這是加州帶領美國、甚至帶領全世界對抗新冠病毒的好機會！夏皮羅非常興奮，他說：「我們明天就對外宣布！」

結果，他們什麼都沒宣布。

「只要進入官僚系統，就石沉大海了。」一位內部人士說：「我一直想不通到底是為什麼。」有人因為 Biohub 全名冠上了「祖克柏」三個字而反對，認為這麼做看起來有損州政府形象，外界會有「加州政府把人民醫療個資免費提供給 Facebook」的錯覺（事實上州政府當然不會這麼做）。也有人擔心，將篩檢呈陽性的樣本從其他實驗室轉送到 Biohub 並不容易。當時 Quest 處理的加州篩檢速度非常緩慢，但在數量上遠比其他實驗室多。

加州政府為 Quest 帶來數億美元的生意，因此你可能會和雀樂蒂一樣，以為該公司會設法配合這位大客戶。於是她打電話給 Quest 的人，要求他們將加州所有新冠病毒篩檢呈陽性的樣本，運送到 Biohub。

「如果我們替你送到 Biohub，每一個樣本會收五美元手續費。」Quest 人員回答：「不過我們沒辦法答應你，因為我們已經同意將它們送到 CDC。」

喬・德瑞西曾經告訴雀樂蒂，CDC只有在發表學術論文時，才會需要病毒基因體分析資料。「我們曾多次主動提出，要在早期幫他們進行基因體定序，可是他們從未接受。」在Biohub負責基因體定序的派屈克・艾斯庫說：「他們從來都不曾具體回應，只會說，謝謝，我們會考慮。」在雀樂蒂看來，CDC已經把自己變成了一個黑盒子：只會拿別人的數據，卻很少分享自己的數據（除了發表學術論文之外）。

她還來不及打電話到CDC，對方的電話就來了。「他們直接聯繫我，表面上語氣友好，實際上是想恐嚇我，不要將『他們的』樣本交給德瑞西。」她回憶。「講到最後，我幾乎是用吼的：『你們只是想拿樣本去研究！但我們是要拿來做第一線的疫情調查!!』」

加州管理高層拒絕介入。無論是大公司或CDC，他們都不想得罪。德瑞西和Biohub等了又等，樣本始終沒送來，最後只好無奈的放棄了加州政府。「我一直搞不懂，政府運作為什麼會那麼嚴重失能。」德瑞西說，還有CDC，「天知道他們到底有什麼毛病。」

對雀樂蒂和德瑞西而言，那一次的視訊會議是他們最後一次覺得有機會能控制病毒。二〇二〇年三月下旬，她首度動念辭職，她在日記中寫道：「到二〇二一年五月三十一日，死亡人數將超過一百萬人。」這只是預測直接或間接死於新冠肺炎的美國人數目，包括那些因醫療保健系統不堪重負而無法獲得治療的人。一直到六月，她正式遞交辭呈時，都沒發生任何可以改變她看法的事。

懷著好多沒有得到答案的疑惑，她走出州政府大門。其中最大的疑惑應該是：為什麼美國政府救不了自己的國家？

被川普政府利用，引導美國走上錯誤的方向

二〇二〇年九月二十三日，CDC前主任威廉·福吉給現任主任羅伯特·雷德菲爾德寫了一封信。

八十四歲的福吉是一位傳奇英雄，是大家口中「消滅天花的人」。他是最後一位由內部晉升的CDC負責人，在同行中享有極高評價。

「親愛的羅伯特，」他在美國人民遭受新冠病毒猛烈攻擊的時刻寫下：

我每天早上醒來，都會想起你現在所承受的可怕壓力。我不知道我如果還坐在你的位子上，我會怎麼做，但是我很清楚，我希望我會做什麼。

首先要做的頭一件事，就是面對真相。你和我都知道：第一點，儘管白宮意圖遮掩，但這絕對會成為美國公共衛生體系的大崩壞。面臨百年來最大的挑戰，我們讓這個國家失望了。未來的公共衛生課本勢必將此事列為「應對傳染病大流行不當」的教材。

這只是信上第一點，之後還有第二點和第三點，福吉這三點的意思很明白：羅伯特・雷德菲爾德的領導讓ＣＤＣ蒙羞。ＣＤＣ讓自己被川普政府利用，引導美國走上錯誤的方向。

不過福吉寫信的重點，並不在指責錯誤（例如ＣＤＣ在網站發布疫情不嚴重的謊言、忽視科學證據的說明、懦弱的沉默等等），他寫信的目的在敦促雷德菲爾德，堅持ＣＤＣ的獨立精神。

「你可以坦率承認判斷失誤所造成的悲劇。」他寫道：

為那些在你默許下所發生的事情道歉。然後設計一套讓ＣＤＣ能在沒有政治干預的情況下，領導國家抗疫的策略。當政治勢力想要干預，ＣＤＣ也能向中立第三方投訴。你要讓他們知道，你會捍衛ＣＤＣ拯救國家的努力。不要迴避這個已經對我們國家造成極大傷害的事實。這不是什麼政治爭議，而是關乎人命……白宮當然會反擊，但真理站在你這邊。你可以像十六世紀發動宗教革命的馬丁・路德（Martin Luther）一樣，說：這是我相信的真理，我別無選擇！

福吉這封寫給雷德菲爾德的私訊，被他辦公室的人洩漏給記者，引起了軒然大波。

不過，這封信沒有把問題講清楚。它簡化了ＣＤＣ當前的困境——一個好的機構，被一個壞的總統操弄。福吉當然知道，真相複雜得多，因為他自己就是受害者。ＣＤＣ受到政治干預，並不是從川普開始的，過去曾發生過的一連串不幸事件，最終導致福吉辭職。

能搞砸的，全搞砸了

時間回到一九七六年三月，流感季節結束前夕，紐澤西州迪克斯堡（Fort Dix）幾個士兵病了，其中一位死亡。CDC採集了樣本，發現他們感染了一種看似和一九一八年大流行病相關的新型豬流感病毒。軍方還發現，至少有五百多名士兵被感染。

關於那種流感，專家們所知不多，但也並非一無所知。他們發現一個規律：大約每隔十年，流感基因就會找到某種避開人類免疫系統的新方法。早在一九六八年，他們就預測那種病毒的遺傳變化，並預估不久之後會發生下一次疫情，而且認為應該就是豬流感。雖然統計的樣本很小（只有一九一八年、一九五七年、一九六八年），但每當出現一種新的流感病毒株，都會導致大流行病。

這種傳染病到底有多嚴重，仍無人敢確定，但專家們覺得它很類似一九一八年剛開始爆發很溫和的疫情。CDC當時的主任大衛．森瑟（David Sencer）召集公共衛生和流感領域的專家開會，福吉也是其中之一。與會者都知道事關重大，也曉得時間緊迫，因為豬流感很可能在秋季捲土重來。儘管任何人都無法預測嚴重程度，但大家都同意：**如果新型流感捲土重來，只需幾個星期就會席捲全美。**

他們也很清楚，要為兩億一千七百萬美國人接種疫苗，至少需要數個月，外加接種疫苗後到產生免疫力所需的兩個星期。而且美國是唯一有能力生產足夠疫苗，並在秋季之前為全民接種的國家，其他國家對這種新型豬流感根本無計可施。

會議室裡，所有人都主張應該趕快先把疫苗生產出來。唯一的問題是：疫苗生產出來後，該儲存在哪兒？冰箱裡？還是人體中？

有少數與會者（幾位沒有疾病控管實務經驗的學者）認為，應該先將疫苗存放在冰箱中，再觀察一段時間。多數與會者（包括地表上最偉大的疾病戰場指揮官在內），認為應該在流感季節到來之前，讓越多人接種疫苗越好。

森瑟聽完所有人的意見後，沒有表決就宣布散會。當天與會者的共識相當明確：最好能在流感季節到來之前，為越多美國人接種疫苗越好。

森瑟當然知道，大規模疫苗接種計畫不但代價高昂，而且容易引起爭議：把針頭刺入兩億一千七百萬隻手臂，一定多多少少會出點問題。但他心裡也很清楚，這是必須面對的不確定性。

至於當天他為什麼不在會中表決？福吉回憶說：「他告訴我，接下來就是政治問題了，萬一出差錯，他會承擔責任。」如果他在會中表決，其他與會者就得共同承擔後果。「我心想，真是一個有膽識、正直的人！」福吉說。

森瑟擬了一份建議書，列出所有選項，並明確指出：CDC專家認為，只有為所有美國人接種疫苗，才是負責任的做法。

他把建議書送至當時被稱為衛生教育福利部的助理部長西奧多・庫珀博士（Dr. Theodore Cooper）手上。庫珀被這份建議書打動，他記得父親告訴過他關於一九一八年大流行病時，美軍進入賓州赫爾希（Hershey）挖坑埋屍的故事。他認為，美國一定要做好傳染病控管。因此，森瑟的建議書現在成了庫珀的建議書，不但往上呈給了部長，最終還進了總統辦公室。

但接下來的發展是：所有可能搞砸的事情全搞砸了。

希望我有勇氣，做出和他一樣的決定

該項疫苗接種計畫從一九七六年十月一日開始，持續兩個半月，涵蓋四千三百萬美國人。森瑟早就知道，每一個人都接種是多麼複雜的任務——這也是他如此急切採取行動的原因。但是到最後，全國各地的疫苗接種情況出現嚴重落差，問題頻傳。

就在接種計畫實施兩週後，匹茲堡有三名老人在同一家診所接種疫苗後死亡，這則消息還登上了全國新聞網。雖然後來證明三人都死於心臟衰竭，但人們已經對疫苗的安全性產生疑慮。

一個月後，明尼蘇達州一名剛接種過疫苗的男子，被診斷出患有格林—巴利症候群（Guillain-Barré syndrome）。接下來幾週，又出現了更多病例，當CDC在十個州統計出五十四例時，幾乎可以確定，疫苗應該是罪魁禍首了。接下來，許多和疫苗無關、但接種後生病的例子，也被媒體廣泛報導。疫苗計畫也從原本的「有爭議」，成了「不受歡迎」，最後於十二月十六日喊停。而預期中的大流行病從未到來，原本所擔心的新豬流感病毒就這樣消失無蹤，沒人知道原因。

一九七七年一月二十日，卡特總統上台。兩週後，新任衛生教育福利部長喬．卡利法諾（Joe Califano）指示他的一名副手打電話給森瑟，告訴他被開除了。CDC數百名員工簽署了一份請願書抗議，但森瑟接受了黯然下台。當時，的確是森瑟的建議書讓福特總統別無選擇，CDC的影響力太大了，就算是總統也無法忽視它所說的話。正如當時一位電視記者說：

在記者和製作人心中，CDC可說是最正派、負責、受人尊敬、重視科學、不容置疑的聯邦機構。這給了森瑟巨大的影響力。水門事件之後的總統、越戰之後的軍隊、物理學家、大學，更不用說衛生教育福利部或國會了，根本不在同一個等級上，比都不用比！任何人質疑森瑟的緊急建議書——哪怕只是暗示——都會是一條大新聞……

這一段文字，出現在哈佛大學教授理查．諾施塔特（Richard Neustadt）和他的研究生哈維．芬伯格（Harvey Fineberg）合著的《豬流感事件》（*The Swine Flu Affair*）一書中。那本書，其實是喬．卡利法諾以私人名義委託製作的，他雖然開除了森瑟，但還是想知道到底出了什麼問題。

那本薄薄的書以報導為名，讓人感覺應該是一份客觀、講求證據的書，但實際上它不過是作者剪貼新聞報導，利用多篇採訪稿，編造出一個引人入勝的說法。在書中，森瑟是壞蛋，庫珀博士是共犯。在該書作者筆下，森瑟的角色說好聽點是陰險，說難聽點根本就是個操弄他人的狂魔：

> 雖然森瑟不是總統，但他權力之大，幾乎和總統沒什麼差別。他顯然認為自己可以不管他人怎麼想，都能行使他在憲法上高人一等的權力（他確實也這麼做了）。他刻意不留足夠的時間給別人思考，讓別人只能照著他的意思去做。

作者認為，森瑟要嘛沉醉於自己的權威，要嘛「自以為是英雄」。不過，這本書一直無法提出令人滿意解釋的是：為什麼一位一生致力於公共衛生的專家，要在美國人生命遭受威脅時誤導大眾？如果卡利法諾只是想要為開除森瑟找藉口，這本書倒是達到了目的。他將原本應該是私人文件的內容直接公諸於世。「我們編寫這本書時，以為只是給卡利法諾一個人看的。」哈維．芬伯格回憶：「沒想到他看了之後說，這本書一定要出版。」

這本書的出版嚴重羞辱了大衛．森瑟，也讓所有公衛人員心生警惕。森瑟下台、福吉接棒後不久，參議員愛德華．甘迺迪（Edward Kennedy）在國會聽證會上問福吉，如果面對和森瑟一樣的處境，他會怎麼做？

「我不知道。」福吉說：「但我希望我有勇氣，做出和他一樣的決定。」

當時，韓德森也仗義執言。韓德森當時任職於瑞士的世界衛生組織，負責傳染病部門，可說是當時地表上唯一可以和福吉爭奪「最偉大的疾病戰場指揮官」頭銜的人。「我不常寫信給一本書的作者。」他在寫給諾施塔特教授的一封私信裡這樣開頭：「但是，你這本書嚴重且粗魯的破壞了我對學術工作中相關複雜決策過程的期待，讓我忍不住提筆寫信，向你表達我的痛苦和失望。」

韓德森在信裡指出，書中許多問題根源出自諾施塔特對「流感流行病學、病毒學、疫苗生產等相關基本科學問題」的無知。而這些錯誤「因追溯既往的判斷的清晰性而更加複雜」。作者（以及這本書採訪的人）都已經知道，大流行病沒有發生，也知道美國政府為挽救生命所做的一切都白費工夫，接種疫苗後身體發生狀況的人也是白白受罪。問題是，森瑟當初並不曉得。

兩週後，諾施塔特回信了。他說韓德森的信讓他心裡很難過，因為未來只會更糟，「除非你口中的傑出公衛專業人士，能理解政府在這個電視時代（尤其是水門案爆發後），做決策時所必須面臨的真正難題。」媒體和社會已經改變，人們看待政府專業決策的方式也和過去不同。今天，就算是學有所成的專家，在做決策時也不能再像過去那樣，完全不甩酸民們可能的反應。

韓德森本來可以不再理會，但不知為什麼，一個月後他寫了一封長達三頁、措詞嚴厲的回信。「我認為，擔負起決策責任和單純當顧問或學生，完全是天差地遠的兩碼子事。」他寫道：「親身體驗性高潮，和聽別人描述性高潮，或是真的被箭射傷，和聽別人說被箭射傷的感覺，也是截然不同的兩回事。」森瑟真的經歷中箭下馬之痛，但諾施塔特只讀過性高潮的書，居然就敢大放厥詞。

「身為決策者，往往得依據不完整的情報來做決策。」韓德森說：「更常發生的，是兩害相權必須取其輕的困境。這段期間我和森瑟、CDC工作人員進行了多次對話，我對他們的表現非常讚賞。因此你將他們描述為傲慢、專橫、獨斷、以『傷害公眾和總統』的方式執行工作和預防疾病，令我非常難以接受。」

他說的一點也沒錯：如果森瑟一直等到確定致命的新型病原體會廣泛傳播，他很可能已經錯過了挽救數十萬人生命的機會。「為豬流感計畫做決定，就像在不知道賠率的情況下押籌碼。」《豬流感事件》的作者忽略的一點是：不為豬流感採取任何行動，同樣是在不知道賠率的情況下押注，賠率永遠是未知的。作者應該倒過來想：萬一大流行病真的發生，人們將如何評價森瑟的決定？美國政治和美國民眾會如何看待森瑟這個人？他們會看到自己的國家是地表上唯一不僅意識到病毒威脅，而且還率先採取行動的國家。福吉相信，如果大流行病真的發生了，森瑟絕對會被視為英雄。

CDC是哪個黨的？

福吉接下森瑟的位子，成了CDC負責人，儘管他並不是特別想要這份工作。

但環境已經改變，「來自白宮的干預越來越多。」他回憶。當時的CDC負責人仍屬一般事務官，卡特敗選、雷根總統上台後，福吉選擇留下來。但每當福吉去國會作證，白宮會派人坐在他身邊，監督他的發言。所有和雷根背後金主利益相衝突的科學研究，都會遭白宮出手干預。

舉例來說，任何與愛滋病相關的研究都必須先通過白宮的審查。到了一九八三年，當CDC的研究人員確認阿斯匹靈和兒童雷氏症候群（Reye's syndrome）有關時，福吉終於再也忍不住了。CDC的研究發現，患有流感或麻疹的兒童服用阿斯匹靈後，可能引起肝臟和大腦腫脹，在極少數情況下甚至會導致死亡。但阿斯匹靈的製造公司向白宮施壓，「白宮打電話來命令我們立刻停止發表，且不准再繼續研究。」福吉說。

那次事件後，福吉主動辭職了。「他們不顧兒童性命的做法，我實在無法苟同。」他說。不過後來他對自己的決定相當後悔，覺得應該強迫白宮開除他，這樣才會引發更多媒體關注。

雷根政府一定注意到了這個問題，於是在福吉辭職後，白宮立刻將CDC負責人的職位，從一般事務官改為總統任命的政務官。自一九四六年成立以來，從來沒有人關心過CDC負責人的政黨傾向。現在，CDC負責人不再由專業人士推舉，也不再由內部升任，而是要看誰入主白宮。福吉的繼任者詹姆斯・梅森（James O. Mason）雖然是共和黨參議員歐林・海契（Orrin Hatch）的好友，但如果他惹白宮不高興，總統仍然可以隨時開除他*。

從此之後，CDC負責人不像過去那樣，就算總統換人都還能繼續留任。相反的，只要白宮易主，CDC也會跟著換人（有時候往往連四年都做不滿）。過去由事務官負責的任務，變成了由總統任命的政務官掌控。

爸爸，這看起來像是真的！

看到森瑟的故事，在森瑟被開除那年出生的雀樂蒂受到激勵，同時也恍然大悟。「現在我終於明白，為什麼過去CDC如此受人欽佩。」雀樂蒂說：「因為有過像森瑟這樣的人。」

但森瑟也付出了勇敢的代價。在森瑟和福吉之後，CDC改走一條不需要勇氣的安全道路。它把陽台上的真花換成了假花，希望沒人發現。但畢竟還是有人（例如那些靠近陽台的人）看見了。

＊羅伯特．雷德菲爾德、安東尼．佛奇與川普之間的關係，是說明事務官和總統任命的政務官的區別的最佳範例。如果川普說：「佛奇，你被開除了。」是根本沒有效力的，這或許是他從未這麼做的原因。有權開除安東尼．佛奇的人，是美國國立衛生研究院院長法蘭西斯．柯林斯（Francis Collins）。然而，如果要開除他，柯林斯必須出示他不適任的證據。因為開除佛奇困難度較高，把他調去別的地方相對容易，於是佛奇便被派去印第安衛生局（Indian Health Service）。即便如此，佛奇也可以對這個決定向「功績制保護委員會（Merit Systems Protection Board）」提出上訴。雖然功績制保護委員會因川普未提名足夠的法定人數的委員，而無法處理他的投訴，但是至少可以說明，開除一個稱職的事務官是一件相當麻煩的事。相對的，開除一個稱職的總統任命的政務官，就像在Twitter發文一樣簡單。

拉吉夫・范凱亞看到了，所以他在編寫大流行病應對計畫時，將ＣＤＣ排除在外。喬・德瑞西也看到了，ＣＤＣ對可能改變疾病控制的武器毫無興趣，讓他難以理解。

然而，在公共衛生領域裡，仍然需要有人做出艱難決定，只不過在制度上，做決定的任務如今被推到了郡政府衛生醫療官身上。這批醫療官的社會地位不高，在沒有ＣＤＣ幫助下想要控制傳染病，除了盡心盡力工作，還得付出許多代價。

例如聖塔克拉拉郡的衛生醫療官莎拉・科迪（Sara Cody），在發現美國首例境內傳染的 COVID-19 後，發布了美國第一道居家令。從此之後，莎拉・科迪需要二十四小時的警察保護。橘郡的衛生醫療官妮可・奎克（Nichole Quick）看到病毒在她的管區內肆虐，發布了口罩令，但ＣＤＣ卻一直不肯對口罩的必要性表態。現在，她已經失業，終日為自己的安全感到恐懼，也為加州的未來擔心。

在被開除之前，大衛・森瑟已經主掌ＣＤＣ逾十年，而且原本前途極被看好。發生這件事之後，他整個人變了。他從一個只在社交場合偶爾飲酒的人，變成酗酒者，最後因為酗酒成癮而接受治療。亞特蘭大ＣＤＣ總部擔任主任的那十年，他等於是全城公共衛生圈的領袖，但辭職之後，他再也不覺得自己屬於那裡了。

離開公職後，他曾在紐澤西州一家醫療設備製造公司任職，但他討厭那份工作。他不喜歡在民間企業上班，於是他又離開，成為紐約市衛生專員。《紐約時報》揭露他因酗酒而接受治療的事，並刊登一篇他沒有向主管機關誠實報告此事的報導。「我病了，正在接受治療。」他說，但感覺受到二次羞辱。至於他的妻子，也永遠無法完全從醜聞中恢復。森瑟多次拒絕回到亞特蘭大，次數多到他的兒子史蒂夫（Steve）覺得他是在放逐自己。史蒂夫問他，為什麼不回任？他只是說：「已經回不去了。」

二〇〇九年六月，森瑟去世之前兩年，他收到一封自稱來自白宮的電子郵件，邀請他到華府分享他在面對大流行病時做決策的經驗。白宮無法提供他機票錢，但非常想知道他的想法。

森瑟心想，這是惡作劇吧？他不相信，現在的白宮還會有人想知道他怎麼想。史蒂夫．森瑟說，他父親將電子郵件轉發給了他，並問他怎麼看。史蒂夫仔細讀了信，看到在底部的署名：理查．哈切特。

「爸爸，這看起來像是真的。」他說。

森瑟內心還是充滿了恐懼，即使他已經站在白宮門外，也還是無法相信自己真的受邀到白宮。

政府決策，應該超越總統任期

哈切特和梅雪爾在到歐巴馬白宮任職前，都讀過《豬流感事件》。

讓他們兩人感到震驚的，是書中描述當時社會大眾對大衛．森瑟的抨擊，居然如此理直氣壯。

他們不禁懷疑，自己將來會不會也陷入同樣的處境？

哈切特、梅雪爾等人一起討論後，想邀請《豬流感事件》中的主角們來白宮，談談他們從那次事件中學到的經驗。「政府──以及政府提供的價值──不應只憑當時碰巧當選的總統一時興起。」哈切特說：「政府的決策，應該是超越總統任期、能積累經驗和智慧的。」

他的提議獲得白宮上司點頭，要他去聯絡並安排時間。這時，他才意識到一個問題。「我必須想個好理由，卻覺得怎麼寫都不對。邀請現任資深官員和福特總統時代的七名官員一起坐下談談，聽起來像是個好主意，可是實際上能談些什麼呢？我無法想像，受邀的一九七六年時為政府工作的老先生們，會想談他們在過去五十年的挫敗經驗……」

這場在羅斯福廳舉行的會議，原本很可能只是一場無關緊要的活動。福特總統時代的官員，其實說不出什麼歐巴馬政府官員還不知道的大新聞。畢竟無線電視時代老早讓位給有線新聞時代了，接著又讓位給網際網路時代，人人都可以自己剪接新聞放上網路。歐巴馬的官員不但很清楚輿論轉變的速度有多快，也知道該如何引導輿論。

當大衛・森瑟等人提出他們認為最重要的論點時，現任白宮官員只能禮貌的點頭：

為了保護總統，決策時一定要盡可能不將總統牽涉在內，讓他離得越遠越好。

敵人是病毒。敵人的主要武器是快速而隨機的突變。

當病毒發生變種，應對策略很可能需要隨之改變，而且可能是非常重大的改變。

改變必然會被大眾視為政府無能的象徵，總統必須維持住形象，成為力挽狂瀾的英雄，而不能成為被拯救者。

出人意料的是，歐巴馬總統倒是對這次會議很感興趣，並堅持親自出席。他想聽聽當事人是怎麼說的。事情過去這麼久，反而讓他和所有人都看到：當年的批評和詆毀其實不公允，森瑟的決定沒錯，只是疫情發展和預期的不同。

離開白宮時，大衛．森瑟覺得自己終於被理解了。

「這對我們家來說，是一件天大的喜事。」史蒂夫．森瑟說：「白宮終於有人看到了事情的真相。」

每個人心中，一個埋葬失敗的小小墓園

「最近過得不太好。」梅雪爾在二〇二〇年十一月二十三日寫道。「我父親幾天前出現感冒症

狀，今天開始發燒。他被送回急診室，接受 COVID-19 檢測，結果是陽性。」

多年來他為大流行病做好了準備，終於到了決戰時刻。但就算再給他一百萬年，他也還是無法想像，居然會是這樣的局面。過去他總以為，政府會有目標、有計畫的落實他和哈切特擬定的應對策略，能有效減少染病和死亡的人數。「哈切特和我過去討論過，」梅雪爾回憶：「如果我們做了所有措施、關閉學校，結果大流行病非常輕微，怎麼辦？人們會不會說，我們幹嘛小題大作？」

他們估計，如果真的發生這種情況，那些在大流行病應變不佳的國家，將會是他們的救星。因為他們可以指著那些國家說：「看！如果我們什麼都沒做，就會像他們一樣！」

他們沒想到的是，有一天自己的國家反而被別的國家當成負面教材。「我們成了世界其他國家的不良示範。」梅雪爾說：「實在是太尷尬了。」

最讓梅雪爾不解的是，那些照理說應該很清楚風險有多大的人，居然擺出一副沒什麼大不了的樣子。川普總統是其中之一，許多科學家也和他站在同一陣線。梅雪爾無法理解，為什麼史丹福大學一位真正的醫學教授約翰．伊安尼迪斯（John Ioannidis）會在二〇二〇年春天接受美國有線電視新聞採訪，公開宣稱新冠病毒不會構成真正的威脅。伊安尼迪斯預測，美國死亡人數不會超過一萬人，他譴責社交距離管制政策，認為這是一種歇斯底里的過度反應。

節目播出後，引起軒然大波。那些拒絕面對現實的人緊抓住他的話，大聲疾呼：「看！專家這樣說！」「看！那些說疫情嚴重的專家都是偽專家！」

有人知道梅雪爾扮演的角色，所以他也收到不少恐嚇信件。

梅雪爾的父親確診後，隔天他母親也被感染，送進醫院。梅雪爾安排父親接上氧氣供應設施，帶他回家。「如果他真的要死了，我希望有家人陪伴他。」他寫道。醫生讓他媽媽服用類固醇，並開始服用抗病毒藥物。「我們現在能做的，只有等待。」梅雪爾說。

之後父親身體好轉了，跟兒子說他一定會戰勝病毒的。「然後他哭了，一來是為戰勝病毒而高興，二來是因為媽媽的病情惡化了。」他寫道：

很難盡述病毒帶來的所有痛苦，這種病毒真是來自地獄的惡魔……我認為在內心深處，我們都感覺到了這一點。這就是為什麼，我們試圖讓國家領導人盡早採取積極行動，以盡量減少我們知道會帶來的痛苦。

十八天後，梅雪爾的母親去世了。梅雪爾給家人寫了一封長信，主題是「感恩」——感謝家人共同分享的生命。「過去幾天來，我感覺自己就像一顆洩了氣的氣球。」他在最後寫道：「但我知道，過一段時間後，我會重新充飽空氣。」

就像那位作家筆下的著名外科醫生，在自己心裡有一個他不時會去祈禱、埋葬失敗的小小墓園。於是，他走了進去，跪下禱告。

｜後記｜

想救國？創業吧！

她花了比預期更長的時間才找到墳墓。除了上面刻的名字，每一塊石碑的外觀完全相同。

墳場向四面八方延伸，一排排，一列列，就像郊區新建的成屋。八千多個精確畫分的長方形，每個前端都豎著一模一樣的平坦花崗石墓碑，被加州沙漠完美保存。

德利烏斯・奧斯卡・約翰遜（Delius Oscar Johnson），一八六六年生，一九五九年卒。

顯然已經葬在這兒許久，但他最後的安息之地，看起來仍像全新的，和墓園邊剛規畫好、準備出售給未來死者的長方形墓地沒有區別。

災難就要來了。更大的災難。

雀樂蒂・狄恩不知道下一個病原體會是從動物還是實驗室蹦出來。她只是感覺到，就像她之前感覺到她崇拜的姜欣城二年級羅蘭辛（Lorenzen）老師懷孕了一樣，明明老師還沒告訴任何人，她就是感覺到了。女老師在課堂上大聲否認：「不，我沒有懷孕！」雀樂蒂感到既受傷又迷惘。但幾天後，老師還是將她拉到一旁：「你是怎麼知道的？」

雀樂蒂就是如此，對即將改變的事有敏銳的嗅覺。

大流行病開始後一年，她認為 COVID-19 是大自然送給這個國家的禮物。對於試圖控制傳染病的公共衛生官員來說，最困難的部分莫過於始終只能看著後視鏡開車。新冠病毒讓我們有機會看到雀樂蒂長久以來擔心會發生的情況——一種可以飄浮在空氣中、可以在無症狀者的幫助下於人群中廣泛傳播的病原體。既然現在已經知道我們對這種威脅的反應能力有多糟，就可以開始好好準備。「大自然給了我們戰鬥的機會。」她說：「給了我們相當有利的機會。」

墓場裡除了她，空無一人。二月的太陽在沙漠山丘後緩緩落下，空氣裡開始瀰漫寒意。她加快腳步，在長長的行列中尋找她的目標。

大流行病讓美國的敵人清楚看到這個國家的弱點，在應對新冠病毒等威脅時竟然如此無能。「這個國家需要什麼？」她在與狼獾隊成員的電話會議裡問道。其實，她也是在問自己，因為沒有人知道答案。

成為衛生醫療官後，她以為自己一輩子都會留在公共服務領域。現在的她，已經不相信美國政府會在歷史上的這一刻做該做的事。疾病預防是一種公共財，但民眾無法提供足夠的資源。以美國文化的角度來說，疾病預防最大的問題在於無利可圖，她需要另尋財源。

這是一個棘手問題，所以也沒有簡單的解答。她想出的辦法，連她自己都覺得難以置信。她對做生意沒有絲毫興趣，但如果要挽救國家，就得創業、開公司。因為她發現，當她跟人家說，她想打造一個能「救國家」的工具時，通常對方只會面露微笑，覺得她腦袋有問題。但如果她說「我要創造一個以大數據為基礎的疾病預防工具，讓企業可以用它來保護供應鏈」時，認真的商人就會帶著讚賞的點點頭。

「當我說，這家公司是為了拯救世界和保護國家，五個聰明的投資者全一臉困惑。」雀樂蒂說：「後來，當我改口說我們將發展出像黑水國際（Blackwater，現已更名為Academi，一家私人軍事、國防顧問公司，據說獲利驚人）那樣的公司時，他們眼睛全亮了起來！」

雀樂蒂懷抱著與一般創業者不一樣的企圖心轉進民間企業，希望打造出一個可以為公共部門所用的機構。她雇用了二十個人，包括幾位公共衛生護士和來自Biohub裡負責基因排序的成員，例如約書亞．巴特森和大衛．戴納蒙，就是其中兩位。她先後邀請喬．德瑞西和卡特．梅雪爾擔任顧問。

她籌集到數百萬美元資本，包括在醫療保健業相當有名的文洛克創投（Venrock），也是主要股東之一。擔任郡政府衛生醫療官時，她無力購買對抗疾病所需的數萬美元新型機器，可是如今在民營企業，為一個創業點子投入數千萬美元是很常見的事。換句話說，如果她失敗了，絕對不會是因為投資者不給她錢。

她替公司取名也很直接，就叫「公共衛生公司」（Public Health Company）。公共衛生公司將來會變成什麼樣子，現在還看不出來。不過對它將來的發展最好奇的人，莫過於前白宮科技長托德・派克。在見過雀樂蒂在沙加緬度的作為後，派克告訴她，不管她將來想做什麼，他一定會鼎力支持。

派克曾經親自創建三家市價超過十億美元的醫療保健公司，每一次他都是找相關領域裡數一數二的高手來實踐他的想法。例如，他在二〇〇四年找到了蘇・韓德森（Sue Henderson）。很多人沒聽過她的名字，但她可是全美最擅長讓保險公司支付醫療帳單的天才。這個國家有數百家健康保險公司，不但每家規則不同，而且內容時常反覆修改，蘇・韓德森卻能記得每條規則，也知道該用什麼方式和保險公司周旋，讓它們乖乖付帳。派克的弟弟艾德跟在她身邊，記錄她對各種狀況的反應和處理方式，並將之寫成電腦程式系統化。他們花了五年的時間才完成這項工作。在他們完成時，雅典娜保健軟體公司（athenahealth）已成為美國最厲害的醫療帳單服務公司，數千名醫生願意付費利用蘇・韓德森的智慧和保險公司打交道。

派克認為，公共衛生公司可能會走上類似雅典娜保健軟體公司的路：雀樂蒂・狄恩也會成為國家面對大規模健康威脅時，所有大企業都會需要的衛生醫療官。

雀樂蒂終於找到了她要找的墳墓。

傑拉德・斯科特・瓊斯（Jerald Scott Jones）

一九五八年五月二十三日生，二〇一五年十二月八日卒。

瓊斯在五十七歲時，被發現死在聖塔巴巴拉街角。官方發出的死亡證明書列出長長的死因，但每一項的共同點都是「醫療疏忽」。他過世時，剛好遇上美國連續三年平均壽命持續下降——這是自第一次世界大戰和一九一八年大流行病以來，從來未發生過的事。

瓊斯第一次出現在聖塔巴巴拉鄉間醫院急診室時，雀樂蒂還只是個住院醫師。她為瓊斯醫治多年，一開始在急診室，接著在外科創傷病房，然後在加護病房。她成為衛生醫療官之後，則在聖塔巴巴拉郡診所的地下室繼續治療。由於他拒絕去她在遊民收容所看診的小房間，她只好蹲在街角為他進行治療。

「遊民收容所的毒品太多了。」他說：「我不吸毒，我只是個酒鬼。」她心想：「對耶，我也是。」但她從未說出口。她仍想維持自己的形象——就像她拚命想讓假花看起來像真的。

她喜歡瓊斯這個人，因為他大概是她所見過最誠實的人。「狄恩醫師，我不會停止喝酒，所以也沒必要戒酒。」他說得理直氣壯。

雀樂蒂最後悔的，不是她說過或做過什麼，而是那些她沒說、沒做的事。她給他留下一個錯誤印象，讓他誤以為她是另一種樣子。不把自己真正的樣子告訴他，不是她的作風。

所以，現在她來對瓊斯說。她彎下腰，在地面上畫了一道切口，把自己的一部分埋了進去，然後站直身體，往未來大步前進。

致謝

五年前，我遇到了卡爾・卡瓦加（Carl Kawaja）。他說：「你必須去認識一個叫喬・德瑞西的人，因為你真的應該把他的故事寫下來。」

原本我很猶豫，但卡爾很有說服力。於是我和喬碰了面，吃了一個三明治，離開的時候希望我能找到一個寫他故事的理由。

二〇二〇年三月下旬，我找到理由了。

大約在那個時候，馬克斯・史蒂爾（Max Stier）介紹我認識理查・丹澤（Richard Danzig），他不僅提供了很多很好的建議，而且還把我介紹給狼獾隊成員。在三個星期內，狼獾隊成員中好幾個人，加上喬，加上DJ・帕蒂爾，都對我說：「你需要見見這個叫雀樂蒂・狄恩的女人。」我打從心底感謝推動這一連串事件的每一個人。

以下的人閱讀了手稿的全部或部分內容，並給了我相當有幫助的回饋：湯姆・佩恩（Tom Penn）、大衛・希普利（David Shipley）、雅各布・韋斯伯格（Jacob Weisberg）、亞當・麥凱（Adam McKay）、道格・斯圖姆夫（Doug Stumpf）、伊麗莎白・萊利（Elizabeth Riley）、斯科特・哈特伯格（Scott Hatteberg）、塔比莎・索倫（Tabitha Soren）和奎因・路易士（Quinn Lewis）。《彭博》新聞社的伊蓮娜・何發明了親緣關係樹（phylogenetic tree）的全新描繪方式，雖然專家可能無法接受，卻簡單易懂。克里斯蒂娜・弗格森（Christina Ferguson）不僅為我尋找資料，而且提供了不少有用的想法，激發我的靈感。

在我的生命裡沒有人像珍妮特・伯恩（Janet Byrne）那麼多次將我從泥淖中拯救出來。她的正式頭銜是審稿員，但她其實更像是我的護身蚊帳，讓十億隻蟲子無法接近、叮咬我的書。

最後，在寫書時，我總會覺得這本書是專門為他而寫的，我想像中的讀者就是他的模樣。那個人是我的編輯史達林・羅倫斯（Starling Lawrence）。他的花，仍然是鎮上最嬌嫩的。

國家圖書館出版品預行編目（CIP）資料

預兆：疫情失控紀事 / 麥可．路易士 (Michael Lewis) 著；卓妙容譯．-- 初版．-- 臺北市：早安財經文化有限公司，2021.12
面；　公分．--（早安財經講堂；98）
譯自：The premonition : a pandemic story
ISBN 978-986-99329-9-8(平裝)

1. 嚴重特殊傳染性肺炎 2. 傳染性疾病 3. 病毒感染

412.471　　110019624

早安財經講堂 98

預兆

疫情失控紀事

The Premonition

A Pandemic Story

作　　者：麥可・路易士 Michael Lewis
譯　　者：卓妙容
編輯協力：尤傳莉、林皎宏
校　　對：呂佳真
封面設計：徐睿紳
責任編輯：沈博思、劉詢
行銷企畫：楊佩珍、游荏涵

發 行 人：沈雲驄
發行人特助：戴志靜、黃靜怡
出版發行：早安財經文化有限公司
電話：(02) 2368-6840　傳真：(02) 2368-7115
早安財經網站：www.goodmorningnet.com
早安財經粉絲專頁：www.facebook.com/gmpress

郵撥帳號：19708033　戶名：早安財經文化有限公司
讀者服務專線：(02)2368-6840　服務時間：週一至週五 10:00~18:00
24 小時傳真服務：(02)2368-7115
讀者服務信箱：service@morningnet.com.tw

總 經 銷：大和書報圖書股份有限公司
電話：(02)8990-2588
製版印刷：中原造像股份有限公司
初版 1 刷：2021 年 12 月

定　　價：450 元
I S B N：978-986-99329-9-8（平裝）